JICHU HULI JISHU XIANGMUHUA SHIXUN JIAOCHENG

基础护理技术
项目化实训教程

第二版

主　编/张传霞

山东人民出版社·济南

国家一级出版社　全国百佳图书出版单位

图书在版编目（CIP）数据

基础护理技术项目化实训教程(第二版)/张传霞主编.--济南：山东人民出版社，2021.8
ISBN 978-7-209-13285-5

Ⅰ.①基… Ⅱ.①张… Ⅲ.①护理学－中等专业学校－教材 Ⅳ.①R47

中国版本图书馆CIP数据核字(2021)第129375号

基础护理技术项目化实训教程（第二版）

JICHU HULI JISHU XIANGMUHUA SHIXUN JIAOCHENG（DIERBAN）

张传霞　主编

主管单位	山东出版传媒股份有限公司	
出版发行	山东人民出版社	
出 版 人	胡长青	
社　　址	济南市英雄山路165号	
邮　　编	250002	
电　　话	总编室（0531）82098914	
	市场部（0531）82098027	
网　　址	http://www.sd-book.com.cn	
印　　装	山东华立印务有限公司	
经　　销	新华书店	

规　　格	16开（185mm×260mm）	
印　　张	23.75	
字　　数	490千字	
版　　次	2021年8月第1版	
印　　次	2021年8月第1次	
印　　数	1—2000	
ISBN 978-7-209-13285-5		
定　　价	48.00元	

如有印装质量问题，请与出版社总编室联系调换。

《基础护理技术项目化实训教程》

编委会

前 言 PREFACE

根据护理专业人才培养方案对基础护理技术课程的要求，结合《基础护理技术课程标准》，本教材将课程内容按照项目进行整合，分5个大项目，每个项目下又设不同的子项目，并遵循由简单到复杂、由易到难的学习规律，将临床护理常用的护理操作知识串联起来。每项操作技术都有操作评分标准，学生可利用其进行自评和互评。

本教材采用项目贯穿、任务驱动的编写方法，其中的学习项目为真实的工作内容、情境，任务设计贴近临床实际，学生在完成任务的同时，工作能力也会得到相应提高。本教材还配有练习题，学生通过练习，可强化对学习内容的理解与记忆。与上版教材相比较，这一版增加了冷热疗法这一子项目，项目内容更完善。同时，我们对每个实践操作项目的要点说明和操作评价进行了完善和优化，对综合实训项目做了改进，使其更贴近临床工作需要。这有助于同学们运用所学知识和技能去分析和解决在临床护理工作中遇到的各种问题，更好地提高实践技能。

本教材以培养高素质技术技能型人才为目标，以人才培养方案为依托，以护士执业资格考试为抓手，以岗位需求为标准，以服务于临床课的需要为导向，注重培养学生理论实践相结合的学习能力、分析问题能力、逻辑思维能力、独立思考能力以及综合应用知识能力。为培养从事临床护理、社区护理和卫生保健等工作的高素质技术技能型专门人才提供理论指导和实践方案。

衷心感谢编者团队各位老师的辛勤付出，特别感谢山东人民出版社、学校及相关医院领导的大力支持。

希望本教材能够得到广大师生的认可，对于书中不妥和疏漏之处，恳请各位专家、同仁和读者提出宝贵意见。

编　者

2021 年 1 月

目 录 CONTENTS

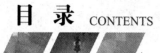

项目一

门诊患者的护理

子项目（一）　一般门诊患者的护理

一、学习目标

知识目标

1. 说出医院的性质、任务、种类。
2. 描述一般门诊的护理工作内容。

能力目标

1. 能利用医院现有资源，为患者创造良好的诊疗、护理、休养环境，满足患者身心需要。
2. 正确完成一般门诊的护理工作。
3. 和患者沟通有效，具有团队合作精神。

二、学习重点和难点

重　点：医院的概念、任务、种类。

难　点：一般门诊的护理工作。

三、工作情境及任务

情　境：患者，女，70岁，农民，因发热、头疼、咳嗽、疲乏无力3天来院就诊。患者有家属陪伴。请正确指导患者就医，完成门诊护理工作。

任务一：医院的概念、任务、种类。

任务二：一般门诊的护理工作。

四、知识储备和理论学习

（一）医院的概念、任务和种类

1. 概念

医院是对患者或特定的人群进行防病、治病的场所。

2. 主要任务

"以医疗工作为中心，在提高医疗质量的基础上，保证教学和科研任务的完成，不断地提高教学质量和科研水平。同时做好扩大预防、指导基层和计划生育的技术工作。"

3. 医院的种类

（1）按分级管理划分：依功能与任务、技术质量水平和管理水平、设施条件的不同，分为三个级别。

三级：甲、乙、丙三级（向几个地区甚至全国提供医疗卫生服务的医院，如国家、省、市直属的大医院、医学院校的附属医院）是集医疗、预防、教育、科研为一身的医疗中心。

二级：甲、乙、丙三级（向多个社区提供医疗卫生服务的医院，如一般的市、县医院，城市的区级医院和有一定规模的厂矿职工医院等），是地区性医疗中心。

一级：特等、甲、乙、丙四级（向社区提供服务的基层医院，如农村乡镇卫生院、城市街道卫生院等）。

（2）按收治范围划分：有综合性医院和专科医院。

（3）按特定任务划分：有军队医院、企业医院、医学院校附属医院。

（4）按所有制划分为：有集体医院、个体所有制医院、中外合资医院、股份制医院。

（5）按经营目的划分：有非营利性医院和营利性医院。

（二）门诊部的护理工作

1. 预检分诊

（1）先简要询问病史。

（2）再观察病情。

（3）作出初步判断，给予合理的分诊。

2. 安排候诊和就诊

（1）开诊前，检查候诊、就诊环境，备齐各种检查器械及用物等。

（2）开诊后，按挂号先后顺序安排就诊。分理初诊、复诊病病案和收集检验报告等。

（3）根据病情测体温、脉搏、呼吸等，记录于门诊病案上。必要时协助医生进行诊察。

（4）随时观察候诊患者的病情，如遇高热、剧痛、呼吸困难、出血、休克等患者，应立即采取措施。安排提前就诊或送急诊室处理；对病情较严重者、年老体弱者，可适当调整就诊顺序。

（5）门诊结束后，回收门诊病案，整理、消毒环境。

3. 健康教育

对候诊患者开展健康教育。

4. 实施治疗

如各种注射、换药、灌肠、导尿、穿刺等。

5.严格消毒隔离

认真做好空气、地面、墙壁、各种用物的清洁、消毒。对传染病或疑似传染病患者，应分诊到隔离门诊并做好疫情报告。

6.保健

护士经过培训可直接参与健康体检、疾病普查、预防接种、健康教育等保健工作。

五、知识技能应用

以小组为单位展示课前小组学习情况，通过自评、互评、老师点评、引导、分析、解惑、总结等方法进行学习。也可采用头脑风暴法、案例分析法、项目引导法等，灵活运用，完成本次学习任务，实现学习目标。

以小组为单位完成下面的任务：

患者，女，70岁，农民，因发热、头疼、咳嗽、疲乏无力3天来院就诊，患者有家属陪伴。请正确指导患者就医，完成门诊护理工作。

子项目（二）　急诊患者的护理

一、学习目标

知识目标

1.描述急诊护理工作内容。

2.说出病区环境的要求。

3.阐述配合医生抢救的要求。

能力目标

1.能利用医院现有资源，为患者创造良好的诊疗、护理、休养环境，满足患者身心需要。

2.完成急诊门诊的护理工作，保证患者尽快就医，及时得到诊治和护理。

3.和患者沟通有效，具有团队合作精神。

二、学习重点和难点

重　点：急诊护理工作内容。

难　点：配合医生抢救的要求。

三、工作情境及任务

情　境：患者张某，男，24岁，因车祸急诊来院。请及时接诊，完成急诊的护理工作，密切配合医生抢救患者。

任务一：急诊护理工作内容。

任务二：配合医生抢救患者。

四、知识储备和理论学习

（一）预检分诊

（1）患者到达急诊科，应有专人负责出迎。

（2）通过一问、二看、三检查、四分诊的顺序，初步判断疾病的轻重缓急，及时分诊到各专科诊室。

（3）遇有危重患者，应立即通知值班医生和抢救室护士。

（4）遇有法律纠纷、交通事故、刑事案件等，应立即通知医院的保卫部门或公安部门，并请家属或陪送者留下。

（5）遇有灾害性事件，应立即通知护士长和有关科室。

（二）抢救工作

1.急救物品准备

急救物品应做到"五定"，即定数量品种、定点安置、定人保管、定期消毒灭菌、定期检查维修；急救物品完好率达到100%，包括一般诊疗护理用品、无菌物品（即无菌急救包）、抢救器械、药品、通信设备等。

2.配合抢救

严格抢救程序与操作规程、做好记录、严格查对。①医生到达前，护士应根据病情快速作出分析、判断，进行紧急处理，如测血压、止血、给氧、吸痰、建立静脉通道、进行胸外心脏按压和人工呼吸等。②医生到达后，立即汇报抢救情况，积极配合抢救，正确执行医嘱。作好抢救记录：患者和医生到达的时间，抢救措施落实的时间，执行医嘱的内容病情的动态变化。在抢救过程中，如为口头医嘱，护士必须向医生复述一遍，当双方确认无误后方可执行；抢救完毕，请医生及时补写医嘱与处方。③严格执行查对制度，各种急救药品的空安瓿要经两人查对，记录后再弃去。

3.留观

收治已明确诊断或不能明确诊断者，或病情危重暂时住院困难者。留观时间一般为3～7天。

五、知识技能应用

以小组为单位展示课前小组学习情况,通过自评、互评、老师点评、引导、分析、解惑、总结等方法进行学习。也可采用头脑风暴法、案例分析法、项目引导法等灵，活运用,完成本次学习任务,实现学习目标。

以小组为单位完成下面的任务:

患者,女,70 岁,农民,因发热、头疼、咳嗽、疲乏无力 3 天来院就诊。患者有家属陪伴。请正确指导患者就医,完成门诊护理工作。

六、课后练习

(一)A₁ 型题

1. 护士对前来门诊的患者,首先应做的工作是( )。

　A. 健康教育　　B. 卫生指导　　C. 预检分诊　　D. 查阅病案　　E. 心理安慰

2. 门诊发现肝炎患者,护士应立即( )。

　A. 安排提前就诊　　　　　　B. 转急诊治疗

　C. 转隔离门诊治疗　　　　　D. 给予卫生指导　　　　　　E. 问清病史

3. 急救药品和各种抢救设备做到"五定",不包括( )。

　A. 定点安置　　　　　　B. 定人保管　　　　　　C. 定期消毒灭菌

　D. 定期检查维修　　　　E. 定期使用

4. 抢救患者的时间记录不包括( )。

　A. 患者到达急诊时间　　B. 医生到达时间　　C. 患者家属到达时间

　D. 抢救措施落实时间　　E. 病情变化时间

5. 下列哪项不属于急诊留观室的护理工作( )。

　A. 住院登记,建立病历　　B. 填写各种记录单　　C. 及时处理医嘱

　D. 做好心理护理　　　　　E. 做好晨晚间护理

6. 病室内的适宜湿度是( )。

　A. 15%～20%　　　　　　B. 25%～30%　　　　　　C. 35%～40%

　D. 40%～45%　　　　　　E. 50%～60%

7. 病室湿度过低,患者表现为( )。

　A. 呼吸道黏膜干燥,咽喉痛　　B. 闷热难受　　C. 血压升高,头晕

　D. 食欲不振,疲倦　　　　　　E. 多汗,面色潮红

8. 遇有危重患者,急诊预检护士应立即通知( )。

　A. 家属　　　　　　　　B. 总值班　　　　　　C. 值班医生和抢救护士

　D. 护士长　　　　　　　E. 医务科

9. 属于一般门诊护理工作的是（　　　）。

   A. 准备急救物品　　　　　B. 实施抢救措施　　　　C. 办理入院手续

   D. 做好抢救记录　　　　　E. 备齐检查器械

10. 急诊护士在抢救过程中的正确做法是（　　　）。

   A. 不执行口头医嘱

   B. 口头医嘱向医生复述一遍，经双方确认无误后方可执行

   C. 抢救完毕，请医生第 2 天补写医嘱与处方

   D. 急救药品的空安瓿经患者检查后方可丢弃

   E. 输液瓶、输血袋用后及时丢弃

（二）A₂ 型题

1. 患者，女性，68 岁，向护士反映病室人员嘈杂，影响休息。最适当的护理措施是（　　　）。

   A. 提供安眠药　　　　　　B. 做好心理护理

   C. 把治疗和护理全部集中在早晨进行

   D. 病室的桌椅钉上橡皮垫

   E. 向其他患者及家属宣教保持病室安静的重要性，共同创造良好的休养环境

2. 患者，男性，35 岁，因大面积烧伤住院治疗。病室温度为 22℃，相对湿度为 40% ~ 45%。查房时患者自述咽喉干燥、干咳、烦躁等，护士应采取何种护理措施（　　　）。

   A. 延长通风时间　　　　　B. 提高病室温度　　　　C. 提高病室湿度

   D. 降低病室温度　　　　　E. 降低病室湿度

3. 某天中午，一车祸伤者来院急诊，护士小张接诊发现伤者头部仍在出血，呼吸急促，说话声音无力，医生未在场。小张应选择下列哪种做法（　　　）。

   A. 安慰伤者，等候医生到来　　　　　　　　B. 赶快去找医生

   C. 人工呼吸

   D. 止血、吸氧、建立静脉通路　　　　　　　E. 输血

4. 患者王某，食道静脉破裂出血，血压 85/60mmHg，呼吸微弱。在抢救过程中医生口头医嘱为立即肌肉注射山梗菜碱 10mg。护士应如何执行该医嘱（　　　）。

   A. 立即执行

   B. 不执行口头医嘱

   C. 护士口述一遍后立即执行

   D. 护士复诵一遍，双方确认无误后立即执行

   E. 以上均不对

（岳静）

项目二

一般住院患者的护理

子项目（一） 一般患者入院护理

一、学习目标

知识目标

1. 说出患者入院护理的重要性。
2. 叙述患者入院程序。
3. 描述住院处的护理内容。
4. 阐述一般患者入院护理内容。
5. 叙述各种铺床法的目的。

能力目标

1. 正确指导患者入院。
2. 完成一般患者的入院护理工作。
3. 能根据病情的需要正确准备床单位。
4. 能铺备用床、暂空床、麻醉床。
5. 与患者及家属进行有效沟通，满足患者身心需要。

二、学习重点和难点

重　点：患者入院护理工作内容。

难　点：铺床的方法。

三、工作情境及任务

情　境：患者，女，60岁，退休工人，经医生初步诊断为阑尾炎需住院治疗，有家属陪伴。请正确指导患者顺利办理入院手续，进行入病区后的护理。

任务一：一般患者入病区后的初步护理。

任务二：急诊患者入病区后的初步护理。

任务三：铺备用床、暂空床、麻醉床。

四、知识储备和理论学习

（一）入院程序

门诊住院处是医院文明服务的窗口，工作人员对患者及家属应亲切接待，热情服务，给患者留下良好的第一印象，使患者以愉快的心情接受检诊治疗，解除顾虑与恐惧心理，消除陌生感。

1. 办理入院手续

凭住院证到住院处办理入院手续，应详细填写有关登记表格以便日后查询。住院处安排床位后，应电话通知病房值班护士，做好迎接新患者的准备。

2. 卫生处置

住院处要根据患者的病情，妥善安排其理发、沐浴、更衣、剪指（趾）甲等必要的卫生处置（危重、分娩、体质虚弱者除外）。对传染病或疑传染病者则应在隔离室处置。

3. 护送患者入病室

由专人陪送患者至病房。对能步行者可扶助步行，对不能行走者视病情用轮椅或平车护送。如系重症患者，在护送途中应注意保暖，不中断输液或给氧。护送外伤者，应注意使其卧位，保证安全。送至病房后，应向病区值班护士当面交代患者病情及物品。

（二）患者入病区后的初步护理

1. 一般患者入院后的初步护理

（1）准备病床单位及用物。接住院处通知后，值班护士应立即根据病情需要安排床位。危重者安置在重危病室，传染病患者应安置在隔离室以便抢救或隔离。备齐患者所需用物，如热水瓶、痰杯、面盆等。

（2）迎接新患者。值班护士应诚挚热情地接待患者，使之感到宾至如归的温馨、方便且舒适。

（3）填写住院病历和有关护理表格。

①填写入院登记、诊断小牌（挂一览表上）、床头卡（置于床尾牌内）。

②填写体温单眉栏各项目。

③按入院病历排列顺序，夹在病历夹内。

（4）常规测量生命体征（体温、脉搏、呼吸、血压）及体重。一般患者每日测量二次，体温正常者三天后改为每日一次至出院。发热者每日测量四次，体温超过 38.5℃者每 4h 测量一次。

（5）报告医生，必要时协助查体，及时执行医嘱。通知营养室准备膳食，按"分级护理"要求护理患者。

（6）介绍病区环境、住院规则及有关制度，指导患者尽快适应患者角色，遵守住院规则与探视制度；协助患者了解自己的经治医生、护士；指导其留取常规检验标本的方法。

（7）密切观察病情，掌握动态变化情况，及时配合治疗或协助抢救。

2. 急症、重危患者的入院初步护理

（1）护士接到入院通知后，应尽快准备抢救室的床单位，备齐急救药品、设备器材及用物，并通知医生。

（2）患者进入病室应立即测量体温、脉搏、呼吸、血压，积极配合医生进行抢救，并做好护理记录。

（3）在医生没有到位之前，护士应根据病情及时给氧、吸痰、止血，以赢得宝贵的抢救时间。

（4）对昏迷患者或婴幼儿患者，须暂留陪送人员，以便询问了解病史。

（三）铺床法

1. 备用床

（1）目的：保持病室整洁，准备接收新患者。

（2）操作过程：

①评估：病床是否完好、稳固，床旁设施是否完好，病室内有无患者进行治疗。

②准备：

护士准备：着装整洁，洗手，做好解释工作。

用物准备：床、床垫、床褥、棉胎或毛毯、枕芯、大单、被套、枕套。

环境的准备：安静，整洁，光线充足。

③实施：见表2-1-1。

表2-1-1　　　　　　　　　　　备用床实践过程及要点说明

实践过程		要点说明
备物检查	备齐用物至床旁，用物按使用顺序放置床尾椅上	
移开桌椅	移开床旁桌、椅，用物按顺序放置椅上	桌距床20cm，椅距床尾15cm
翻转床垫	翻转床垫	横翻或纵翻
铺床褥	从床头至床尾铺床褥	褥子平整
铺大单	大单正面向上，中线对齐。上端包好包紧床角，拉紧大单，同法铺好床尾。将大单平紧塞于床垫下。转至对侧，先床头后床尾，同法铺好大单	大单中线正、平紧
套被套	将被套正面向外，平铺于床上。"S"形折叠的棉被放入被套，对齐两上角，拉平，盖被上缘与床头齐，系带。两边向内折成被筒与床沿平齐，尾端塞于床垫下。转至对侧，先床头后床尾，同法折叠另一侧盖被	中线对齐，封口齐床头，棉被装入被套后平整，上端充实
套枕套	套好枕套，四角充实	开口背门，放平
移回桌椅	搬回床旁桌、椅	
整理用物	整理用物，洗手	

注意事项：患者进餐或做治疗时暂停铺床。操作中要应用节力的原理。铺床前应将用物备齐，按使用的顺序放置。铺床时，身体应靠近床边，上身保持直立，两腿前后分开稍屈膝，有助于扩大支持面，增加身体稳定性，既省力，又能适应不同方向操作；手

和臂的动作要协调，尽量用连续动作，避免过多的抬起、放下、停止等动作，以节省体力消耗，缩短铺床时间。

④评价：见表2-1-2。

表2-1-2 　　　　　　　　　　　　　　　　备用床操作评价

项目	分数	操作要点	考核要点	扣分要点	扣分
仪表	5	按要求着护士装（主要包括护士服、帽子、鞋），洗手、戴口罩	仪表端庄，服装整洁	一处不符合要求扣2分	
操作前准备	15	评估：病床是否完好、稳固，床旁设施是否完好；病室内有无患者进行治疗或用餐	评估全面	①未评估扣3分②缺一项扣1分	
		用物准备（以被套法为例）：移床、床垫、床褥、棉胎或毛毯、枕芯、大单、被套、枕套环境：清洁、通风	铺床用物洁净、齐全；按使用顺序放置合理	少一件或一件不符合要求扣1分	
操作过程	65	备齐用物至床旁移开床旁桌、椅用物按顺序放置椅上	用物按使用顺序放置床尾椅上	①少移一件扣1分②用物放置顺序错误扣2分	
		翻转床垫（横翻或纵翻）从床头至床尾铺床褥	褥子平整	未齐床头扣1分	
		大单正面向上，中线对齐。上端包好包紧床角，拉紧大单，同法铺好床尾。将大单平紧塞于床垫下。转至对侧，先床头后床尾，同法铺好大单	大单中线正、平紧	①大单铺反、中线不齐各扣2分②不符合平、整、紧要求扣5分	
			包床角手法正确。床角牢固、紧张	床角未绷紧，松弛一个扣2分	
		将被套正面向外，中线对齐，封口齐床头，平铺于床上。将"S"形折叠的棉被放入被套，对好两上角，拉平，盖被上缘与床头齐，系带。两边向内折成被筒与床沿平齐，尾端塞于床垫下。转至对侧，先床头后床尾，同法折叠另一侧盖被	被套折叠正确，中线对齐	①中线不齐扣2分②棉被"S"折法不正确扣2分③被头未充满、未齐床头各扣1分④被套内外有皱折扣3分	
			棉被"S"形折叠装入被套后平整，上端充满被头不留虚边，被筒齐床沿		
		套好枕套，四角充实开口背门，放平搬回床旁桌、椅	枕头平整，开口背门	一处不符合要求扣1分	
操作后	5	妥善处理用物，洗手	处理用物、洗手方法正确	一处不正确扣1分	
质量评价	5	操作过程流畅、完整，动作轻巧节力	平整无皱，中线齐，四角紧，美观实用	一处不符合要求扣1分	

（续表）

项目	分数	操作要点	考核要点	扣分要点	扣分
时间	5	从洗手到操作结束用时 8min	动作熟练、流畅	超 30s 扣 1 分	
总分	100	实得分合计（　　　　）	实扣分合计（　　　　）		

2. 暂空床

（1）目的：保持病室整洁，供新入院或暂离床活动的患者使用。

（2）操作过程：

①评估：病床是否完好、稳固，床旁设施是否完好，病室内有无患者进行治疗。

②准备：

护士准备：着装整洁，洗手，做好解释工作。

用物准备：床、床垫、床褥、棉胎或毛毯、枕芯、大单、被套、枕套，必要时备橡胶单和中单。

环境的准备：安静、整洁、光线充足。

③实施：见表 2-1-3。

表 2-1-3　　　　暂空床实践过程及要点说明

实践过程		要点说明
折叠盖被	将铺好的盖被三折于床尾，与床尾平齐	方便患者上床
铺橡胶单、中单	橡胶单和中单，上端距床头 45～50cm，对齐床中线，两边下垂部分平紧塞入床垫下	橡胶单和中单平紧无皱褶
整理用物	整理用物，洗手	

注意事项：同备用床。

④评价：见表 2-1-4。

表 2-1-4　　　　暂空床操作评价

项目	分数	操作要点	考核要点	扣分要点	扣分
仪表	5	按要求着护士装（主要包括护士服、帽子、鞋），洗手，戴口罩	仪表端庄，服装整洁	一处不符合要求扣 2.5 分	
操作前准备	15	评估：病床是否完好、稳固，床旁设施是否完好，病室内有无患者进行治疗或用餐	评估全面	①未评估扣 3 分 ②缺一项扣 1 分	
		用物准备（以被套法为例）：床、床垫、床褥、棉胎或毛毯、枕芯、大单、被套、枕套，必要时备橡胶单和中单 环境：清洁、通风	铺床用物洁净、齐全，按使用顺序放置合理	少一件或一件不符合要求扣 1 分	

15

（续表）

项目	分数	操作要点	考核要点	扣分要点	扣分
操作过程	65	备齐用物至床旁 移开床旁桌、椅 用物按顺序放置椅上	用物按使用顺序放置床尾椅上	①少移一件扣1分 ②用物放置顺序错误扣2分	
操作过程	65	翻转床垫（横翻或纵翻） 从床头至床尾铺床褥	褥子平整	未齐床头扣1分	
		大单正面向上，中线对齐。上端包好包紧床角，拉紧大单，同法铺好床尾。将中间大单平紧塞于床垫下。转至对侧，先床头后床尾，同法铺好大单	大单中线正、平紧，包床角手法正确，床角牢固、紧张	①大单铺反、中线不齐各扣2分 ②不符合平、整、紧要求扣5分 ③床角未绷紧、松弛一个扣1分	
		将被套正面向外，中线对齐，封口齐床头，平铺于床上。将"S"形折叠的棉被放入被套，对好两上角，拉平，盖被上缘与床头齐，系带。两边向内折成被筒与床沿平齐，尾端塞于床垫下。转至对侧，先床头后床尾，同法折叠另一侧盖被。将铺好的盖被三折于床尾	被套折叠正确，中线对齐，棉被"S"形折叠，装入被套后平整，上端充满被头不留虚边，盖被三折于床尾	①中线不齐扣2分 ②棉被"S"折法不正确扣2分 ③被头未充满、未齐床头各扣1分 ④被套内外有皱折扣3分	
		根据病情需要铺好橡胶单和中单，上端距床头45～50cm，对齐床中线，两边下垂部分平紧塞入床垫下	橡胶单和中单的位置符合病情需要，平紧无皱折	橡胶单和中单不合要求扣3分	
		套好枕套，四角充实 开口背门，放平 搬回床旁桌、椅	枕头平整，开口背门	一处不符合要求扣1分	
操作后	5	妥善处理用物，洗手	处理用物、洗手方法正确	一处不正确扣1分	
质量评价	5	操作过程流畅、完整，动作轻巧节力	平整无皱、中线齐，四角紧，美观实用	一处不符合要求扣1分	
时间	5	从洗手到操作结束10min	动作熟练、流畅	超30s扣1分	
总分	100	实得分合计（　　　　）		实扣分合计（　　　　）	

3. 麻醉床

（1）目的：

①便于接收和麻醉手术后的患者。

②使患者安全、舒适，预防并发症。

③保护被褥不被血液或呕吐物污染。

（2）操作过程：

①评估：病床是否完好、稳固，床旁设施是否完好，病室内有无患者进行治疗。

②准备：

护士准备：着装整洁，洗手，做好解释工作。

用物准备：床、床垫、床褥、棉胎或毛毯、枕芯、大单、被套、枕套，必要时备橡胶单和中单，麻醉护理盘。

环境的准备：安静，整洁，光线充足。

③实施：见表2-1-5。

表 2-1-5　　　　　　　　　　　麻醉床实践过程及要点说明

实践过程		要点说明
铺橡胶单、中单	铺第一条橡胶单和中单，上端距床头 45～50cm，中线对齐床中线，两侧下垂部分塞入床垫下。铺第二条橡胶单和中单齐床头，两侧下垂部分塞入床垫下。转至对侧同法铺好床基单，橡胶中单与中单逐层整理分别塞入床垫下	
套被套	（同备用床）	
折被筒	将盖被边缘内折与床沿平齐，尾端向内折与床尾齐。盖被扇形三折于远门侧床边	便于患者上床
套好枕套	套好枕套，四角充实。开口背门，横立于床头	防止头部受伤
搬回桌椅	搬回床旁桌，椅子放于折叠被同侧	
置麻醉盘	将麻醉护理盘放于床旁桌上	便于患者上床
整理用物	整理用物，洗手	以备急用

注意事项：铺麻醉床时，应全部换为清洁被单。全身麻醉护理盘及其他用物应根据评估结果，按需准备。中单要全部遮住橡胶单，防止橡胶单与患者皮肤直接接触，以保证患者舒适。

④评价：见表2-1-6。

表 2-1-6　　　　　　　　　　　麻醉床操作评价

项目	分数	操作要点	考核要点	扣分要点	扣分
仪表	5	按要求着护士装（主要包括护士服、帽子、鞋），洗手、戴口罩	仪表端庄，服装整洁	一处不符合要求扣2.5分	
操作前准备	15	评估：病床是否完好、稳固，床旁设施是否完好，病室内有无患者进行治疗或用餐	评估全面	①未评估扣3分 ②缺一项扣1分	

（续表）

项目	分数	操作要点	考核要点	扣分要点	扣分
操作前准备	15	用物准备（以被套法为例）：床、床垫、床褥、棉胎或毛毯、枕芯、大单、被套、枕套，备橡胶单和中单 麻醉护理盘（略） 环境：清洁、通风	铺床用物洁净、齐全，按使用顺序放置合理	少一件或一件不符合要求扣1分	
操作过程	65	备齐用物至床旁 移开床旁桌、椅 用物按顺序放置椅上	用物按顺序放置椅上	①少移一件扣1分 ②用物放置顺序错误扣2分	
		翻转床垫（横翻或纵翻） 从床头至床尾铺床褥	褥子平整	未齐床头扣1分	
		大单正面向上，中线对齐，从床头至床尾打开。上端包好包紧床角，拉紧大单，同法铺好床尾。将中间部分大单平紧塞于床垫下	大单中线正、平紧，包床角手法正确，床角牢固、紧张	①大单铺反、中线不齐各扣2分 ②不符合平、紧要求扣5分 ③床角松弛一个扣1分	
		铺第一条橡胶单和中单，上端距床头45～50cm，中线对齐床中线，两侧下垂部分塞入床垫下。铺第二条橡胶单和中单齐床头，两侧下垂部分塞入床垫下。转至对侧同法铺好床基单，橡胶中单与中单逐层整理分别塞入床垫下	橡胶单和中单的位置符合病情需要，平紧无皱折	橡胶单和中单不合要求扣3分	
		将被套正面向外，中线对齐，封口齐床头，平铺于床上。将"S"形折叠的棉被放入被套，对好两上角，拉平，盖被上缘与床头齐，系带。将盖被边缘内折与床沿平齐，尾端向内折与床尾齐。盖被扇形三折于远门侧床边	被套折叠正确，中线对齐。棉被"S"形折叠，装入被套后平整，上端充满被头不留虚边，盖被折于远门侧床边	①中线不齐扣2分 ②被头未充满、未齐床头各扣1分 ③被套有皱折扣3分 ④盖被折于近门侧床边扣5分	
		套好枕套，四角充实。开口背门，横立于床头。搬回床旁桌，椅子放于折叠被同侧	枕头平整，开口背门立于床头，椅子放于折叠被同侧	一处不符合要求扣1分	
		将麻醉护理盘放于床旁桌上	盘内用物符合需要	未放麻醉护理盘扣2分	
操作后	5	妥善处理用物，洗手	处理用物、洗手方法正确	一处不正确扣1分	
质量评价	5	操作过程流畅、完整，动作轻巧节力	平整无皱，中线齐，四角紧，美观实用	一处不符合要求扣1分	
时间	5	从洗手到操作结束13min	动作熟练、流畅	超30s扣1分	
总分	100	实得分合计（　　　　）		实扣分合计（　　　　）	

五、知识技能应用

以小组为单位展示课前小组学习情况，通过自评、互评、老师点评、引导、分析、解惑、总结等方法进行学习。也可采用头脑风暴法、案例分析法、项目引导法等灵活运用，完成本次学习任务，实现学习目标。

以小组为单位完成下面的任务：

案例一：患者，女，60 岁，退休工人，经医生初步诊断为阑尾炎需住院治疗，有家属陪伴。请正确指导患者顺利办理入院手续及入病区后的护理。

案例二：患者李某，大叶性肺炎治愈出院。请将床整理为备用床。

案例三：患者李某，急性胃溃疡住院治疗，今日病情好转，患者要求下地活动。请将床整理为暂空床。

案例四：患者王某，急性阑尾炎住院治疗，今日手术，患者已去手术室。请将床整理为麻醉床。

六、课后练习

（一）A$_1$ 型题

1. 护送患者入病区时，下列哪项不妥（   ）。

  A. 对能步行的患者嘱其自行去病区

  B. 对不能行走的患者用轮椅或平车护送

  C. 对病情危重者用平车护送

  D. 护送时注意保暖

  E. 根据病情安置合适卧位

2. 住院处办理入院手续的根据是（   ）。

  A. 单位介绍信   B. 转院证明   C. 门诊病历

  D. 住院证   E. 社保证明

3. 休克患者入病室后护士首先应（   ）。

  A. 填写各种卡片

  B. 通知医生，配合抢救，测量生命体征

  C. 询问病史，评估发病过程

  D. 通知营养室，准备膳食

  E. 介绍病室病友

4. 传染病患者入院时换下的衣服应如何处理（   ）。

  A. 包好后存放   B. 交给家属带回

  C. 消毒后存放或消毒后交给家属带回   D. 日光曝晒后存放

E. 消毒后交患者保管

5. 将正在输液、吸氧的患者送入病房，护送途中护士应注意（　　）。

A. 观察输液、吸氧情况，避免中断　　　　B. 拔管暂停输液、吸氧

C. 暂停吸氧，输液继续　　　　　　　　　D. 暂停输液，吸氧继续

E. 暂停护送，待病情好转后再送入病房

6. 铺备用床的目的是（　　）。

A. 保持病室整洁，准备迎接新患者

B. 便于接收麻醉后尚未清醒的患者

C. 供暂离床活动的患者使用

D. 便于对患者的治疗护理

E. 防止皮肤并发症的发生

7. 麻醉护理盘内不需准备的物品是（　　）。

A. 张口器　　　　　　B. 输氧导管　　　　　　C. 牙垫

D. 吸痰导管　　　　　E. 导尿管

8. 支气管哮喘发作期患者入院时应（　　）。

A. 安置在监护病室　　B. 安置在普通病室　　　C. 安置在隔离病室

D. 安置在门诊观察室　E. 安置在处置室

9. 铺暂空床时，下列哪项不正确（　　）。

A. 将备用床改为暂空床　　　　　　　　　B. 橡胶单和中单必须铺在床中部

C. 盖被扇形三折于床尾　　　　　　　　　D. 枕头放床头，开口背门

E. 床旁桌椅归还原处

10. 铺备用床时不需准备（　　）。

A. 被套　　　　　　　B. 大单　　　　　　　　C. 衬单

D. 橡胶单　　　　　　E. 罩单

11. 为患者整理床单位时，不需准备（　　）。

A. 被套　　　　　　　B. 大单　　　　　　　　C. 床刷及套

D. 橡胶单　　　　　　E. 罩单

（二）A$_2$ 型题

1. 患儿张某，9 岁，在全麻下行阑尾切除术。护士为其准备麻醉床的操作哪项不妥（　　）。

A. 备注射盘　　　　　B. 备输液架　　　　　　C. 备麻醉护理盘

D. 备氧气　　　　　　E. 备吸引器

2. 王先生，65 岁，因脑外伤在全麻下行开颅探查术。病房护士应为他准备

A. 暂空床，床中部铺橡胶单及中单

B. 麻醉床，床中部及床头铺橡胶单及中单

C. 备用床，床中部及床头铺橡胶单及中单

D. 麻醉床，床中部及床尾铺橡胶单及中单

E. 暂空床，床中部及床尾铺橡胶单及中单

3. 患者刘某突发脑出血致昏迷急诊入院，病区护士接住院处通知后为其准备的床单位哪项正确（　　）。

A. 备用床　　　　　　B. 暂空床　　　　　　C. 麻醉床

D. 暂空床中部铺有橡胶单和中单　　　　　E. 麻醉床，以保证患者安全

4. 张女士，25 岁，妊娠 10 个月，急诊检查宫口已开 4cm，需住院。住院处护士首先应（　　）。

A. 办理入院手续　　　B. 进行沐浴更衣　　　C. 进行会阴清洗

D. 陪同产妇步行入病区　　　　　　　　E. 用平车送产房待产

5. 患者李先生，69 岁，因肺炎住院治疗。接住院处通知后病区护士应做好哪项准备工作（　　）。

A. 准备急救药品、等待医生到

B. 通知医生，配合抢救，测量生命体征

C. 准备暂空床，备齐患者所需用物

D. 了解患者身心需要，作护理体检

E. 填写有关表格

子项目（二）　生命体征测量及异常的护理

一、学习目标

知识目标

1. 解释概念：生命体征、发热、稽留热、弛张热、不规则热、间歇热、体温过低、呼吸增快、呼吸缓慢、潮式呼吸、间断呼吸、深度呼吸、高血压、临界高血压、低血压。

2. 说出生命体征的正常值。

3. 描述异常生命体征的评估内容。

4. 阐述生命体征异常患者的护理。

5. 描述测量生命体征的方法。

6. 阐述测量生命体征的注意事项。

能力目标

1. 能正确评估生命体征，为治疗、护理提供依据。

2. 能正确护理生命体征异常的患者。

3. 熟练掌握生命体征的测量方法。

4. 正确绘制体温单。

二、学习重点和难点

重　点：稽留热、弛张热、不规则热、间歇热、体温过低、呼吸增快、呼吸缓慢、潮式呼吸、间断呼吸、深度呼吸、高血压、临界高血压、低血压等概念的解释，异常生命体征的评估，异常生命体征患者的护理，测量生命体征的注意事项。

难　点：生命体征的测量方法。

三、工作情境及任务

情　境：患者，女，36岁，因患阑尾炎住院治疗。护士对该患者进行生命体征的测量，并根据患者生命体征情况采取相应的护理措施。

任务一：对患者进行生命体征的评估。

任务二：异常生命体征患者的护理。

任务三：为该患者完成生命体征的测量。

四、知识储备和理论学习

（一）体温的观察与护理

1. 正常体温及生理变化

（1）正常体温并不是指某一个具体的数值，而是指一定的温度范围。临床上常以口腔、直肠、腋窝等处的温度为标准。正常成人安静状态下，口腔舌下温度为37.0℃（范围为36.3℃～37.2℃），直肠温度为36.5℃～37.7℃（比口腔温度高0.3℃～0.5℃），腋下温度为36.0℃～37.0℃（比口腔温度低0.3℃～0.5℃）。

（2）体温受许多因素的影响在一定范围内波动，波动幅度一般不超过0.5℃～1℃。

①年龄：婴幼儿因体温调节功能不完善，其体温易受环境温度的影响而随之波动，儿童由于新陈代谢旺盛，体温略高于成人；老年人由于代谢率低，体温略低于成年人。

②昼夜：一般清晨2～6时体温最低，午后1～6时最高，但波动范围不超过平均数上下0.5℃。

③性别：女性体温平均比男性高0.3℃。女性的基础体温随月经周期出现规律性的变化，即排卵后体温上升。

④其他：如环境、活动、饮食、情绪等都会对体温有影响，在测温时应加以考虑。

2.异常体温的观察

（1）体温过高：又称发热。由于致热源作用于体温调节中枢或体温中枢功能障碍等原因导致体温超出正常范围，称发热。发热是临床常见症状。发热的原因大致可分两类：感染性发热和非感染性发热。如各种病原微生物感染引起的发热属感染性发热，体温调节中枢功能失常引起的中枢性发热、无菌性坏死组织吸收引起的吸收热为非感染性发热。

①临床分度（以口腔温度为标准）：低热 $37.5℃\sim37.9℃$，中度热 $38.0℃\sim38.9℃$，高热 $39.0℃\sim40.9℃$，超高热 $41.0℃$ 及以上。

②发热的临床过程：一般分为三个阶段。

体温上升期：特点是产热大于散热。主要表现：皮肤苍白，干燥无汗，畏寒，疲乏不适，有时伴寒战。方式有骤升和渐升：骤升是指体温在数小时内升至高峰，如肺炎球菌导致的肺炎；渐升是指体温在数小时内逐渐上升，数日内达高峰，如伤寒。

高热持续期：特点是产热和散热在较高水平上趋于平衡。主要表现为皮肤潮红、灼热、呼吸加深加快、谵妄、昏迷、食欲不振、恶心、呕吐、腹胀、便秘、口干、尿少。

体温下降期：特点是散热增加而产热趋于正常。主要表现为大量出汗、皮肤潮湿、偶然有脱水现象。方式有骤降和渐降：骤降是指体温在数小时内降至正常，如大叶性肺炎、疟疾等，骤降者由于大量出汗，体液大量丧失，易出现血压下降、脉搏细速、四肢厥冷等虚脱或休克现象；渐降指体温在数天内降至正常，如伤寒、风湿热。另外，发热还常有一些伴随症状，如淋巴结、肝、脾肿大，关节肿痛，皮疹等。

③热型：将测得的患者体温绘制在体温单上，连接构成的体温曲线，称热型。某些患者的热型具有特征性，通过观察可协助诊断。

稽留热：体温持续在 $39.0℃\sim40.0℃$，达数天或数周，24h 波动范围不超过 $1.0℃$。常见于急性传染病，如肺炎、伤寒等。

弛张热：体温在 $39.0℃$ 以上，波动幅度大，24h 内温差在 $1℃$ 以上，最低体温仍高于正常水平。常见于败血症、风湿热等。

间歇热：体温骤然升高至 $39.0℃$ 以上，持续数小时或更长，然后下降至正常或正常以下，经过一个间歇，又反复发作，即高热与正常体温交替出现。常见于疟疾、成人肺结核等。

不规则热：体温在 24h 中变化极不规则，持续时间不定。常见于流行性感冒、肿瘤发热。

（2）体温过低：体温低于正常范围称体温过低。体温低于 $35.0℃$，称体温不升。主要表现为皮肤苍白、颤抖、心跳呼吸减慢、血压降低、尿量减少、意识障碍甚至出现昏迷。

临床分度：轻度 32.0℃～35.0℃；中度 30.0℃～32.0℃；重度 30.0℃，瞳孔散大，对光反射消失；致死温度 23.0℃～25.0℃。

3.异常体温的护理

（1）体温过高的护理：

护理目标：患者体温恢复正常，心身不适症状减轻或消失。

护理措施：

①观察：每隔 4h 测体温 1 次，待体温恢复正常 3 天后改为每日 2 次。同时密切观察患者的面色、脉搏、呼吸、血压，如有异常及时与医生联系。

②保暖：患者若出现寒战，应通过调节室温、卧具和衣着等方式进行保暖。

③降温：可根据患者情况采用物理降温法，必要时按医嘱给予药物降温。降温 30min 后应测体温并记录。

④补充营养和水分：高热患者消化吸收功能降低，而机体分解代谢增加，消耗量大，应及时给予营养丰富、易消化的流质或半流质，要求低脂、高蛋白、高维生素且能促进食欲，少量多餐，提高机体抵抗力。增加水摄入，每日水摄入量2500～3000ml，必要时按医嘱静脉补充液体或鼻饲，促进毒素和代谢产物的排出。

⑤促进患者舒适：保持皮肤清洁，及时为高热患者擦干汗液，更换衣服和床单，防止着凉，避免对流风。对于长期持续高热者，应协助其改变体位，防止褥疮、肺炎等并发症。加强口腔护理，保持口腔卫生，防止口腔感染，应在晨起、餐后、睡前协助患者漱口，保持口腔清洁。鼓励休息，安置舒适体位，调节室温及避免噪声，以保证患者能安静休息。

⑥安全护理：高热患者有时会躁动不安、谵妄，应防止坠床、舌咬伤，必要时用床挡、约束带固定患者。

⑦心理护理：正确评估体温异常时患者的心理状态，关心患者，耐心解答患者提出的问题，尽量满足患者的需要给予精神安慰，以缓解其紧张情绪。

⑧健康教育：教会患者测量体温的方法，如何进行物理降温，正确监测体温等。

（2）体温过低的护理：

护理目标：患者体温逐渐回升至正常范围，心身不适症状减轻或消失。

护理措施：

①评估：产生体温过低的原因。

②观察：监测生命体征的变化，至少每小时 1 次，直至体温恢复正常且稳定。

③保暖：提供合适的环境温度，以 24.0℃为宜；新生儿置温箱中。给予毛毯、棉被、热水袋、电热毯等，也可给予热的饮料。

④心理护理：注意观察患者，及时发现其情绪变化，做好心理护理。

⑤健康教育：教会患者、家属使用热水袋的方法。

4.测量体温的方法

（1）评估：患者的年龄、病情、意识、治疗等情况，是否存在影响体温测量准确性的因素，患者的心理状态、合作程度，确定测量方法。

（2）准备：

①患者准备：了解体温测量的目的、方法、注意事项，体位舒适，情绪稳定。

②护士准备：着装整洁、洗手、戴口罩。

③用物准备：治疗盘内备已消毒的体温计、消毒液纱布、弯盘（内垫纱布）、秒表、记录本、笔。若测肛温，另备润滑油、棉签、卫生纸。

④环境的准备：安静、整洁、光线充足。

（3）实施：见表2-2-1。

表 2-2-1 **测量体温实践过程及要点说明**

	实践过程	要点说明
核对解释	备齐用物，核对医嘱	确认患者，取得合作
安置体位	安置患者于舒适体位	
测量体温	根据病情选择合适的测量方法	
舌下测量	适用于神志清醒、合作的患者，将口表水银端斜放于舌下热窝，测量3min	闭紧口唇，用鼻呼吸，勿咬体温计，适用于口鼻手术、呼吸困难者
腋下测量	协助患者取舒适卧位，擦干汗液，将体温计水银端放于腋窝处，紧贴皮肤，屈臂过胸夹紧体温计，对不合作者应协助其夹紧体温计；测量10min	
直肠测量	用手分开臀部，将肛表旋转缓慢插入肛门3～4cm并固定，测体温3min	用于婴幼儿、昏迷者、精神异常者；用润滑油润滑肛表水银端；对躁动患者要专人守护，防止意外
准确记录	检视度数并洗手，记录	
安置患者	整理床单位，安置患者于舒适体位	
消毒用物	消毒体温计	防止交叉感染
绘制曲线	记录，将所测体温绘制于体温单上	

注意事项：

①婴幼儿、精神异常者、昏迷者、口腔疾患者、口鼻手术者、张口呼吸患者不宜采用口腔测温。

②直肠或肛门手术者、腹泻者禁测肛温；心肌梗死患者慎用，以免刺激肛门引起迷走神经反射而致心动过缓。

③若患者不慎咬破体温计，应立即清除玻璃碎屑，以免损伤其唇、舌、口腔、食管、胃肠道黏膜，然后口服蛋清液或牛奶以延缓汞的吸收。若病情允许，可服纤维丰富的

食物，促进汞的排泄。

④进食、饮水、面颊部冷热敷、坐浴或灌肠、沐浴等情况时，应间隔 30min 后再测相应部位的体温。

⑤发现体温和病情不相符时，应在床旁重新监测，必要时作肛温和口温对照复查。

（二）脉搏的观察与护理

1. 正常脉搏及生理变化

（1）脉率：是指每分钟脉搏搏动的次数（频率）。正常情况下脉率与心率一致，脉率是心率的指示，当脉率微弱时可测心率。成人在安静状态下脉率为 60 ～ 100 次 /min。脉率可随年龄（表 2-2-2）、性别、运动、情绪等因素而变动。通常婴幼儿比成人快，情绪激动和运动时可暂时增快，休息、睡眠时较慢。女性比男性稍快，通常平均脉率相差 5 次 / 分。脉率与呼吸的比例为 4∶1 ～ 5∶1。

表 2-2-2　　　　　　　　　　各年龄组的平均脉率

年龄	平均脉率（次 / 分）
1 ～ 11 个月	120
1 ～ 2 岁	116
4 ～ 6 岁	100
8 ～ 10 岁	90
14 岁	80
20 ～ 40 岁	70
80 岁	75

（2）脉律：是指脉搏的节律性。正常脉律是跳动均匀规则，间隔时间相等。正常小儿、青年和部分成年人中，可见到吸气时增快、呼气时减慢，称窦性心律不齐，一般无临床意义。

（3）脉搏的强弱：是触诊时血液流经血管的一种感觉。正常情况下每搏强弱相同。脉搏的强弱取决于动脉充盈度和周围血管的阻力，即与心搏量和脉压的大小有关。

（4）动脉壁的弹性：触诊时可感觉到的动脉壁性质。正常动脉管壁光滑、柔软，且有弹性。

2. 异常脉搏的观察

（1）脉率异常。

①心动过速：成人脉率超过 100 次 /min，称心动过速。常见于发热、甲状腺功能亢进、心力衰竭、血容量不足等患者。

②心动过缓：成人脉率少于 60 次 /min，称心动过缓。常见于颅内压增高、房室传

导阻滞、甲状腺功能减退等患者。

（2）节律异常。

①间歇脉：在一系列正常均匀的脉搏中，出现一次提前而较弱的脉搏，其后有一较正常延长的间歇（代偿间歇），称间歇脉。如每隔一个或两个正常搏动后出现一次期前收缩，则前者称二联律，后者称三联律。常见于各种器质性心脏病，是心脏异位起搏点过早地发出冲动而引起心脏搏动提早出现的结果。

②脉搏短绌（绌脉）：在同一单位时间内脉率少于心率，脉搏细速，极不规则，听诊时心律完全不规则，心率快慢不一，心音强弱不等，称脉搏短绌。常见于心房纤颤患者。原因：心肌收缩力强弱不等，有些心输出量少的搏动可产生心音，但不能引起周围血管的搏动，而致脉率少于心率。

（3）强弱异常。

①洪脉：心输出量增加，周围动脉阻力较小，动脉充盈度和脉压较大，则脉搏强大，称洪脉。常见于高热、甲状腺功能亢进、主动脉瓣关闭不全等患者。

②细脉或丝脉：心输出量减少，周围动脉阻力较大，动脉充盈度降低，则脉搏弱而小，扪之如细丝，称细脉。常见于心功能不全、大出血、休克、主动脉瓣狭窄等患者。

③其他：如交替脉、水冲脉、奇脉等。

（4）动脉管壁弹性异常。

动脉硬化时管壁可变硬失去弹性，呈条索状或迂曲状，诊脉时如按在琴弦上。常见于动脉硬化的患者。

3. 异常脉搏的护理

护理目标：患者紧张、恐惧心理得到缓解，患者能说出测量脉搏的目的、方法和脉搏的正常值。

护理措施：

①休息与活动：指导患者增加卧床休息时间，适当活动，以减少氧的消耗。

②密切观察病情：观察脉搏的脉率、节律、强弱及动脉壁情况，观察用药后的不良反应。

③心理护理：进行有针对性的心理护理，以缓解患者的紧张恐惧情绪。

④健康教育：教育患者要情绪稳定、戒烟限酒、饮食清淡易消化，勿用力排便，自我观察用药的不良反应，学会监测脉搏的方法。

4. 测量脉搏的方法

（1）评估：患者的年龄、性别、病情、治疗等情况，有无影响脉搏测量的因素（30min内有无剧烈运动及情绪激动等），患者的心理状态、合作程度。

（2）准备：

①患者准备：了解体温脉搏的目的、方法、注意事项；体位舒适，情绪稳定。

②护士准备：着装整洁、洗手、戴口罩。

③用物准备：治疗盘内有带秒针的表、记录本、笔，必要时备听诊器。

④环境的准备：安静、整洁、光线充足。

（3）实施：见表2-2-3。

表2-2-3　　　　　　　　　　　　　　测量脉搏实践过程及要点说明

实践过程		要点说明
核对解释	备齐用物至床旁，核对解释	确认患者，取得合作
选择测量部位	安置患者于舒适体位	手腕伸展，手臂自然放松置于躯体两侧舒适位置
测脉	护士以食指、中指、无名指的指端按压在桡动脉处，正常脉搏测30s乘以2，异常脉搏应测1min，脉搏细弱难以触诊时应测心尖搏动1min　细脉的测量：若发现患者脉搏短绌，应由2名护士同时测量，一人听心率，另一人测脉率，由听心率者发出"始"与"停"的口令，计时1min	按压力量要适中，以能清楚测得脉搏搏动为宜
准确记录	将数值记录在记录本上	次/min；细脉记录心率/脉率/min
安置患者	整理床单位，安置患者于舒适体位	
绘制曲线	记录，将所测体温绘制于体温单上	

注意事项：不可用拇指诊脉，因拇指小动脉搏动较强，易与患者的脉搏混淆。为偏瘫患者测脉时，应选择健侧肢体。

（三）呼吸的观察与护理

1.正常呼吸及生理变化

正常成人在安静状态下呼吸频率为16～20次/min，呼吸节律规则，均匀无声且不费力。男性及儿童以腹式呼吸为主，女性以胸式呼吸为主。呼吸可因年龄、性别、活动、情绪等不同而出现生理变化：年龄越小，呼吸频率越快；女性比男性稍快；剧烈的运动和强烈的情绪变化使呼吸加快，休息和睡眠时呼吸减慢；血压升高则呼吸减慢变弱，血压降低则呼吸加快加强；环境温度升高或海拔增加，可使呼吸加深、加快。

2.异常呼吸的观察

（1）频率异常。

①呼吸过速：呼吸频率超过24次/min，称呼吸过速，也称气促。常见于发热、疼痛、甲状腺功能亢进等患者。一般体温每升高1℃，呼吸频率增加3～4次/min。

②呼吸过缓：呼吸频率低于12次/min，称呼吸过缓。常见于颅内压增高、巴比妥类药物中毒等。

（2）深度异常。

①深度呼吸：又称库斯莫呼吸，是一种深而规则的大呼吸。常见于糖尿病酮症酸中毒和尿毒症酸中毒等患者。

②浅快呼吸：是一种浅而不规则的呼吸，有时呈叹息样。常见于呼吸肌麻痹、胸肺疾患、休克患者，也可见于濒死患者。

（3）节律异常。

①潮式呼吸：又称陈—施呼吸，是一种呼吸由浅慢到深快，再由深快到浅慢，经过一段时间（5～30s）后，又开始重复以上周期性变化，周而复始，像潮水涨退样。常见于中枢神经系统疾病，如脑炎、脑膜炎、颅内压增高及巴比妥类药物中毒。

②间断呼吸：又称毕奥呼吸，表现为有规律地呼吸几次后，突然停止呼吸，间隔一个短时间后又开始呼吸，如此反复交替。

间断呼吸产生机制：由于呼吸中枢兴奋性减弱，只有当缺氧严重、二氧化碳积聚到一定的程度，才能刺激呼吸中枢，使呼吸恢复或加强，而积聚的二氧化碳呼出后，呼吸中枢失去有效的兴奋，呼吸再次减弱继而暂停，从而形成了周期性变化。

（4）声音异常。

①蝉鸣样呼吸：表现为吸气时产生一种高音调的似蝉鸣样音响。产生机制是由于声带附近阻塞，使空气吸入发生困难。常见于喉头水肿、喉头异物等病情时。

②鼾声呼吸：表现为呼吸时发出一种粗大的鼾声，由于气管或支气管内有较多的分泌物积蓄所致。常见于昏迷、神经系统疾病等患者。

（5）形态异常。

①胸式呼吸减弱，腹式呼吸增强。正常女性已胸式呼吸为主。肺、胸膜或胸壁的疾病产生剧烈疼痛，均可使胸式呼吸减弱，腹式呼吸增强。

②腹式呼吸渐弱，胸式呼吸增强。男性以腹式呼吸为主。腹膜炎、大量腹水、肝脾极度肿大、腹腔内巨大肿瘤等使膈肌下降受限，可出现腹式呼吸渐弱，胸式呼吸增强。

（6）呼吸困难：是一个常见的症状和体征，患者主观上感到空气不足，客观上表现为呼吸费力，可出现发绀、鼻翼扇动、端坐呼吸、辅助呼吸肌参与呼吸运动，造成频率、深度、节律的异常。临床上可分为：

①吸气性呼吸困难。其特点是吸气显著困难，吸气时间延长，有明显的三凹征。常见于气管阻塞、气管异物、喉头水肿等患者。

②呼气性呼吸困难。其特点是呼气费力，呼气时间延长。常见于支气管哮喘、阻塞性肺气肿患者。

③混合性呼吸困难。其特点是吸气、呼气均费力，呼吸频率增加。常见于重症肺炎、广泛性肺纤维化、大片肺不张、大量胸腔积液等患者。

3. 异常呼吸的护理

护理目标：患者能说出呼吸异常的原因、配合治疗、护理；患者呼吸道通畅，呼吸困难缓解；患者心身需要得到满足，感到安全，情绪稳定。

护理措施：

①心理护理：消除患者紧张、恐惧心理，主动配合治疗和护理。

②休息与活动：适当休息并向患者解释其重要性，同时为患者创造一个良好的休息环境。若病情允许可增加活动量，以能耐受不疲劳为度。

③保持呼吸道通畅：及时清除呼吸道分泌物，必要时吸痰。

④改善呼吸困难：按医嘱给药，根据病情吸氧或使用人工呼吸机。

⑤密切观察：观测有无咳嗽、咯血、紫绀、呼吸困难等症状与体征。

⑥健康教育：向患者及家属讲解保持呼吸道通畅的重要性及方法，认识呼吸监测的意义，指导患者学会有效咳嗽。

4. 测量呼吸的方法

（1）评估：患者的年龄、性别、病情、治疗等情况，有无影响呼吸测量的因素（30min内有无剧烈运动及情绪激动等），患者的心理状态、合作程度。

（2）准备：

①患者准备：了解测量呼吸的目的、方法、注意事项；体位舒适，情绪稳定。

②护士准备：着装整洁、洗手、戴口罩。

③用物准备：治疗盘内有带秒针的表、记录本、笔，必要时备棉花。

④环境的准备：安静、整洁、光线充足。

（3）实施：见表2-2-4。

表 2-2-4   测量呼吸实践过程及要点说明

实践过程		要点说明
核对解释	备齐用物至床旁，核对解释	确认患者，避免引起患者紧张
测量呼吸	测量脉搏后，护士仍保持诊脉手势，观察患者胸腹部的起伏，计数：正常呼吸测30s乘以2，异常呼吸或婴儿应测1min	观察呼吸频率、深度、节律、音响及有无呼吸困难
准确记录	将数值记录在记录本上	次/min
安置患者	整理床单位，安置患者于舒适体位	

注意事项：

①由于呼吸受意识控制，所以测呼吸时应不使患者察觉。

②对异常呼吸或婴儿应测1min。

③对呼吸微弱或危重者，可用少许棉花置于患者鼻孔前，观察棉花被吹动的次数，

计时 1min，以得到准确的结果。

（四）血压的观察与护理

1. 正常血压及其生理变化

（1）测量血压，一般以肱动脉为标准。正常成人安静状态下的血压范围为收缩压 11.70 ～ 18.07kPa（90 ～ 139mmHg），舒张压 7.80 ～ 11.57kPa（60 ～ 89mmHg），脉压 3.9 ～ 5.20kPa（30 ～ 40mmHg）（kPa 与 mmHg 换算公式：kPa × 7.5=mmHg，mmHg × 0.13=kPa）。

（2）生理性变化：

①年龄：随年龄的增长，收缩压和舒张压均有逐渐增高的趋势（表 2-2-5），但收缩压的升高比舒张压的升高更为显著。儿童血压（mmHg）的计算公式：收缩压 =80+ 年龄 ×2，舒张压 = 收缩压 ×2/3。

②性别：青春期前的男女血压差别不明显，成年男子的血压比女性略高约 0.65kPa（5mmHg）。女性更年期后，血压逐渐升高，与男性相差无几。

表 2-2-5 各年龄组的平均血压

年龄组	平均血压（mmHg）
1 个月	80/46
3 岁	90/60
6 岁	105/65
15 岁	112/70
20 岁	113/72
成年人	120/180
老年人	（140 ～ 160）/（80 ～ 90）
注：1mmHg=0.13kPa	

③昼夜和睡眠：通常清晨血压最低，然后逐渐升高，至傍晚血压最高。睡眠不佳时可升高。

④环境：寒冷环境，末梢血管收缩，血压略升高；高温环境，皮肤血管扩张，血压可略下降。

⑤体位：立位血压高于坐位血压。对于长期卧床或使用某些降压药的患者，若由卧位改为立位，可出现头晕、眩晕、血压下降等体位性低血压的表现。

⑥身体不同部位：一般右上肢高于左上肢 1.30 ～ 2.60kPa（10 ～ 20mmHg），下肢血压高于上肢 2.60 ～ 5.20kPa（20 ～ 40mmHg）。

此外，情绪激动、紧张、恐惧、兴奋、剧烈运动、吸烟可使血压升高，饮酒、摄盐过多、药物等对血压也有影响。

2.异常血压的观察

（1）高血压：目前基本上采用 1999 年 2 月 WHO/ISH（世界卫生组织和国际高血压联盟）制定的高血压标准，见表 2-2-6。

表 2-2-6　　　　　　　　　　　　　高血压的分级

分级	收缩压		舒张压	
	mmHg	kPa	mmHg	kPa
理想的血压	< 120	< 15.60	< 80	< 10.40
正常血压	< 130	< 16.90	< 85	< 11.05
正常高值	130 ～ 139	16.90 ～ 18.07	85 ～ 89	11.05 ～ 11.57
亚组：临界高血压	140 ～ 159	18.20 ～ 19.37	90 ～ 99	11.70 ～ 12.22
1 级高血压（轻度）	140 ～ 159	18.20 ～ 20.67	90 ～ 94	11.70 ～ 12.87
2 级高血压（中度）	160 ～ 179	20.80 ～ 23.27	100 ～ 109	13.00 ～ 14.17
3 级高血压（重度）	≥ 180	≥ 23.40	≥ 110	≥ 14.30
单纯收缩期高血压	> 140	> 18.20	< 90	< 11.70
亚组：临界收缩期高血压	140 ～ 149	18.20 ～ 19.37	< 90	< 11.70
注：1mmHg=0.13kPa				

患者收缩压与舒张压属于不同级别时，应按两者中较高的级别分类；患者既往有高血压史，目前正服抗高血压药，血压虽已低于 140/90mmHg，也诊断为高血压。

（2）低血压：血压低于 11.70/7.80kPa（90/60mmHg）称低血压。常见于大量失血、休克、急性心力衰竭等患者。

（3）脉压异常。

①脉压增大：常见于主动脉硬化、主动脉瓣关闭不全、动静脉瘘、甲状腺功能亢进患者。

②脉压减小：常见于心包积液、缩窄性心包炎、末梢循环衰竭患者。

3.异常血压的护理

护理目标：患者能按时服药，配合治疗、护理；患者能保持情绪稳定，注意劳逸结合；患者学会观察有无高血压并发症的先兆。

护理措施：

①密切监测血压：定时间、定部位、定体位、定血压计。

②观察病情：指导患者按时服药，观察药物的不良反应；注意有无并发症发生。

③环境：安静、舒适，温湿度适宜。

④休息与活动：注意休息，减少活动，保证充足的睡眠时间。

⑤饮食：易消化、低脂、低胆固醇、高维生素，富含纤维素，根据血压的高低限制

盐的摄入，避免刺激辛辣食物。

⑥心理护理：了解患者的心理反应，消除患者的紧张、恐惧心理，使之主动配合治疗和护理。

⑦健康教育：让患者戒烟限酒，保持大便通畅，必要时给予通便剂；让患者养成规律的生活习惯，学会观察有无高血压并发症的发生。

4. 测量血压的方法

（1）评估：

①患者一般情况、病情、意识、治疗等情况。

②患者 30min 内有无剧烈活动、情绪波动。

③患者的心理状态、合作程度。

④被测肢体功能及测量部位皮肤状况。

（2）准备：

①患者准备：了解测量血压的目的、方法、注意事项；体位舒适，情绪稳定。

②护士准备：着装整洁、洗手、戴口罩。

③用物准备：治疗盘内备血压计、听诊器、记录本、笔。

④环境的准备：环境安静、整洁、安全。

（3）实施：见表 2-2-7。

表 2-2-7 测量血压实践过程及要点说明

实践过程		要点说明
核对解释	备齐用物至床旁，核对解释	确认患者，避免引起患者紧张
测量血压		
上肢血压		
选取体位	患者取坐位或仰卧位	被测肢体应和心脏处于同一水平
安置手臂	卷袖、露臂，手掌向上，肘部伸直，放妥血压计	
缠好袖带	驱尽袖带内空气，平整地缠于上臂中部，袖带下缘距肘窝 2～3cm。袖带松紧以能放入一指为宜	
注气	听诊器置动脉搏动最明显处，一手固定，另一手握加压球，关气门，注气至肱动脉搏动音消失（袖带内压力大于心脏收缩压，血流被阻断）再升高 2.60～3.90kPa（20～30mmHg）	打气不可过猛、过快，以免水银溢出和患者不适
放气	缓慢放气，速度以水银柱每秒钟下降 0.52kPa（4mmHg）为宜	放气过慢，会使静脉充盈，舒张压偏高
整理	整理床单位，安置患者于舒适体位	变音与消失音之间有差异，或危重患者，应记录两个读数，如 135/（90～40）mmHg
记录	记录收缩压 / 舒张压 mmHg（kPa）	

注意事项：

①对需密切监测血压者：做到四定，即定时间、定部位、定体位、定血压计，有助于测定的准确性和对照的可比性。

②对偏瘫、一侧肢体外伤或手术者：应选择健侧肢体测血压，因患肢肌张力减低，血循环障碍，不能真实反映血压的变化。

③排除影响血压的外界因素：袖带太窄则测得血压值会偏高，因需用较多的空气才能阻断动脉血流；袖带过宽则测得血压值偏低，因使大段血管受压，以至搏动音在到达袖带下缘之前已消失；袖带过松则测得的血压值会偏高，因橡胶袋呈球状，有效的测量面积变窄；袖带过紧则测得血压值会偏低，因血管在未充气前已受压。

④如测得血压异常或血压搏动音听不清，应重复测量。先将袖带内气体驱尽，使汞柱降至 0 点，稍等片刻再测，一般连测 2～3 次，取其最低值。

⑤舒张压的变音和消失音之间有差异时，可记录两个读数，即变音（消失音）数值，如 23.40/（11.70～5.20）kPa〔180/（90～40）mmHg〕。

（4）评价：见表 2-2-8。

表 2-2-8   生命体征测量操作评价

项目	分数	操作要点		考核要点	扣分要点	扣分
仪表	5	按要求着护士装（主要包括护士服、帽子、鞋）		仪表端庄，服装整洁	一处不符合要求扣2.5分	
操作前准备	15	评估：了解患者的身体状况，向患者解释测量生命体征的目的、适宜的测量部位及方法、取得患者的配合 告知患者：测口温前30min勿进食过冷、过热食物，测口温时闭口用鼻呼吸，勿用牙咬体温计。腹泻、直肠或肛门手术者禁测肛温等 检查体温计、血压计等 操作护士：洗手、戴口罩		了解病情，评估全面	①未评估扣3分 ②评估缺一项扣1分 ③未告知、未检查各扣3分	
				洗手（六步洗手法，口述与示意，并说明时间要求，下同）、戴口罩	①未洗手扣3分 ②一处不符合要求扣1分	
		用物准备：治疗盘、体温计（放于清洁容器内）、纱布、记录本、笔、有秒针的表、血压计、听诊器 环境：安静、清洁		备齐用物、放置合理	①少一件或一件不符合要求扣1分 ②一处不符合要求扣1分	
操作过程	20	测量体温	携用物至患者床旁,患者安静,核对并解释、协助患者取适宜体位。洗手，检查体温计是否完好，将水银柱甩至35℃以下。根据患者病情、年龄等因素选择测量方法	核对、体位正确	①未核对扣5分 ②体位不正确扣2分	

（续表）

项目	分数	操作要点		考核要点	扣分要点	扣分
操作过程	20	测量体温	测腋温时应当擦干腋下的汗液，将体温计水银端放于患者腋窝深处并贴紧皮肤，防止脱落。测量10min后取出测口温时应当将水银端斜放于患者舌下，闭口3min后取出测肛温时应当先在肛表前端涂润滑剂，将肛温计的水银端轻轻插入肛门3～4cm，3min后取出，用消毒纱布擦拭体温计读取体温数，记录。消毒体温计	解开衣扣，擦干汗液	一项未做扣1分	
				将体温表放于腋窝中央，紧贴皮肤。屈臂过胸夹紧，测10min	体温计放置不正确、未夹紧各扣2分	
				查看时间，取出检视，记录	时间不够、读数方法错、结果不准确、未记录各扣2分	
	10	测量脉搏呼吸	脉搏测量：协助患者采取舒适的姿势，手臂轻松置于床上或者桌面。以食指、中指、无名指的指端按压桡动脉，力度适中，以能感觉到脉搏搏动为宜。一般患者可以测量30s，脉搏异常的患者及婴幼儿测量1min；对脉搏短绌的患者，一名护士测脉搏，另一名护士听心率，同时测量1min呼吸的测量：观察患者的胸腹部，一起一伏为一次呼吸，测量30s，异常的患者及婴幼儿测量1min。危重患者呼吸不易观察时，用少许棉絮置于患者鼻孔前，观察棉花吹动情况，计数1min记录测量值：次/min，绌脉记录心率、脉率/min	患者取坐位或卧位，手臂放于舒适位置，腕部伸展	一处不符合要求扣1分	
				按要求测量（以清楚摸到波动为宜）	①一处不符合要求扣2分②用拇指测扣4分③异常脉搏仍测量30s扣2分	
				绌脉测量符合要求	一名护士测量或未同时计数扣4分	
				手仍放在桡动脉上	①未以诊脉状扣2分②棉絮放置位置错误扣4分	
				测量准确、记录正确	①测量不准确扣4分②未记录扣2分	
操作过程	25	测量血压（台式血压计）	协助患者取坐位或仰卧位，被测肢体的肘臂伸直，掌心向上，肱动脉与心脏处于同一水平，坐位时肱动脉平第四肋软骨，仰卧位时肱动脉平腋中线。放平血压计于上臂旁，驱尽袖带内的空气，将袖带平整地缠于上臂中部，袖带下缘距肘窝2～3cm，松紧以	检查血压计协助患者采取坐位或者卧位，保持血压计零点、肱动脉与心脏同一水平面	①卧位不符合要求扣1分②三者不在同一水平面扣2分	

（续表）

项目	分数	操作要点		考核要点	扣分要点	扣分
操作过程	25	测量血压（台式血压计）	能插入一指为宜，听诊器胸件放在肱动脉搏动最明显处，以一手稍加固定，另一手打开汞槽开关，戴听诊器，关闭输气球气门，打气至肱动脉搏动音消失，再升高 20～30mmHg，以每秒 4mmHg 左右的速度缓慢放气，视线与汞柱的弯月面同一水平面	驱尽袖带内空气，平整地缠于患者上臂中部，松紧以能放入一指为宜，下缘距肘窝 2～3cm	③袖带内空气未驱尽扣2分 ④袖带过松或过紧，听诊器胸件放于袖带内，各扣2分 ⑤袖带缠于肘窝扣2分	
		测量血压（台式血压计）	听到第一声搏动即为收缩压，当搏动突然变弱或消失时汞柱所指刻度为舒张压。解开袖带，驱尽袖带内的空气，整理患者衣袖，将血压计袖带整理后放入盒内。右倾45°使水银全部流回槽内，关闭水银槽开关，关闭血压计盒盖	听诊器置于肱动脉位置 正确判断收缩压与舒张压	①听诊器放置不正确扣2分 ②重测时，水银未降至0线扣2分	
			洗手，记录血压值：收缩压/舒张压 kPa（mmHg）	测量完毕，排尽袖带余气，关闭血压计 记录血压数值	①BP 数值误差达±1.3kPa 扣5分 ②未整理、未记录各扣2分	
操作后	15	协助患者取舒适体位，整理床单位，询问患者需要 描绘：将 T、P、R、BP 绘制记录于体温单中		患者舒适	未协助患者扣3分	
				沟通解答问题正确、清楚	不正确或不清楚扣2分	
				绘制记录正确	①颜色、时间、符号错误各扣1分 ②点不圆、线不直各扣1分	
				处理用物方法正确	处理用物方法不正确扣6分	
质量评价	5	操作流畅、完整，和患者沟通交流有效		动作轻快、解释清晰、服务态度好、测量准确	一处不符合要求扣2分	
时间	5	从洗手到操作结束 15min		动作熟练、操作流畅	时间每超过 30s 扣1分	
总分	100	实得分合计（　　　）			实扣分合计（　　　）	

五、知识技能应用

以小组为单位展示课前小组学习情况，通过自评、互评、老师点评、引导、分析、解惑、总结等方法进行学习。也可采用头脑风暴法、案例分析法、项目引导法等，灵活运用，完成本次学习任务，实现学习目标。

以小组为单位完成下列任务：

案例一：患者，女，36岁，因患阑尾炎住院治疗。请完成对该患者生命体征的测量，并将结果绘制在体温单上。

案例二：患者李岚，女，34岁，因心悸、气促、心前区压迫感，来院就诊，以心房纤颤收住院治疗。为患者测量脉搏。

案例三：患者王清，男，55岁，咳嗽、咯痰，活动后心悸、气短、紫绀、乏力，以肺心病收住院治疗。为患者测量呼吸。

案例四：患者孙亮，男，65岁，近半年来在精神紧张，情绪激动，或劳累后感头晕、头痛、眼花、耳鸣、失眠、乏力，注意力不集中等，血压165/110mmHg，以高血压收住院治疗。为患者测量血压。

六、课后练习

（一）A_1 型题

1. 肿瘤性发热常见热型为（　　　）。

   A. 稽留热　　　　B. 弛张热　　　　C. 间歇热　　　　D. 超高热　　　　E. 不规则热

2. 高热患者的护理措施不妥的是（　　　）。

   A. 卧床休息　　　　　　　　　　B. 口腔护理每日2～3次

   C. 测体温每隔4h一次　　　　　　D. 冰袋放置枕后部

   E. 给予高热量流质饮食

3. 不属于高热持续期的临床表现是（　　　）。

   A. 颜面潮红　　　　　　　B. 呼吸脉搏加快　　　　　　C. 大量出汗

   D. 尿量减少　　　　　　　E. 皮肤灼热

4. 物理降温后，再次测量体温间隔时间是（　　　）。

   A. 15min　　　　B. 20min　　　　C. 30min　　　　D. 40min　　　　E. 50min

5. 下列可用口腔测量法测体温的患者是（　　　）。

   A. 腹泻患儿　　　　　　　B. 支气管哮喘发作患者　　　　　　C. 昏迷者

   D. 痔疮术后患者　　　　　E. 精神患者

6. 对高热患者的护理正确的是（　　　）。

   A. 体温超过37.5℃应物理降温　　B. 体温超过38.5℃应物理降温

   C. 必须补充营养和水分　　　　　D. 准确记录出入量

   E. 观察尿的颜色、形状和量

7. 不属于呼吸困难的表现是（　　　）。

   A. 咳嗽，痰多　　　　　　B. 胸闷　　　　　　C. 鼻翼扇动

   D. 呼吸浅而急促　　　　　E. 面色紫绀

8.属于节律改变的呼吸是（　　　　）。

    A.潮式呼吸　　　B.呼吸缓慢　　　C.蝉鸣样呼吸　　　D.深度呼吸　　　E.鼾声呼吸

9.脉压增大常见于下列哪项疾病（　　　　）。

    A.心包积液　　　B.缩窄性心包炎　　　　　　C.主动脉瓣关闭不全

    D.低血压　　　E.主动脉狭窄

10.测血压时袖带缠得过紧可使（　　　　）。

    A.血压偏低　　　B.血压偏高　　　C.无影响　　　D.收低舒高　　　E.收高舒低

（二）A_2 型题

1.陆先生，55岁，患风湿性心脏病10年，体检时心率100次/min，脉率76次/min，强弱不等，极不规则。此脉搏称为（　　　　）。

    A.间歇脉　　　B.二联律　　　C.丝脉　　　D.绌脉　　　E.缓脉

2.李某，男，40岁，交通事故致复合创伤1h后入院。呼吸浅慢以后加快达高潮，又变浅慢，继之暂停30s后再度出现上述状态的呼吸。该患者的呼吸是（　　　　）。

    A.间断呼吸　　　　　　B.潮式呼吸　　　　　　C.毕奥氏呼吸

    D.鼾声呼吸　　　　　　E.呼吸困难

3.患者，女，66岁，诊断心房纤维颤动。护士为其测血压，动脉搏动微弱而不易辨清，需重复测量。下述做法错误的是（　　　　）。

    A.将袖带内气体驱尽　　　　　　B.使汞柱降至0点

    C.稍等片刻后重测　　　　　　D.连续加压直到听清为止

    E.测量值先读收缩压、后读舒张压

4.某患者自诉胸闷、呼吸不畅，不能平卧。观察发现，患者呼气时间长于吸气时间，呼吸费力，无明显三凹征。此种呼吸可能是（　　　　）。

    A.大叶性肺炎　　　　　　B.哮喘发作　　　　　　C.喉头水肿

    D.临终前表现　　　　　　E.代谢性酸中毒

5.患者吕某，女，38岁，以持续高热一周为主诉入院。患者入院后，体温在39.0℃～40.0℃，24h内体温波动在1℃以内，脉搏108次/min，意识清楚，面色潮红，口唇干裂，食欲不振。该热型为（　　　　）。

    A.稽留热　　　B.驰张热　　　C.间歇热　　　D.不规则热　　　E.波浪热

6.朱先生在测口腔温度时不慎咬破体温表，护士首先应采取的措施是（　　　　）。

    A.了解咬破体温计的原因　　　　　　B.检查体温计破损程度

    C.消除口腔内玻璃碎屑　　　　　　D.让患者喝500ml牛奶

    E.给予电动吸引器洗胃

（岳静）

子项目（三） 医疗护理文件的管理

一、学习目标

知识目标

1. 掌握长期医嘱、临时医嘱和备用医嘱定义。
2. 掌握医嘱的分类及内容。
3. 阐述医嘱的处理方法及注意事项。
4. 说出特别护理记录单的内容。
5. 叙述护理交班的内容及书写要求。

能力目标

1. 根据给出资料，能够准确绘制体温单中的各项内容。
2. 能准确处理医嘱。
3. 会正确填写特别护理记录单。
4. 正确书写各种护理文件。

二、学习重点和难点

重　点：出入院病历的排列顺序，医嘱的种类及处理方法，出入液量的记录，病区交班报告的书写。

难　点：体温单的绘制，特别护理记录单的书写。

三、工作情境及任务

情　境：患者，女性，26 岁，产后 40 天，因左侧乳房胀痛 3 天，发热 38.0℃，局部肿胀。于 2015 年 5 月 7 日 09：00 收入院，经检查确诊为"急性化脓性乳腺炎"，并于 10：00 行乳房切开引流术，11：30 患者送回病房。5 月 8 日 08：00 测得 T：38.5℃，R：18 次 / 分，P：18 次 / 分，BP：120/86mmHg，液体引流量：20ml，但半小时后，患者 T：39.0℃，经物理降温后半小时测得 T：38.6℃，随后继续观察，体温逐渐降低至正常。5 月 9 日引流量为 8ml，5 月 10 日引流量为 3ml，术后第四天将引流管拔出，正常饮食，患者于 5 月 13 日出院。

任务一：根据患者的病情变化绘制体温单。

任务二：区分并正确执行长期医嘱和临时医嘱。

任务三：观察患者的液体引流量，并进行病区交接班。

四、知识储备和理论学习

（一）医疗护理文件记录的意义

1.提供患者的信息资料

病历记录了患者的治疗护理全过程，为医护人员了解患者病情、掌握患者病情提供资料。同时，可以维持护理工作的连续性、完整性，从而确保护理质量。

2.提供教学与科研资料

完整的医疗护理记录是科研的重要资料，也是卫生机构制定施政方针的重要依据。标准、完整的医疗护理记录体现出理论在实践中的具体应用，是教学的最好资源，一些特殊病例还可进行个案分析与讨论。

3.提供法律依据

医疗和护理记录属合法文件，为法律认可的证据。其内容反映了患者住院期间接受治疗护理的具体情形，在法律上可作为医疗纠纷、人身伤害、保险索赔、犯罪刑事案件及遗嘱查验的证明。

4.提供评价依据

各项医疗护理文件既反映了医院管理、医疗护理质量和业务水平，也是考核医务人员医德、医风，评价医疗服务质量、医院工作绩效的重要依据。

（二）医疗护理文件记录的基本原则和要求

及时、准确、完整、简要、规范为书写各项医疗护理文件记录的基本原则。

1.及时

医疗护理记录必须及时，不得拖延或提早，更不能漏记，以保证记录的时效性，维持最新资料。

2.准确

医疗护理记录的内容必须在时间、内容及可靠程度上真实、准确无误，尤其对患者的主诉和行为应进行详细、真实、客观的描述，不应是护理人员的主观臆断和有偏见的资料，应是临床患者病情进展的科学记录，必要时可成为重要的法律依据。记录者必须是执行者，记录时间应为实际给药、治疗、护理的时间，而不是事先排定的时间。有书写错误时应用所书写的钢笔在错误字词上画线删除，并在上面签名。

3.完整

眉栏、页码须首先填写。各项记录，尤其护理表格应按要求逐项填写，避免遗漏。记录应连续，不留空白。每项记录后签全名，以示负责。如患者出现病情恶化、拒绝接受治疗护理、有自杀倾向、意外、请假外出、并发症先兆等特殊情况，应详细记录并及时汇报、交接班等。

4.简要

记录内容应尽量简洁、流畅、重点突出。使用医学术语和公认的中文和英文缩写符号及计量单位，避免笼统、含糊不清或过多修辞，以方便医护人员快速获取所需信息，节约时间。

5.规范

按要求分别使用红、蓝（黑）钢笔书写。一般白班用蓝（黑）钢笔，夜班用红钢笔记录。字迹清楚，字体端正，保持表格整洁，不得涂改、剪贴和滥用简化字。

（三）医疗护理文件管理要求

（1）各种医疗护理文件按规定放置，取用后必须归还原位。患者出院或死亡后应整理好文件，交病案室妥善保管。

（2）必须保持医疗护理文件的清洁、整齐、完整，防止污染、沾污、破损、拆散、丢失。

（3）患者及其家属不得翻阅医疗护理文件，不可随意拆散及擅自将医疗护理文件带出病区，以防遗失。

（4）医疗护理文件应妥善保存。各种记录保存期限：体温单、医嘱单、特别护理记录单随病历放置，患者出院后送病案室长期保存。病室报告保存1年，医嘱本保存2年，以备查阅。

（四）体温单

体温单是由护士填写的重要文件，用于记录患者的生命体征及其他情况，如患者出入院、手术、分娩、转科或死亡时间，大小便、出入量、体重、药物过敏等。住院期间排在病历最前面，以便查阅、观察；出院后整理病历时，将体温单放到病历的最后一项。

（1）眉栏依据要求填写完整。

（2）用红墨水笔在40.0℃～42.0℃横线之间相应的时间格内纵行填写入院、转入、手术、分娩、出院或死亡时间，除手术不写具体时间外，其余均按24小时制，精确到分钟。

（3）体温的记录与绘制：

①体温符号：口温以蓝点"●"表示，腋温以蓝叉"×"表示，肛温以蓝圈"○"表示。

②物理或药物降温后半小时，应重测体温，测量的体温以红圈"○"表示，画在物理降温前温度的同一纵格内，并用红虚线与降温前的温度相连，下次测得的体温用蓝线仍与降温前温度相连。

（4）脉搏（心率）曲线的绘制：

①脉搏、心率符号：脉率以红点"·"表示，心率以红圈"○"表示。

②脉搏与体温重叠时，先画体温符号，再用红笔在外画红圈"○"。

③脉搏短绌时，需脉搏、心率同时测量，相邻脉率或心率用红线相连，在脉率与心率之间用红笔画线填满。

（5）呼吸的记录：将实际测量的呼吸次数，以阿拉伯数字填写在相应的呼吸栏内，相邻的两次呼吸上下错开，每页首记呼吸从上开始写。

（6）底栏的内容：包括血压、体重、尿量、大便次数、出入量及其他等。

（五）医嘱单

医嘱是医生根据患者病情的需要，为达到治疗目的而拟定的书面嘱咐，由医护人员共同执行。

1. 医嘱的内容

医嘱的内容包括日期、时间、床号、姓名、护理常规、护理级别、饮食、体位、药物（注明剂量、浓度、用法、时间等）、各种检查及治疗、术前术后的护理和医生护士的签名。医生开写医嘱，护士负责执行。

2. 医嘱的种类

（1）长期医嘱指自医生开写之日起，至医嘱停止，有效时间在 24h 以上。

（2）临时医嘱指有效时间在 24h 以内，应在短时间内执行，有的需立即执行（st），通常只执行一次。

（3）备用医嘱根据病情需要分为长期备用医嘱和临时备用医嘱两种。

①长期备用医嘱（prn）：指有效时间在 24h 以上，必要时用，两次执行之间有时间间隔，由医生注明停止时间后方失效，每执行一次应在临时医嘱栏内记录一次。

②临时备用医嘱（sos）：指自医生开写医嘱起 12h 内有效，必要时用，只执行一次，过期未执行则失效。

（4）特殊医嘱：需一日内连续执行数次的医嘱，可按临时医嘱处理；每天一次，需要连续执行数天的医嘱。

3. 医嘱的处理

（1）医嘱的处理原则：

①先急后缓：处理多项医嘱时，首先判断需要执行医嘱的轻重缓急，合理、及时地安排执行顺序。

②先临时后长期。

（2）医嘱的处理的方法：

①长期医嘱处理：医生开写在长期医嘱单上，注明日期和时间，并签全名。护士将长期医嘱单上的医嘱分别转抄至各种执行卡上（如服药单、注射单、治疗单、输液单、饮食单等），两人核对无误后，责任护士在长期医嘱单上注明执行的具体时间并签全名。定期执行的长期医嘱应在执行卡上注明具体的执行时间。

②临时医嘱处理：医生开写临时医嘱于临时医嘱单上，注明日期和时间，并签

全名。护士将临时期医嘱单上的医嘱分别转抄至各种执行卡上（如服药单、注射单、治疗单、输液单等），两人核对无误后交其执行，护士执行后注明执行的具体时间并签全名。

③备用医嘱处理：

长期备用医嘱：由医生开写在长期医嘱单上，必须注明执行时间。护士每次执行后，在临时医嘱单内记录执行时间并签全名。

临时备用医嘱：由医生开写在临时医嘱单上，12h 内有效。过时未执行，则由护士用红笔在该项医嘱栏内写"未用"二字，并签全名。

④停止医嘱处理：医生在长期医嘱单上相应医嘱后，写上停止日期、时间，并签全名。护士在相应执行单上将有关项目注销，并在医嘱单该项医嘱的停止日期栏内注明停止日期与时间，并签全名。

4. 注意事项

（1）医嘱必须经医生签名后方为有效。在一般情况下不执行口头医嘱，在抢救或手术过程中医生下口头医嘱时，执行护士应先复述一遍，双方确认无误后方可执行，事后应及时据实补写医嘱。

（2）处理医嘱时，应先急后缓，即先执行临时医嘱，再执行长期医嘱。

（3）对有疑问的医嘱，应核对后才可执行。

（4）凡需下一班执行的临时医嘱要交班，并在护士交班记录上注明。

（六）出入液量记录单

1. 摄入量

每日摄入量包括每日的饮水量、食物中的含水量、输液量、输血量、注射量等。

2. 排出量

主要为尿量，其他途径的排出液，如大便量、呕吐物量、咯血、咳痰、出血量、引流量、创面渗液量等，也应作为排出量加以测量和记录。

3. 出入液量记录

晨 7～19 时用蓝（黑）色钢笔记录，晚 19 时至次晨 7 时用红色钢笔记录。记录同一时间的摄入量和排出量，在同一横格上开始记录；对于不同时间的摄入量和排出量应各自另起一行记录。

（七）特别护理记录单

对危重、抢救、大手术后或需严密观察病情者，须做好特别护理观察记录，以便及时了解和全面掌握患者情况，观察治疗或抢救后的效果。

1. 记录内容

主要内容包括患者生命体征、出入量、病情动态、护理措施、药物治疗效果及反应等。

2. 记录方法和要求

（1）眉栏用蓝（黑）色钢笔填写完整。

（2）总结和小结：晨 7 时至 19 时用蓝（黑）色钢笔记录，晚 19 时至次晨 7 时用红色钢笔记录。

（3）生命体征和出入液量的记录：及时准确地记录患者的体温、脉搏、呼吸、血压、出入量等，详细记录患者的病情变化，治疗、护理措施，以及效果评价，每次记录后应签全名。

（4）病情观察、治疗和护理措施的记录：病情及处理栏内要详细记录患者的病情变化，治疗、护理措施及效果，并签全名。不宜转抄医生的记录。

（5）患者出院或死亡后，特别护理记录单应随病历留档保存。

（八）病区交班报告

病区交班报告是由值班护士书写的书面交班报告，其内容为值班期间病室的情况（包括新入院、转入、转出及死亡、出院患者）及患者病情的动态变化（如抢救患者）。通过阅读病室交班报告，接班护士可全面掌握整个病区患者的情况。

1. 交班内容

（1）出院、转出或死亡患者：对出院者写明离开时间，对转出者注明转入的医院、科别及转出时间，对死亡者简要记录抢救过程及死亡时间。

（2）新入院及转入患者：应写明入院或转入的原因、时间、主诉、主要症状、体征、既往病史（尤其是过敏史），给予的治疗、护理措施及效果。

（3）危重患者、有异常情况及做特殊检查或治疗的患者：应写明主诉、生命体征、神志、病情动态、特殊抢救及治疗护理，下一班需重点观察和注意的事项。

（4）手术患者：对准备手术的患者应写明术前准备和术前用药情况等。对当天手术患者需写明麻醉种类，手术名称及过程，麻醉清醒时间，回病房后的生命体征、伤口、引流、排尿及镇痛药使用情况。

（5）分娩患者：对分娩患者应写明胎次、产式、产程、分娩时间、会阴切口或腹部切口及恶露情况等，自行排尿时间，新生儿性别及评分。

（6）老年、小儿及生活不能自理的患者：应报告生活护理情况，如口腔护理、压疮护理、饮食护理、吸氧护理、清洁护理等。

2. 书写要求

书写内容应全面、真实、简明扼要、重点突出；书写字迹清楚，不得随意涂改、粘贴，日间用蓝（黑）色墨水笔书写，夜间用红色墨水笔书写；填写时，先写姓名、床号、住院号、诊断，再简要记录病情、治疗和护理。

长期医嘱单

姓名　王红　　性别　女　　年龄　40 岁　　科别　内科　　床号　5　　住院号　13679

开始日期		执行时间	长期医嘱	停止日期		执行时间
月日	时间	时间		月日	时间	时间
	核对签名	签名			签名	签名
7.8	8：00　张华	8：05　李娜	内科护理常规			
			二级护理			
			低盐半流质			
			地高辛 0.25mg qd	7.12	8：00　张华	
			头孢立新 0.25qid	7.12	8：00　张华	
			棕色合剂　10ml tid			
7.10	8：00　张华	8：10　李英	低盐饮食			
7.15	5：00　王杰	5：05　刘红	氧气吸入 prn			

五、知识技能应用

以小组为单位展示课前小组学习情况，通过自评、互评、老师点评、引导、分析、解惑、总结等方法进行学习。也可采用头脑风暴法、案例分析法、项目引导法等灵活运用，完成本次学习任务，实现学习目标。

（一）个人成果展示

（1）列表区分长期医嘱、临时医嘱、备用医嘱的异同。

（2）绘制体温单。

临时医嘱单

姓名　王红　　性别　女　　年龄　40 岁　　科别　内科　　床号　5　　住院号　13679

日期	时间	临时医嘱	医生签名	时间	护士签名	核对护士签名
7.8	08：00	血常规检查	王飞	08：05	张华	李明
7.8	08：00	心电图检查	王飞	08：05	张华	李明
7.8	08：00	大便常规检查	王飞	08：05	张华	李明
7.8	09：04	注射胃复安 1ml im st	王飞	09：05	张华	李明

（二）小组成果展示

处理下列医嘱：

长期医嘱单

姓名 __王红__ 性别 __女__ 年龄 __40 岁__ 科别 __内科__ 床号 __5__ 住院号 __13679__

开始日期		执行时间		长期医嘱	停止日期			执行时间
月日	时间				月日	时间		
	签名	签名				签名		签名
7.8	8：00　张华	8：05　李娜		内科护理常规				
				二级护理				
				低盐半流质				
				地高辛 0.25mg qd				
				头孢立新 0.25qid				
				棕色合剂 10ml tid				
7.10	8：00　张华	8：10　李英		低盐饮食				
7.15	5：00　王杰	5：05　刘红		氧气吸入 prn				

六、课后练习

（一）A₁ 型题

1. 临时备用的 sos 医嘱，有效期为（　　　　）。

　　A. 6h　　　　　　　　B. 10h　　　　　　　　C. 12h

　　D. 24h　　　　　　　E. 36h

2. 住院期间排在病历首页的是（　　　　）。

　　A. 长期医嘱单　　　　B. 临时医嘱单　　　　C. 体温单

　　D. 病案首页　　　　　E. 入院记录

3. 医嘱的内容不包括（　　　　）。

　　A. 护理常规　　　　　B. 饮食种类　　　　　C. 体位

　　D. 给药途径　　　　　E. 药物批号

4. 属于长期医嘱的是（　　　　）。

　　A. 一级护理　　　　　B. 空腹血糖　　　　　C. X 线胸片

　　D. 眼科会诊　　　　　E. 安定 5mg st

5. 属于临时医嘱的是（　　　）。

　　A. 低盐饮食　　　　　　　　B. 氧气吸入 prn　　　　　C. 三级护理

　　D. 大便常规　　　　　　　　E. 维生素 $B_1$10mg tid

6. 执行口头医嘱不妥的是（　　　）。

　　A. 一般情况下不执行口头医嘱　　　　　　B. 在抢救或手术过程中可以执行

　　C. 护士必须向医生复诵一遍　　　　　　　D. 确认无误后方可执行

　　E. 事后及时补写在抢救记录单上

7. 书写病区交班报告时应先书写（　　　）。

　　A. 危重患者　　　　　　　　B. 新入院患者　　　　　　C. 手术患者

　　D. 转入患者　　　　　　　　E. 出院患者

8. 张先生阑尾炎术后，将于明日出院。此项内容属于（　　　）。

　　A. 不列为医嘱　　　　　　　B. 长期医嘱　　　　　　　C. 临时医嘱

　　D. 长期备用医嘱　　　　　　E. 临时备用医嘱

9. 患者出院后病案应保管于（　　　）。

　　A. 出院处　　　　　　　　　B. 住院处　　　　　　　　C. 医务处

　　D. 护理部　　　　　　　　　E. 病案室

10. 张女士因开放性肺结核住院，须行呼吸道隔离。此项内容属于（　　　）。

　　A. 不列为医嘱　　　　　　　B. 长期医嘱　　　　　　　C. 临时医嘱

　　D. 长期备用医嘱　　　　　　E. 临时备用医嘱

（二）A_2 型题

1. 患者张某，男，52 岁，今日行胃大部切除术。为减轻患者伤口疼痛，医嘱：哌替啶 50mg imq 6h prn。护士在执行这项医嘱时，不正确的做法是（　　　）。

　　A. 将医嘱转抄在治疗卡上　　　　　　　　B. 执行前须了解上次执行的时间

　　C. 在临时医嘱栏内记录执行时间　　　　　D. 两次执行的时间间隔在 6h 以上

　　E. 过时未执行则用红笔写"未用"

2. 赵先生即将行胃大部切除手术。术前医嘱：阿托品 0.5mg imst。此项医嘱属于（　　　）。

　　A. 口头医嘱　　　　　　　　B. 长期医嘱　　　　　　　C. 长期备用医嘱

　　D. 临时备用医嘱　　　　　　E. 即刻执行医嘱

（靳璐璐）

子项目 （四） 清洁卫生的护理

一、学习目标

知识目标

1. 阐述口腔、头发、皮肤清洁护理的概念、目的。

2. 掌握口腔护理的方法。

3. 阐述头发护理的方法。

4. 掌握皮肤护理的方法。

5. 解释概念：压疮。

6. 列出压疮发生的原因及易发部位。

7. 掌握压疮的预防措施。

8. 阐述压疮各期的临床表现及护理措施。

9. 熟悉晨晚间护理工作内容。

10. 阐述卧有患者床整理及更换床单的目的及方法。

能力目标

1. 正确实施口腔护理操作。

2. 正确实施头发护理操作。

3. 正确实施皮肤清洁护理操作。

4. 采取有力措施，预防压疮的发生。

5. 能完成卧有患者床的整理及更换床单的操作。

6. 正确进行晨晚间护理。

二、学习重点和难点

重　点：特殊口腔护理、头发护理及皮肤护理的方法、目的、适应证、禁忌证及注意事项，压疮各期的临床表现及护理措施，晨晚间护理，卧床患者床整理及更换床单法。

难　点：特殊口腔护理的操作方法，昏迷患者的口腔护理的方法。

三、工作情境及任务

情　境：患者，女，73 岁，因脑栓塞入院治疗，生活不能自理。为使患者舒适，预防并发症的发生，护士对患者进行清洁卫生护理工作。

任务一：为该患者进行特殊口腔护理。

任务二：预防压疮的措施。

任务三：为该患者更换床单。

四、知识储备和理论学习

（一）口腔卫生评估及护理

1. 口腔卫生评估

（1）口腔的评估：口唇的色泽、湿润度、有无干裂，口腔黏膜及牙龈有无出血和疱疹；牙齿数量是否齐全，有无义齿、龋齿、牙垢、牙结石；舌的颜色、湿润度；腭部、扁桃体、悬雍垂是否肿胀，有无异常分泌物；口腔有无异常气味等。

（2）患者自理能力评估：清洁口腔的自理能力，需要部分协助还是完全协助。

（3）健康指导需要评估：刷牙的方法、次数，口腔清洁的程度，对口腔卫生重要性及预防口腔疾病知识的了解程度等。

2. 特殊口腔护理

特殊口腔护理：根据患者病情和口腔情况，采用恰当的口腔护理溶液，运用特殊的护理措施为患者清洁口腔的方法。

目的：保持口腔清洁、舒适，预防口腔感染等并发症；防止口臭，增进食欲，保持口腔生理功能；观察口腔黏膜、舌苔、气味的变化，提供病情变化的动态信息。

适应证：适用于高热、昏迷、危重、鼻饲、禁食、口腔疾病、大手术后的患者，应每日 2～3 次特殊口腔护理。

（1）评估：询问患者身体状况，了解患者自理能力；评估患者口腔情况，包括口唇、牙齿、牙龈、舌、口腔黏膜、上下颚及口腔气味等；了解患者心理情况与配合程度。

（2）准备：

①患者准备：患者口腔黏膜无破损；了解鼻口腔护理的目的、意义，取舒适卧位；学会口腔护理时配合的方法。

②护士准备：着装整洁、洗手，做好解释工作。

③用物准备：

治疗盘内：治疗碗（内盛漱口液浸湿的棉球约17个、镊子、弯血管钳、压舌板）、弯盘、治疗巾、杯子（内盛漱口液）、吸水管、棉签、手电筒，必要时备张口器。

外用药：常用的有锡类散、新霉素、液状石蜡、冰硼散、制霉菌素甘油、西瓜霜、金霉素甘油等，常备溶液见表2-4-1，按需要备用。

表 2-4-1 常用外用药

溶液名称	浓度	作用
生理盐水	0.9%	清洁口腔，预防感染
过氧化氢溶液	1% ～ 3%	抗菌防臭
碳酸氢钠溶液	2% ～ 4%	用于真菌感染
呋喃西林溶液	0.02%	广谱抗菌，清洁口腔
乙酸溶液	0.1%	用于铜绿假单胞菌感染
硼酸溶液	2% ～ 3%	抑菌，清洁口腔

④环境的准备：安静、整洁、光线充足。

（3）实施：见表 2-4-2。

表 2-4-2 特殊口腔护理实践过程及要点说明

实践过程		要点说明
核对、备物	核对医嘱，根据医嘱准备口腔护理用物	
解释、查对	携用物至床旁，查对患者及腕带上的床号姓名等并解释	确认患者，取得合作；意识不清者，向家属解释
安置体位	协助患者取侧卧或仰卧位、半坐位，头偏向于护士	
铺治疗巾	铺治疗巾于患者颌下及胸前，弯盘放于口角处	
湿润口唇	用棉签蘸温开水湿润患者口唇	
观察口腔	嘱患者张口（不能张口用开口器），接着一手用压舌板轻轻张开患者颊部，另一手用手电筒观察患者口腔内情况，取下义齿	如有义齿应取下浸泡于冷水中，防张口时干裂处出血疼痛；注意观察患者口腔内有无牙龈肿胀、溃疡或特殊气味
协助漱口	协助患者用吸水管吸温开水漱口，并将漱口水吐到弯盘中	对昏迷的患者禁止漱口
擦洗口腔	牙外侧：嘱患者咬合上下齿，一手用压舌板轻轻撑开左侧颊部，另一手用弯血管钳夹取漱口液棉球擦洗左外侧面，由内齿向门齿纵向擦洗。同法擦洗右侧 二次检查口腔舌面、硬腭、牙龈、咽部 牙内侧：嘱患者张口，依次擦拭左侧牙齿上内侧面、上咬合面、下内侧面、下咬合面，弧形擦洗同侧颊部。同法擦洗右侧 舌面及硬腭：由内向外横向擦洗上腭、舌面及舌下	每个部位用 1 ～ 2 个棉球，并且棉球不应过湿，将其拧至不滴水为宜 勿损伤牙龈、黏膜 勿触及咽部，以免引起恶心、呕吐
协助漱口	协助患者漱口，用纱布拭去口周的水渍	昏迷患者除外
涂药	口腔有溃疡患者将药物涂于患处	口唇干裂者涂液体石蜡
整理记录	整理床单位，协助患者处于舒适卧位，致谢，清理用物洗手，记录时间	

注意事项：

①擦洗时动作要轻柔，避免损伤患者口腔黏膜及牙龈，特别是对凝血功能差的患者。

②对昏迷患者禁止漱口，需用开口器从臼齿处放入；擦洗时棉球不宜过湿，以防溶液进入呼吸道引起呛咳；血管钳夹紧棉球，每次夹取一个，以防遗漏在口腔中。

③有义齿患者将义齿取下，冲洗干净。暂时不用的义齿可浸泡于冷水中备用，每日更换一次清水。不可将义齿放于热水或酒精中，以免义齿变形、老化。

④长期使用抗生素患者，应注意口腔黏膜有无真菌感染。

⑤传染患者用过的物品按隔离消毒原则处理。

（4）评价：见表2-4-3。

表2-4-3   **特殊口腔护理操作评价**

项目	分数	操作要点	考核要点	扣分要点	扣分
仪表	5	按要求着护士装（主要包括护士服、帽子、鞋）	仪表端庄，服装整洁	一处不符合要求扣2.5分	
操作前准备	15	评估患者意识、自理能力、口腔情况，有无义齿、溃疡、卫生习惯，回答患者或家属的问题	了解病情，评估全面	①未评估扣3分 ②评估缺一项扣1分	
		告知患者：操作目的及配合方法	告知内容准确	告知不全一项扣1分	
		护士准备：洗手、戴口罩 用物准备：治疗盘内放治疗碗（根据患者病情选择口腔护理溶液、外用药、棉球、弯血管钳、压舌板），弯盘，棉签，石蜡油，治疗巾，手电筒，开口器（昏迷患者）	洗手（六步洗手法，口述与示意，并说明时间要求，下同）、戴口罩	未洗手扣3分	
		环境：安静、清洁	备齐用物，放置合理	①少一件扣1分 ②未清点棉球扣2分	
操作过程	55	核对床号、姓名，向患者解释口腔护理的目的，协助患者侧卧或平卧，头偏向一侧面向护士；如患者有活动的义齿、应先取下再进行操作；颌下垫治疗巾，弯盘置口角旁，擦口唇，仔细观察牙龈及颊黏膜，擦洗牙的外侧面及颊黏膜，二次检查口腔舌面、硬腭、牙龈、咽部，按顺序擦洗内侧面及咬合面，擦洗舌面及硬腭，清点棉球数，协助患者漱口、避免呛咳或误吸；擦口唇，涂石蜡油擦净口周围及面部	核对，体位正确	①不核对床号、姓名扣5分 ②未解释扣3分 ③体位不舒适扣2分	
			湿润口唇，并观察口腔情况	①未湿润扣2分 ②未观察扣2分	
			正确使用压舌板、开口器，夹取棉球方法正确，棉球湿度适宜，擦洗方法、顺序正确，擦洗前后漱口，口腔疾患处理正确，擦净患者面部	①压舌板使用不当一次扣1分 ②止血钳、镊子使用不当各扣1分 ③擦洗牙齿方法不正确、不彻底各扣2分 ④棉球过湿扣2分 ⑤未擦患者面部扣2分	

（续表）

项目	分数	操作要点	考核要点	扣分要点	扣分
操作后	15	妥善安置患者，整理床单位 患者口腔清洁，感觉舒适，未发生恶心和牙龈出血，保持床单、患者衣服干燥 回答家属问题 按垃圾分类处理用物 洗手（六步洗手法）	患者舒适 口腔疾患处理正确 擦净患者面部		
			沟通解答问题正确、清楚		
			处理用物方法正确	①床单、衣服潮湿扣1分 ②洗手不符合要求扣1分	
质量评价	5	操作流畅、完整、节力，患者安全舒适	动作轻快、准，患者安全舒适，沟通有效	一处不符合要求扣2分	
时间	5	从洗手到操作结束8min	动作熟练、操作流畅	时间每超过30s扣1分	
总分	100	实得分合计（　　　　　）		实扣分合计（　　　　　）	

（二）头发护理

1.床上梳头

（1）适应证：对长期卧床活动受限、肌肉张力降低、共济失调、生活不能自理的患者，应给予床上梳发1～2次/天。

（2）目的：去除头上的污秽与脱落的头发，使患者舒适；按摩头皮，促进其血液循环；维护患者自尊、自信。

（3）注意事项：避免强行拖拉头发，观察患者的反应。

2.床上洗发

（1）洗发以头发不油腻不干燥为宜，护理工作中应根据患者病情、体力、年龄，确定洗发方式和次数，长期卧床患者应每周洗发1次。

（2）目的：去除头上的污秽与脱落的头发，使患者舒适；按摩头皮，促进其血液循环；维护患者自尊、自信；预防和灭除虱子，防止疾病传播。

（3）注意事项：观察患者的反应（如面色、呼吸、脉搏等的异常），如有异常应停止洗发；身体虚弱者不宜床上洗发；注意室温、水温以及患者保暖；洗发过程中注意保护患者的眼睛和耳朵，防止污水溅入；加强与患者的沟通。

（三）皮肤护理

1.淋浴和盆浴

（1）适应证：对病情轻、有自理能力、全身状况良好的患者。

（2）目的：去除污秽，使患者舒适；促进其血液循环，预防并发症；观察全身皮肤的有无异常，为临床诊断提供依据。

（3）注意事项：饭后 1h 才能沐浴，保证胃肠功能正常；保证人身安全，防止滑到、晕厥、受凉等；妊娠 7 个月以上的孕妇禁止盆浴；对传染病患者应根据病情、病种按照隔离原则进行。

2. 床上擦浴

（1）适应证：对长期卧床活动受限、病情较重、生活不能自理的患者。

（2）目的：去除污垢，使患者感到舒适；促进其血液循环，预防并发症；观察全身皮肤的有无异常，为临床诊断提供依据。

（3）注意事项：注意室温、水温以及患者保暖，注意腋窝、腹股沟等皮褶较多处；注意节力原则；加强与患者的沟通。

3. 压疮的预防与护理

（1）定义：压疮也称压力性溃疡，是指身体局部组织长期受压，血液循环障碍，局部组织持续缺血、缺氧，营养不良，而致组织破损和坏死。

（2）原因：局部组织压力因素（压力、摩擦力、剪切力），理化因素（汗液、大小便等），营养状况，年龄，体温升高，矫形器械使用不当。

（3）好发部位：多发生在缺乏脂肪组织保护、无肌肉包裹或肌层较薄的骨突处及受压部位。好发部位为骶尾部。多发部位：仰卧位，枕骨粗隆、肩胛部、肘、脊椎体隆突处、骶尾部、足跟；侧卧位，耳廓、肩峰、肘部、髋部、膝关节的内外侧、内外踝；俯卧位，耳廓、颊部、肩部、女性乳房、男性生殖器、髂嵴、膝部、足趾；坐位，坐骨结节。

（4）压疮的预防：控制压疮发生的关键是预防。护士在工作中做到"七勤"，即勤观察、勤翻身、勤擦洗、勤按摩、勤更换、勤整理和勤交班。

①减少患者局部组织受压。

一是鼓励和协助卧床患者定时翻身。对活动能力受限的患者，要定时被动变换体位，每 2h 翻身一次；对受压皮肤，在解除压力 30min 后仍不褪色者，应缩短翻身次数；在协助患者翻身时，应避免拖、拉、推、拽等动作，防止皮肤损伤；建立床头翻身记录卡，翻身后及时记录，严格交接班。

XX 医院翻身记录卡

姓名_____ 床号_____

日期 / 时间	卧位	皮肤情况	护士签名

　　二是保护骨隆突处和支持身体空隙处。长期卧床患者可使用充气气垫或采用局部减压方法；翻身后可在患者身体空隙处垫海绵垫褥、气垫褥、水褥等，使支撑体重的面积增大，从而降低骨突处皮肤所承受的压强。不宜使用可引起溃疡的圈状垫，如橡胶气圈和棉圈。

　　三是正确使用石膏绷带及夹板固定。对使用石膏绷带、夹板、牵引的患者，衬垫应平整、松软适度，并严密观察局部状况及指（趾）端的皮肤颜色、温度、运动及感觉；认真听取患者的反映，如发现石膏绷带凹凸不平，应立即报告医生，及时处理。

　　②避免局部皮肤受潮湿刺激。用温水擦拭皮肤，保持清洁；对大小便失禁、出汗及分泌物多的患者，应及时擦洗干净，保护皮肤免受刺激；床铺要经常保持清洁干燥、平整、无碎屑；被服污染后要及时更换；不可让患者直接躺卧于橡胶单或塑料布上；小儿要勤换尿布。

　　③避免压力、摩擦力和剪切力损伤皮肤。协助患者翻身、更换床单及衣服时，应抬起患者的身体，避免拖、拉、推、拽等动作，以免形成摩擦力而损伤皮肤；半卧位时，注意防止身体下滑；使用便器时，应协助患者抬高臀部，不可硬塞、硬拉，可在便器边缘垫以软纸、布垫或撒上滑石粉，防止擦伤皮肤。

　　④促进局部血液循环。经常查看受压部位，对易发生压疮的患者，要定时用温水擦浴。

　　红外线灯照射，具有消炎、干燥作用，利于组织的再生和修复。如婴幼儿易发生红臀，可采用臀部烤灯法。

　　⑤增进营养的摄入。良好的营养是创面愈合的重要条件。在患者病情允许的情况下，可给予高蛋白、高维生素及富含锌元素的饮食，以增强机体抵抗力和组织修复能力，促进创口的愈合。

　　（5）压疮的分期与临床表现：

　　①淤血红润期：

　　特点：红、肿、热、痛或麻木；解除压迫30min不见消退；皮肤完整性未破坏，为可逆性改变。

　　护理措施：增加翻身次数，减压；促进血液循环（局部按摩手法）；保持床铺平整、干燥，避免排泄物的刺激；加强营养，改善全身情况。

　　②炎性浸润期：

　　特点：局部静脉瘀血，皮下硬结；水泡出现；疼痛。

　　护理措施：对小水泡应减少摩擦，防止破裂感染；对大水泡，无菌操作下用注射器抽出泡内液体，涂以消毒液，用无菌敷料包扎。

　　③浅度溃疡期：

　　特点：水泡继续扩大、破溃；真皮层创面渗液；浅层组织坏死，形成溃疡；疼痛加重。

护理措施： 创面无感染时可用生理盐水冲洗；若有感染，可根据创面细菌培养及药物过敏试验结果选用合适的消毒液。

④坏死溃疡期：

特点： 侵入真皮下层和肌肉层，可深达骨面；脓液多，有臭味；严重者可有脓毒血症。

护理措施： 去腐留新。处理原则是解除压迫，清洁创面，去除坏死组织，促进肉芽组织生长。定期换药，清除坏死组织，针对性地选择治疗护理措施，加强营养，促进创面痊愈。

（四）卧有患者床整理及更换床单

对适用于昏迷、瘫痪、大手术或年老体弱等病情较重、长期卧床、活动受限、生活不能自理的患者适时更换床单，以保持病床整洁、舒适，预防压疮。

（1）评估：了解患者意识状态及合作程度，倾听患者的需要和反应，了解患者有无导管或伤口、肢体的活动情况。

（2）准备：

①患者准备：患者要明确目的及操作过程。

②护士准备：着装整洁、洗手，做好解释工作。

③用物准备：整理床单位，准备床刷及床刷套；更换床单位，准备大单、中单、被套、枕套、床刷及套、手消毒剂。

④环境准备：环境清洁、干燥，无人员走动，室温调节好。

（3）实施：见表2-4-4。

表2-4-4 **卧有患者床更换床单实践过程及要点说明**

	实践过程	要点说明
核对、备物	核对医嘱，准备更换床单用物	
解释、查对	携用物至床旁，查对患者及腕带上的床号姓名等并解释	确认患者，取得合作
移开桌椅	移桌约20cm，移椅至床尾，根据病情放平床头支架，协助患者侧卧于床的对侧，背向护士	
松单扫床	从床头至床尾松开各层单子，卷起污大单塞入患者身下，湿式清扫床褥	注意扫净每处地方；卷大单时，使污染面向内
铺近侧单	先铺清洁大单。将对侧清洁大单卷起塞入患者身下，近侧大单按铺床法铺好。放平橡胶中单协助患者平卧，转向对侧	注意大单中线与床的中线对齐

55

（续表）

实践过程		要点说明
移枕翻身	将枕头移至对侧，协助患者侧卧于近侧	询问患者的感觉
铺对侧单	松开各层床单，取出污中单放于床尾 扫净橡胶中单搭在患者身上 将污大单取出放于污衣带中 扫净床上的渣屑，将床刷套放于污衣带中 铺好各类床单 协助患者平卧	注意节力原则 各类床单要铺平 污单不可丢到地上
更换被套	①松开被筒，解开被尾带子。将清洁被套正面向外，中线对齐，封口齐床头，平铺于床上，打开被尾1/3 ②将污被套内的棉胎竖叠三折，将其S形折叠拉出 ③将其棉胎放入清洁被套内，对好两上角，盖被上缘与床头齐，拉平，系带 ④撤出污被套，放入污衣带中 将盖被边缘内折与床沿平齐，尾端向内折与床尾齐	取出棉胎时不要污染 注意被套中线对齐 床尾多余的被盖向内反折，便于患者活动
更换枕套	一手托起患者头颈部，一手将枕头取出，更换干净的枕套，使其四角充实，开口背门置于患者头下	观察患者病情变化，保持舒适状态
整理记录	协助患者卧于舒适卧位，致谢，清理用物，移回床旁桌及床尾凳 洗手，记录时间	

注意事项：保证患者安全、舒适，防止患者坠床或导管脱落；随时观察患者的病情变化，如有异常即停止操作；及时更换、清洗床单位，防止疾病的传播。

（4）评价：见表2-4-5。

表2-4-5　　　　　　　　　　卧床患者床更换床单操作评价

项目	分数	操作要点	考核要点	扣分要点	扣分
仪表	5	按要求着护士装（主要包括护士服、帽子、鞋），洗手、戴口罩	仪表端庄，服装整洁	一处不符合要求扣2.5分	
操作前准备	15	评估：了解患者意识状态及合作程度，倾听患者的需要和反映 告知患者：操作目的及配合方法 观察：病床是否完好、稳固，床旁设施是否完好，病室内有无患者在进行治疗或用餐	评估全面，解释告知有效	①未评估扣3分 ②缺一项扣1分	
		用物准备（以被套法为例）：大单、中单、被套、枕套，床刷及套 环境：清洁、通风	用物洁净、齐全，放置合理	少一件或多一件不符合要求扣1分	

（续表）

项目	分数	操作要点	考核要点	扣分要点	扣分
操作过程	60	备齐用物至床旁。核对、解释，移开床旁桌、椅。用物按顺序放置椅上，根据病情放平床头支架，协助患者翻身侧卧，背向护士	核对解释，体位正确 用物按顺序放置椅上	①未核对解释扣1分，体位不对扣2分 ②用物放置顺序错误扣2分	
		从床头至床尾松开各层单子，卷起污大单塞入患者身下，湿式清扫床褥；将对侧清洁大单卷起塞入患者身下，近侧大单按铺床法铺好。协助患者卧于更换好的一侧，转至对侧，同法换好。协助患者平卧于床的中央	清扫彻底，床单平、紧，中线正 污单放置位置正确 患者安全	①清扫不彻底，床单不平，未对床中线，四个角包法不符合要求，各扣2分 ②有安全问题扣5分	
		将被套正面向外，中线对齐，封口齐床头，平铺于床上 撤出棉被或毛毯，S形折叠，放入清洁被套内，对好两上角，盖被上缘与床头齐，拉平，系带。撤出污被套 将盖被边缘内折与床沿平齐，尾端向内折与床尾齐	棉被或毛毯不能接触污被套外面 被套上端不留虚边，中线对齐 污被套放置位置正确	①中线不齐、被头未充满、未齐床头各扣1分 ②床尾塞入过紧压迫患者足部，棉被污染、不平整有皱褶，各扣3分	
		更换枕套，四角充实 开口背门 搬回床旁桌椅	枕头平整，开口背门	一处不符合要求扣1分	
操作后	5	妥善处理用物 洗手	处理用物、洗手方法正确	一处不正确扣1分	
质量评价	5	操作过程流畅、完整，动作轻巧节力	平整无皱，中线齐，四角紧，美观实用	一处不符合要求扣1分	
时间	5	从洗手到操作结束15min	动作熟练、流畅	超30s扣1分	
总分	100	实得分合计（　　　　）		实扣分合计（　　　　）	

（五）晨晚间护理

1.晨间护理

（1）目的：使患者感到舒适，预防压疮的发生；保持病室清洁、干净、美观；了解患者病情，及时发现问题；促进护患沟通交流，满足患者心理需求。

（2）内容：生活护理，整理床单位，心理护理与健康教育，保持病室内空气清新。

2.晚间护理

（1）目的：使患者感到舒适，预防压疮的发生；保持病室清洁、干净、安静；了解患者病情，及时发现问题。

（2）内容：生活护理，整理床单位，创造良好的睡眠环境。

五、知识技能应用

以小组为单位展示课前小组学习情况，通过自评、互评、老师点评、引导、分析、解惑、总结等方法进行学习。也可采用头脑风暴法、案例分析法、项目引导法等灵活运用，完成本次学习任务，实现学习目标。

以小组为单位完成下列任务：

案例一：患者，女，78 岁，因股骨、胫骨骨折入院治疗，长期卧床，生活不能自理。请对该患者进行床上擦浴，保持皮肤清洁，预防并发症。

案例二：患者，女，73 岁，因脑栓塞入院治疗，生活不能自理。晨间护理时发现患者口腔有铜绿色，并有异味。医嘱：口腔护理，Bid。请正确执行医嘱，完成该患者的口腔护理。

六、课后练习

（一）A_1 型题

1. 为凝血功能差的患者进行口腔护理时应特别注意（　　　）。

    A. 动作轻稳　　　　　　　　B. 先取下义齿　　　　　　C. 夹紧棉球

    D. 擦拭时勿触及咽后壁　　　E. 不可漱口

2. 口腔有绿脓杆菌感染的患者应选用的漱口液是（　　　）。

    A. 0.02% 呋喃西林溶液　　　　B. 1%～3% 过氧化氢溶液

    C. 2%～3% 硼酸溶液　　　　　D. 0.1% 醋酸溶液

    E. 1%～4% 碳酸氢钠溶液

3. 对长期应用抗生素的患者，观察其口腔特别注意（　　　）。

    A. 有无牙结石　　　　　　　B. 有无真菌感染　　　　　C. 口唇是否干裂

    D. 有无口臭　　　　　　　　E. 牙龈有无肿胀出血

4. 为昏迷患者进行口腔护理，错误的操作是（　　　）。

    A. 认真检查口腔黏膜　　　　B. 若有活动义齿应取下

    C. 用止血钳夹紧棉球　　　　D. 擦洗动作要轻稳

    E. 用吸水管协助漱口

5. 对活动性假牙的护理，不妥的是（　　　）。

    A. 护士取假牙前洗手　　　　B. 不可浸泡在酒精中　　　C. 用冷水冲刷净

    D. 浸泡在热水中　　　　　　E. 每日更换一次清水

6. 下列不属于口腔护理目的的是（　　　）。

    A. 保持口腔清洁　　　　　　B. 预防口腔感染

C.去除口臭、口垢　　　　　　　D.清除口腔内所有细菌

E.观察口腔黏膜和舌苔

7.0.1％醋酸溶液漱口适用于哪种细菌感染（　　　）。

A.霉菌　　　　　　　　　　　　B.绿脓杆菌

C.金黄色葡萄球菌　　　　　　　D.白色念珠菌　　　　　　E.病毒

8.长期卧床患者预防压疮，下列哪项做法不对（　　　）。

A.鼓励或协助患者常更换卧位　　B.每4～6h翻身一次

C.翻身时避免推、拖、拉等动作　D.骨隆突处可垫气垫、棉垫等

E.适当调节夹板或矫形器械的松紧度

9.患者长期取仰卧位时最易发生褥疮的部位是（　　　）。

A.坐骨结节处　　　　　　　　　B.骶尾部　　　　　　　　C.大转子处

D.肩胛骨　　　　　　　　　　　E.第七颈椎

10.淤血红润期的典型表现是（　　　）。

A.受压皮肤呈紫红色　　　　　　B.局部皮肤出现红肿热痛

C.局部皮下产生硬结　　　　　　D.皮肤上出现小水泡

E.皮肤破损，有渗出液

11.发生压疮的患者如病情许可，应给予的膳食是（　　　）。

A.高蛋白质，高脂肪　　　　　　B.高碳水化合物，高维生素

C.高蛋白质，高维生素　　　　　D.高碳水化合物，高脂肪

E.高脂肪，高维生素

12.导致压疮发生的最主要原因是（　　　）。

A.局部组织受压过久　　　　　　B.皮肤水肿

C.皮肤受潮湿摩擦刺激　　　　　D.皮肤营养不良　　　　　E.皮肤破损

13.淤血红润期的主要特点是（　　　）。

A.局部皮肤出现红、肿、热、痛

B.皮下产生硬结　　　　　　　　C.局部组织坏死

D.表皮有水泡形成　　　　　　　E.浅表组织有脓液流出

14.床上擦浴操作不正确的是（　　　）。

A.动作轻柔敏捷　　　　　　　　B.注意保暖，防止受凉

C.内眦向外眦擦拭眼部　　　　　D.水温不超过32℃

E.病情变化即停止操作，并对症处理

（二）A₂型题

1.孙女士，患急性白血病，牙龈和口腔黏膜有瘀点。为该患者做口腔护理时不妥的

是（　　　）。

A. 耐心解释护理目的　　　　　　B. 先取下活动义齿

C. 每次夹紧一个棉球擦拭　　　　D. 等渗盐水棉球不宜过湿

E. 用棉球轻轻擦去瘀点

2. 林老太，75岁，因股骨骨折行牵引已2周。护士在为其床上擦浴，过程中患者突然感到寒战、心慌等，且面色苍白出冷汗。护士应立即（　　　）。

A. 请家属协助擦浴　　　　　　　B. 加快速度边保暖边完成擦浴

C. 边擦洗边通知医生　　　　　　D. 鼓励患者做张口呼吸

E. 停止操作让患者平卧

3. 黄老先生，76岁，截瘫，入院时尾骶部有压疮，面积1.5cm×2cm，有脓性分泌物，创面周围有黑色坏死皮肤组织。护理措施是（　　　）。

A. 用50%乙醇按摩创面及周围皮肤

B. 用生理盐水清洗并敷新鲜鸡蛋膜

C. 暴露创面，红外线每日照射一次

D. 剪去坏死组织，用双氧水洗净，置引流条

E. 涂厚层滑石粉包扎

4. 患者张某，男，60岁，患中毒性肺炎，高热、昏迷已10天，经抗生素治疗病情稍有控制，但意识仍未清醒。近日发现口腔黏膜溃疡，创面附有白色膜状物，用棉签拭去附着物，可见创面轻微出血，无疼痛。口腔病变的原因是（　　　）。

A. 凝血功能障碍　　　　B. 绿脓杆菌感染　　　　C. 病毒感染

D. 维生素缺乏　　　　　E. 真菌感染

5. 张女士，56岁，因心衰卧床已三周，体质消瘦，两下肢水肿。家庭病床护士访视发现其尾骶部皮肤破损，认为是炎性浸润期褥疮。支持护士判断的典型表现是（　　　）。

A. 患部皮肤呈紫色，有硬结及水泡

B. 尾骶疼痛、麻木感　　　　C. 患部皮肤发红、水肿

D. 创面湿润，有少量脓液　　E. 伤口周围有坏死组织

6. 患者，男，56岁，因车祸造成左上肢外伤，住院期间需床上擦浴。下列描述何项正确（　　　）。

A. 由外眦向内眦擦拭眼部　　　　B. 脱上衣时先脱左肢

C. 擦毕按摩骨突处　　　　　　　D. 穿上衣时先穿右肢

E. 擦洗动作要轻慢

（靳璐璐）

子项目（五） 卧位的护理

一、学习目标

知识目标

1. 掌握主动卧位、被动卧位、被迫卧位的概念。
2. 叙述各种卧位的适用范围及临床意义。
3. 掌握帮助患者更换卧位的目的及方法。
4. 熟悉保护具的使用方法。
5. 掌握使用保护具的注意事项。

能力目标

1. 正确指导和安置患者卧位，满足检查、治疗、护理的需要。
2. 能正确帮助患者更换卧位。
3. 能针对不同患者正确采用不同保护具。
4. 具有沟通、指导、合作能力。

二、学习重点和难点

重　点：卧位的性质，各种卧位的适用范围及临床意义，保护具的适应证，使用保护具的注意事项，帮助患者更换卧位的方法和注意事项。

难　点：各种卧位的适用范围，帮助患者更换卧位的方法。

三、工作情境及任务

情　境：患者李某，男，70岁，肺心病，精神萎靡，口唇紫绀，呼吸困难，体质虚弱，长期卧床，有时精神恍惚、躁动不安。护士应为其安置何种体位，并保证患者的安全？

任务一：根据患者的病情，为患者安置正确的卧位。

任务二：为防止压疮的发生，请帮助患者更换卧位。

任务三：患者精神恍惚、躁动不安，为保证安全，正确使用保护具。

四、知识储备和理论学习

（一）常用卧位的性质

卧位是患者卧床的姿势。临床上为患者安置各种不同的卧位是便于检查、治疗和护理。正确的卧位不仅使诊疗护理操作顺利进行，还能使患者感到舒适，得到休息；不正确的卧位使患者感到不适，还会发生肌肉、神经、皮肤等受损的现象。因此，护士应根据患者的病情需要，协助和指导患者采取正确卧位。

（1）主动卧位：患者自己采取的最舒适、最随意的卧位。如轻症患者，身体活动自如，可随意改变体位。

（2）被动卧位：患者自身没有能力变换体位，躺在被安置的卧位，如昏迷、瘫痪、极度衰弱的患者。

（3）被迫卧位：患者意识清楚，有能力变换自己的卧位，因疾病或治疗的原因，被迫采取的卧位。如急性腹膜炎的患者，为减轻腹痛而采取屈膝仰卧位。

（二）常用卧位的应用

1. 仰卧位

（1）去枕仰卧位：

①操作方法：去枕仰卧，头偏向一侧，两臂放于身体两侧，两腿自然伸直，枕头横置于床头，如图 2-5-1 所示。

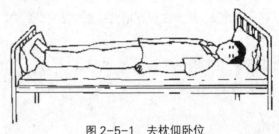

图 2-5-1　去枕仰卧位

②适用范围：全身麻醉未清醒或昏迷的患者，防止呕吐物流入气管而引起窒息及肺部并发症；椎管内麻醉或脊髓腔穿刺后的患者，预防颅内压减低而引起头痛。

（2）屈膝仰卧位：

①操作方法：患者仰卧，两臂放于身体两侧，两膝屈起并稍向外分开，如图 2-5-2 所示。

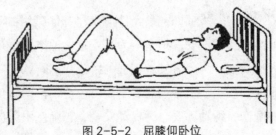

图 2-5-2　屈膝仰卧位

②适用范围：用于腹部检查或作导尿术及会阴冲洗等。

（3）中凹卧位：

①操作方法：抬高患者头胸部 10°～20°，抬高下肢 20°～30°，如图 2-5-3 所示。

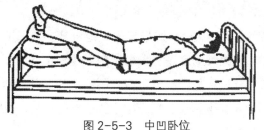

图 2-5-3 中凹卧位

②适用范围：对休克患者，抬高其头胸部，使膈肌下降，利于呼吸；抬高下肢，利于静脉血回流，增加回心血量和心排血量。

2. 侧卧位

（1）操作方法：患者侧卧，两臂屈肘，一手放于胸前，一手放于枕旁，下腿稍伸直，上腿弯曲（臀部肌内注射时，应下腿弯曲，上腿伸直，使臀部肌肉放松），如图 2-5-4 所示。必要时两膝之间、胸腹前及后背放一软枕。

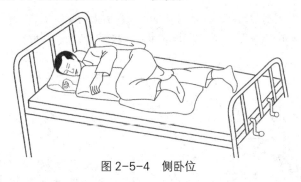

图 2-5-4 侧卧位

（2）适用范围：灌肠、肛门检查及臀部肌内注射的患者；配合胃镜检查；侧卧位与平卧位交替，预防压疮。

3. 半坐卧位

（1）操作方法：先摇起床头支架30°～50°，再摇起膝下支架（防止身体下滑，并且扩大身体支撑面）。床尾可置一软枕，以免患者足底触及床挡，如图 2-5-5 所示。放平时，先摇平膝下支架，再摇平床头支架。

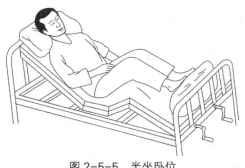

图 2-5-5 半坐卧位

（2）适用范围：

①某些面部及颈部手术后的患者，采取半坐卧位可减少局部出血。

②心肺疾病所引起呼吸困难的患者，采取半坐卧位时，由于重力作用使膈肌位置下降，胸腔容量扩大，同时减轻胸腹内脏器对心、肺的压力，使呼吸困难得到改善。急性左心衰竭患者采取半坐卧位，可使部分血液滞留在下肢和盆腔脏器内，使静脉回流减少，从而减轻肺部淤血和心脏负担。

③腹腔、盆腔手术后或有炎症的患者，采取半坐卧位，可使腹腔的渗出液流入盆腔，促使感染局限化。因盆腔腹膜抗感染性较强，而吸收较差，可以减少炎症扩散和毒素的吸收，从而减轻中毒反应，同时又可防止感染向上蔓延引起膈下脓肿。

④腹部手术后患者，采取半坐卧位，可减轻腹部切口的张力，缓解疼痛，有利于切口愈合。

⑤恢复期体质虚弱的患者，采取半坐卧位，使其逐步适应站立。

4. 俯卧位

（1）操作方法：患者俯卧，头偏向一侧，两臂屈肘于头的两侧，两腿伸直，胸腹部、髋部及踝部各垫一软枕，如图 2-5-6 所示。

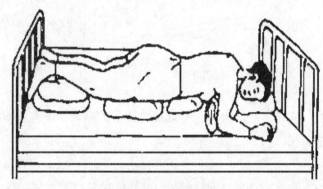

图 2-5-6　俯卧位

（2）适用范围：

①腰背部、臀部的检查，手术或有伤口的患者。

②缓解胃肠胀气：俯卧位时，腹腔容积相对增大，可减轻胃肠胀气对腹腔的压力而缓解腹胀腹痛。

5. 端坐位

（1）操作方法：患者坐起，床上放一跨床小桌，身体稍向前倾，可伏在小桌上休息；抬高床头支架，患者靠床端坐，头部垫枕，使患者背部能向后依靠，同时膝部稍抬高，垫以软枕，防止身体下滑，如图 2-5-7 所示。

（2）适用范围：急性肺水肿、心包积液及支气管哮喘发作的患者。

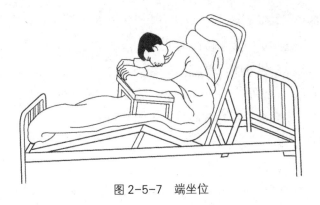

图 2-5-7　端坐位

6. 头高足低位

（1）操作方法：患者仰卧，床头脚垫高 15～30cm，枕立于床尾，以防足部碰撞床栏，如图 2-5-8 所示。

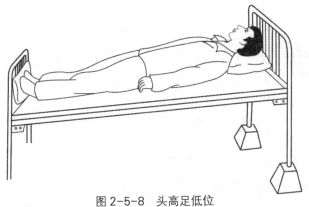

图 2-5-8　头高足低位

（2）适用范围：

①颈椎骨折患者：给患者头部一定的牵引力，并利用患者身体自然下坠所形成的反牵张力，以固定颈椎骨折部位。

②颅脑损伤或颅脑术后患者：头部抬高，预防脑水肿，减轻颅内压。

7. 头低足高位

（1）操作方法：患者仰卧，枕立床头，防止头部碰伤，床尾脚垫高 15～30cm，如图 2-5-9 所示。

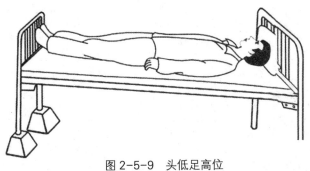

图 2-5-9　头低足高位

（2）适用范围：

①肺部分泌物引流：使痰液顺位向低处引流，易于咳出。

②十二指肠引流：有利于胆汁引流。

③孕妇胎膜早破：头低足高位可提高宫口的位置，防止脐带脱出。

④下肢骨折牵引：给患者跟骨或胫骨一定的牵引力，并利用患者身体自然下坠所形成的反牵力，以固定骨折部位。

8. 膝胸位

（1）操作方法：患者跪卧，两小腿平放床面稍分开；大腿垂直，胸贴床面，腹部悬空，臀部抬高，头面部转向一侧；两臂屈肘于头的两侧，如图 2-5-10 所示。

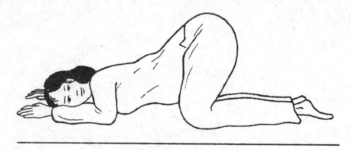

图 2-5-10　膝胸位

（2）适用范围：

①肛门、直肠、乙状结肠的检查及治疗。

②矫正子宫后倾：膝胸位使后位子宫自然前倾，每天坚持数次，后位子宫可得以矫正。

③矫正胎位不正：如将孕妇腹中胎儿臀先露转为头先露。

④缓解胃肠胀气：患者臀部抬高，气体向上游走而易于排出。

9. 截石位

（1）操作方法：患者仰卧于检查台上，两腿分开支于腿架上，臀部齐床边，两手放在胸前或身体两侧，如图 2-5-11 所示。双脚套入腿套，注意保暖和遮挡。

（2）适用范围：会阴、肛门部的检查、治疗或手术。如膀胱镜检、阴道冲洗、妇产科检查和产妇分娩。

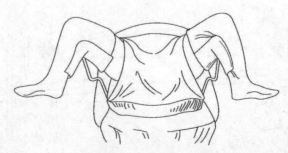

图 2-5-11　截石位

（三）帮助患者更换卧位

患者受到疾病或治疗的限制，有的需长期卧床，有的甚至无法翻身或更换体位，患者的身心承受到很大压力，易出现精神萎靡、消化不良、便秘、肌肉萎缩、压疮、坠积性肺炎等并发症。护士定时为患者更换卧位，目的是使患者身心舒适、安全，减轻局部组织持续受压，减少并发症的发生。

1.协助患者翻身侧卧法

（1）一人协助法：协助患者翻身侧卧法，用于体重较轻或恢复期的患者，见表2-5-1。

表 2-5-1　　　　　　　　　　　　一人协助法实践过程及要点说明

实践过程		要点说明
核对、解释	向患者及家属解释目的、过程，询问患者是否需用便盆，然后拉起对侧床挡	解释目的
移向床边	将患者两手放于腹部，两腿屈曲；护士双脚分开站立，双臂分别托住患者颈肩及腰，将患者上半身移向自己一侧，然后双臂分别托住患者臀及双膝，再将患者下半身移向同侧床边	避免硬拖、硬拉
翻身侧卧	将患者腿放平，近侧腿搭于远侧腿上，护士一手扶肩，一手扶膝，轻轻推患者转向对侧，背向护士。护士也可转至对侧，一手扶肘，一手扶膝，轻轻将患者拉向近侧，面向护士（图2-5-12）。用枕头将患者背部和肢体垫好，使之舒适、安全	

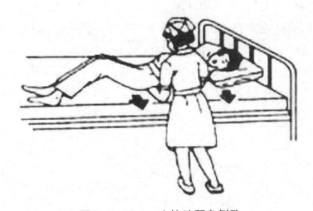

图 2-5-12　一人协助翻身侧卧

（2）两人协助法：协助患者翻身侧卧法，用于体重较重或病情较重的患者，见表2-5-2。

2.协助患者移向床头法

（1）一人协助法：协助患者移向床头法，用于体重轻或能配合的患者，见表2-5-3。

（2）二人协助患者移向床头法：协助患者移向床头法，用于体重较大或活动不便的患者，见表2-5-4。

表 2-5-2 　　　　　　　　　　两人协助法实践过程及要点说明

实践过程		要点说明
核对、解释	向患者及家属解释目的、过程，询问患者是否需用便盆，然后拉起对侧床档	解释目的
移向床边	两护士站于患者一侧，一人托住患者颈肩部和腰部，另一人托住患者臀部和腘窝，同时将患者抬起移向近侧	避免硬拖、硬拉
翻身侧卧	分别扶住肩、腰、臀和膝部，轻推患者转向对侧，其他同一人法（图2-5-13）	

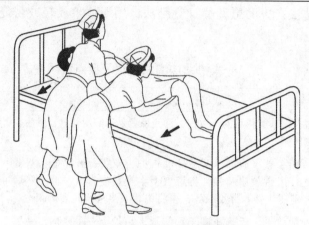

图 2-5-13　两人协助翻身侧卧

表 2-5-3 　　　　　　　　　　一人协助法实践过程及要点说明

实践过程		要点说明
核对、解释	向患者及家属解释目的、过程，询问患者是否需用便盆	解释目的
放平靠背架	视病情放平靠背架，枕立于床头，避免碰伤	
移向床头	患者仰卧屈膝，双手握住床头栏杆，双脚蹬床面，护士一手托住患者肩背部，一手托住患者臀部，与患者同时用力移向床头（图2-5-14）	
整理	放回枕头，按需要抬高床头，整理床铺，使患者舒适	

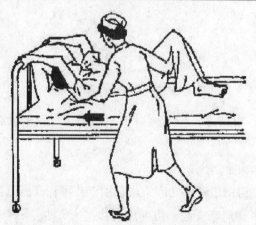

图 2-5-14　一人协助移向床头法

表2-5-4 二人协助患者移向床头法实践过程及要点说明

实践过程		要点说明
核对、解释	向患者及家属解释目的、过程，询问患者是否需用便盆	解释目的
放平靠背架	视病情放平靠背架，枕立于床头，避免碰伤	
移向床头	两护士分别站在床的两侧，交叉托住患者颈、肩、腰和臀部，两人同时协力将患者抬起移向床头；亦可两护士同侧，分别托住患者颈肩、腰部、臀部及腘窝，同时协力移向床头	
整理	放回枕头，按需要抬高床头，整理床铺，使患者舒适	

3.注意事项

（1）帮助患者翻身时，先固定床轮，拉起对侧的床挡，以保证安全。

（2）两人协助翻身时，应注意动作协调轻稳。护士应注意节力，以保存体力。

（3）翻身时不可拖拉，以免擦伤皮肤，应将患者身体稍抬起，再行翻身。移动体位后，需用软枕垫好背部及膝下，以维持其舒适体位。

（4）更换卧位之前，患者如有引流管、输液装置等应妥善安置，避免更换卧位过程中脱落、扭曲、受压、打折。

（5）手术后的患者，应检查敷料情况，如有脱落、被分泌物浸湿，应换药后再翻身。颅脑术后的患者，一般只能卧于健侧或平卧，头部不可转动过剧，以免发生脑疝死亡。颈椎、颅骨牵引的患者，翻身时不可放松牵引。石膏、夹板固定和伤口较大的患者，翻身后要将患处放于适当的位置，避免受压。

（四）保护具的使用

1.目的

使用保护具可防止患者意外损伤，确保患者的安全；确保治疗、护理的顺利进行。

2.操作过程

见表2-5-5。

表2-5-5 保护具的使用实践过程及要点说明

实践过程		要点说明
床挡	常用于保护患者，防止坠床。医院的床挡有多种，如多功能床挡、半自动床挡等（图2-5-15）	
约束带	可限制患者身体及某一部位的活动，防止患者躁动伤害自己及他人	
宽绷带约束	用于固定手腕及踝部。先用棉垫包裹手腕或踝部，再用宽绷带打成双套结，套在棉垫外，稍拉紧，以不影响血液循环为宜，然后系带子于床沿（图2-5-16）	
肩部约束带	用于固定双肩，限制患者坐起。肩部约束带用布制成，宽8cm，长120cm。操作时，患者两侧肩部套上袖筒，腋窝衬棉垫，两袖筒上的细带在胸前打结固定，长带两边系于床头（图2-5-17）	

（续表）

实践过程		要点说明
背心约束带	类似于婴儿睡衣,背心可前后面对调	
膝部约束带	用于固定膝部,限制下肢活动。膝部约束带宽10cm,长250cm,用布制成。约束时两膝衬棉垫,将约束带横放于两膝上,宽带下的小带各固定一侧膝关节,宽带两端系于床沿上(图2-5-18)	
支被架	防止盖被压迫肢体,如灼伤患者的暴露疗法又需保暖时使用(图2-5-19)	

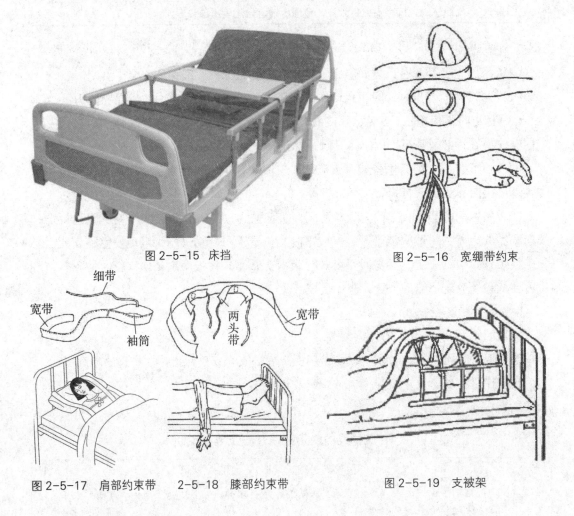

图 2-5-15 床挡　　　　　　　　　　　　图 2-5-16 宽绷带约束

图 2-5-17 肩部约束带　　2-5-18 膝部约束带　　　　　图 2-5-19 支被架

3. 注意事项

（1）严格掌握保护具的使用指征,保护患者的自尊。

（2）使用前要取得患者及家属的理解,使用时做好心理护理。

（3）注意定期松解约束带,协助患者翻身,必要时进行局部按摩。

（4）密切观察患者生命体征、皮肤颜色、骨骼、肌肉等各方面情况。约束带下衬棉垫保护,松紧适宜,保持肢体处于功能位置。加强生活护理,保证患者安全、舒适。

（5）记录使用保护具的适应证、时间、方法、患者的反应、护理措施、停止时间。

五、知识技能应用

以小组为单位展示课前小组学习情况，通过自评、互评、老师点评、引导、分析、解惑、总结等方法进行学习。也可采用头脑风暴法、案例分析法、项目引导法等灵活运用，完成本次学习任务，实现学习目标。

（一）躁动患者的安全护理

案例一：患者，男，35岁，有机磷农药中毒，烦躁不安。住院治疗期间为保证患者安全及护理工作的顺利进行，请完成对该患者的安全护理。

（二）帮助患者更换卧位

每小组推选两名同学为代表，帮助患者翻身，完成一人协助翻身和二人协助翻身法。

六、课后练习

（一）A_1 型题

1.腰穿后6h内去枕平卧的目的是（　　）。

　　A.预防颅内压升高　　　　　B.预防颅内压降低　　　　　C.预防脑缺血

　　D.预防脑部感染　　　　　E.有利于脑部血液循环

2.采取中凹卧位时，应给予（　　）。

　　A.头胸抬高 10°～20°，下肢抬高 20°～30°

　　B.头胸抬高 20°～30°，下肢抬高 20°～30°

　　C.头胸抬高 30°～40°，下肢抬高 40°～50°

　　D.头胸抬高 40°～50°，下肢抬高 20°～30°

　　E.头胸抬高 50°～60°，下肢抬高 20°～30°

3.取半卧位的目的不包括（　　）。

　　A.预防颅内压降低　　　　B.减轻局部出血

　　C.减轻伤口缝合处张力　　D.减轻呼吸困难

　　E.减少静脉回心血量

4.半卧位不适于下列哪些患者（　　）。

　　A.急性左心衰　　　　　B.肺部疾病引起的呼吸困难

　　C.腹腔手术的患者　　　D.休克　　　　　E.盆腔手术

5.胃切除术后的患者取半卧位的目的是（　　）。

　　A.预防腹膜粘连　　　　B.减少局部缺血

　　C.减轻切口缝合处张力　D.减轻肺部淤血

　　E.减少静脉血液回流量

6. 甲状腺瘤切除术后，取半卧位的目的主要是（　　　）。

    A. 预防颅内压降低　　　　　B. 减轻局部出血　　　　　C. 减轻疼痛

    D. 减轻呼吸困难　　　　　　E. 减少静脉回心血量

7. 产妇胎膜早破时，采取头低足高位的目的是防止（　　　）。

    A. 脐带脱出　　　　　　　　B. 减少局部缺血　　　　　C. 羊水流出

    D. 感染　　　　　　　　　　E. 有利于引产

8. 用于限制患者坐起的约束方法是（　　　）。

    A. 约束手腕　　　　　　　　B. 约束踝部　　　　　　　C. 固定肩部

    D. 固定一侧肢体　　　　　　E. 固定双膝

9. 以下哪种患者需要使用保护具（　　　）。

    A. 休克患者　　　　　　　　B. 腹痛患者　　　　　　　C. 体温过低患者

    D. 咯血患者　　　　　　　　E. 谵妄患者

10. 儿科病房为防止幼儿坠床，宜用（　　　）。

    A. 家属陪护　　　　　　　　B. 加床栏保护　　　　　　C. 约束肩布

    D. 约束手腕和踝部　　　　　E. 注射镇静剂

11. 使用约束带错误的是（　　　）。

    A. 先用棉垫包裹手腕或踝部　　B. 用宽绷带打成活结

    C. 松紧应适宜　　　　　　　　D. 定时放松

    E. 注意观察约束部位的皮肤颜色

（二）A_2 型题

1. 患者王某脊髓腔穿刺术后回到病房，护士给予去枕仰卧位，此卧位预防（　　　）。

    A. 压疮　　　　　　　　　　B. 呕吐　　　　　　　　　C. 头痛

    D. 腹痛　　　　　　　　　　E. 脑出血

2. 患者高某，25 岁，因过敏性休克，护士应立即给患者何种卧位（　　　）。

    A. 去枕仰卧位　　　　　　　B. 屈膝仰卧位　　　　　　C. 头低足高位

    D. 中凹卧位　　　　　　　　E. 半坐卧位

3. 患者刘某，45 岁，车祸致第五颈椎骨折，行颅骨牵引治疗。护士应使其采取的
    体位是（　　　）。

    A. 俯卧位　　　　　　　　　B. 去枕仰卧位　　　　　　C. 侧卧位

    D. 头高足低位　　　　　　　E. 头低足高位

4. 黄女士，68 岁，患慢性肺心病近 8 年，近日咳嗽，咳痰加重，明显紫绀。给予其
    半坐卧位的主要目的是（　　　）。

    A. 使回心血量增加　　　　　B. 使肺部感染局限化

    C. 使膈肌下降，呼吸通畅　　D. 减轻咽部刺激及咳嗽

E.促进排痰，减轻紫绀

5.患者，男性，56岁，体重80kg，因脑肿瘤住院，手术治疗，现在仍昏迷。护士在给患者翻身时，下列哪项不妥（　　　）。

A.采用两人法协助翻身　　　　B.将患者头卧于健侧

C.翻身时头部慢慢转动　　　　D.翻身后检查敷料，必要时更换

E.注意观察患者的反应

6.患者，男性，75岁，膀胱癌手术后第3天，护士帮其翻身时哪项是不正确的（　　　）。

A.采用两人法协助翻身　　　　B.拔出尿管，暂停膀胱冲洗

C.翻身后检查引流管、输液管是否通畅

D.翻身前检查敷料，必要时更换

E.注意观察患者的反应

（张传霞）

子项目（六）　饮食的护理

一、学习目标

知识目标

1.说出医院饮食的分类。

2.掌握基本饮食的类别、适用范围、饮食原则。

3.掌握治疗饮食的类别、适用范围、饮食原则。

4.熟悉各种试验饮食的目的及饮食指导内容。

5.掌握鼻饲的概念、目的。

6.掌握鼻饲的适应证及禁忌证。

7.描述鼻饲法。

8.掌握鼻饲操作的注意事项。

能力目标

1.能对患者进行针对性的饮食指导。

2.正确实施鼻饲操作。

3.与患者及家属进行有效沟通，满足患者身心需要。

4.学会合作与交流。

二、学习重点和难点

重　点：医院饮食的分类，基本饮食的分类及要求，潜血试验饮食指导，胆囊造影试验饮食指导，鼻饲的概念、目的，鼻饲的适应证及禁忌证，鼻饲的注意事项。

难　点：鼻饲的操作方法，昏迷患者的鼻饲方法。

三、工作情境及任务

情　境：患者张某，35岁，因骑摩托车摔倒致下颌骨粉碎性骨折，神志清醒但不能由口进食。护士应采取相应的护理措施，保证患者营养、水分及药物的摄取。

任务一：医院饮食的分类及要求。

任务二：患者营养状况的评估。

任务三：为该患者完成鼻饲饮食。

四、知识储备和理论学习

（一）医院饮食的分类

为适应患者不同病情的需要，医院的饮食可分为基本饮食、治疗饮食和试验饮食三大类。

1. 基本饮食

医院中常用的基本饮食有四种，即普通饮食、软质饮食、半流质饮食、流质饮食，其适用范围及要求见表2-6-1。

表 2-6-1　　　　　　　　　　　　　　　基本饮食

类别	适用范围	饮食原则	用法及热量
普通饮食	病情较轻或疾病恢复期、消化功能正常者	易消化、无刺激性食物	每日进餐3次 蛋白质70～90g/d 总热量9.5～11MJ/d
软质饮食	老、幼患者，口腔疾患或术后恢复期患者	以软烂、无刺激性、易消化的食物为主，如面条、软饭，菜和肉要切碎、煮烂	每日进餐3～4次 蛋白质约70g/d 总热量8.5～9.5MJ/d
半流质饮食	发热、体弱、消化道疾患、咀嚼不便、手术后等患者	少食多餐无刺激性、易于咀嚼及吞咽的食物。纤维含量少，营养丰富，食物呈半流质状态，如粥、馄饨、蒸鸡蛋、肉末、豆腐、碎嫩菜叶等	每日进餐5～6次，每次300ml 蛋白质约60g/d 总热量6.5～8.5MJ/d
流质饮食	高热、口腔疾患、各类大手术后、急性消化道疾患、危重或全身衰竭等患者	食物呈液体状，如奶类、豆浆、米汤、稀藕粉、肉汁、菜汁、果汁等。此类饮食所含热量及营养不足，只能短期使用	每日进餐6～7次，每次200～300ml 蛋白质约40g/d 总热量3.5～5.0MJ/d

2. 治疗饮食

针对营养失调及疾病的状况而调整某一种或几种营养素的摄入量，以达到治疗的要求，称治疗饮食。治疗饮食的适用范围和原则见表 2-6-2。

表 2-6-2 治疗饮食

类别	适用范围	饮食原则
高热量饮食	甲状腺功能亢进、高热、烧伤、产妇、肝炎、胆道疾患等患者	在基本饮食的基础上加餐 2 次，普食者 3 餐之间可加牛奶、豆浆、鸡蛋、藕粉、蛋糕等，半流质或流质饮食者可加浓缩食品如奶油、巧克力等。每日供给热量约 12.5MJ
高蛋白饮食	长期消耗性疾病（如癌症、结核）、严重贫血、烧伤、肾病综合征、大手术后等患者，以及孕妇、哺乳期	增加蛋白质的摄入量，按体重计每日供给 1.5 ～ 2g/kg，成人每日蛋白质摄入总量为 90 ～ 120g。饮食中增加含蛋白质丰富的食物，如肉类、鱼类、蛋类、乳类、豆类等
低蛋白饮食	急性肾炎、尿毒症、肝昏迷等患者	成人蛋白质摄入总量不超过 40g/d，视病情需要也可为 20 ～ 30g/d，多给蔬菜和含糖量较高的食物，以维持正常热量
低脂饮食	冠心病、高脂血症，肝、胆、胰疾患，肥胖、腹泻等患者	成人脂肪摄入量在 50g/d 以下，患胆、胰疾患的患者可少于 40g/d，尤其要限制动物脂肪的摄入，少用油，禁食肥肉、蛋黄、脑等食物
低盐饮食	急、慢性肾炎，心脏病，肝硬化伴腹水，重度高血压等所致钠水潴留的患者	成人食盐入量不超过 2g/d（含钠 0.8g，不包括食物内自然存在的含钠量），忌用一切腌制食品，如香肠肉、皮蛋、火腿等
无盐低钠饮食	适用范围同低盐饮食，但水肿较重者	无盐饮食，除食物内自然含钠量外，不放食盐烹调；低钠饮食，除无盐外，还应控制摄入食物中自然存在的钠含量（控制在 0.5g/d 以下）。对于无盐低钠者，还应禁用含钠食物和药物，如含碱食品（馒头、油条、挂面、汽水）和碳酸氢钠等药物等
要素饮食（化学膳、组合膳）	严重烧伤、低蛋白血症、大手术后胃肠功能紊乱、胃肠道瘘、急性胰腺炎、晚期癌症、短肠综合征及营养不良等	要素膳食是由人工配制的符合机体生理需要和各种营养素合成，很少消化或不需要消化即可吸收的无渣饮食。可口服、鼻饲或由造瘘管处滴入。 ①口服时每次 50 ～ 100ml，每 2 ～ 3h 一次 ②滴注温度保持在 41.0℃ ～ 42.0℃，滴速 40 ～ 60ml/h，最多不超过 150ml/h ③不能用高温蒸煮但可适当加温，使用时可用蒸馏水、盐水或冷开水稀释。溶液配置后当日使用，以免细菌在要素饮食中繁殖而发生变质
少渣饮食	用于伤寒、痢疾、肛门疾病、腹泻、肠炎、食管胃底静脉曲张、咽喉部及消化道手术后的患者等	少用含纤维素多的食物，如粗粮、竹笋、芹菜等，不用强刺激性调味品和坚硬的食物，肠道疾患少用油将食物切碎煮烂，做成泥状，忌用油炸煎的烹调方法，此饮食不宜长期使用，因长期缺乏膳食纤维易导致便秘、痔疮、肠憩室及结肠肿瘤病等的发生，也易导致高脂血症、动脉粥样硬化和糖尿病等
高纤维素饮食	用于便秘、肥胖、高脂血症、糖尿病等患者	选择含纤维素多的食物，如韭菜、芹菜、大白菜、菠菜、粗粮等，成人食物纤维素量 > 30g/d

3.试验饮食

试验饮食也称诊断饮食，指在特定的时间内，通过调整饮食而协助疾病的诊断和提高实验室检查的正确性。试验饮食的适用范围及方法见表2-6-3。

表2-6-3 试验饮食

饮食种类	适用范围	饮食方法
胆囊造影饮食	需要用X线进行胆囊检查的患者	①检查前一日中午进高脂肪饮食，使胆囊收缩和排空，便于造影剂进入胆囊 ②检查前一日晚餐进无脂肪、低蛋白、富含碳水化合物的清淡饮食。晚饭后口服造影剂，并禁食、禁水至次日上午 ③检查当日晨禁早餐，第1次摄X线片后，如胆囊显影良好，可进食高脂肪餐（脂肪量为25～50g），半小时后进行第2次摄片观察胆囊收缩情况
隐血试验饮食	检查消化道有无出血，在大便隐血试验期内用，试验期为3～5天	①试验前3天禁食易造成潜血试验假阳性的食物，如绿色蔬菜、肉类、动物肝脏、动物血、含铁食物和药物，可进食牛奶、豆制品、白菜、土豆、冬瓜、粉丝等食物 ②第4天起连续留取3天粪便做隐血检查
吸碘试验饮食	用于检查甲状腺功能	试验2周前，禁用含碘食物及含碘的药物，如海带、海蜇、紫菜、苔菜、各种鱼类、加碘食盐等，禁用含碘消毒液做局部消毒。2周后做试验检查甲状腺功能

（二）评估患者营养状况

评估患者营养状况是否良好的指标见表2-6-4。

表2-6-4 营养状况

评估项目	营养良好	营养不良
体重	正常范围	肥胖或低于正常体重
毛发	浓密，有光泽	干燥、稀疏、无光泽
皮肤黏膜	有光泽，弹性好，红润	无光泽、干燥、弹性差、肤色过淡或过深
指甲	粉色，坚实	粗糙、无光泽，反甲，易断
肌肉和骨骼	结实，皮下脂肪丰满而有弹性	肌肉松弛无力；皮下脂肪菲薄；肋间隙、锁骨上窝凹陷，肩胛骨和髂骨突出

（三）鼻饲法

鼻饲法是将胃管经一侧鼻腔插入胃内，从管内灌注流质饮食、水和药物的方法。

适应证：不能经口进食者，如昏迷等；吞咽和咀嚼困难者，如气管切开、口腔手术等；拒绝进食者，如精神疾患患者等；早产儿和病情危重的婴幼儿等。

1.评估

询问患者身体状况，了解患者既往有无插管经历；评估患者鼻腔情况，包括有无鼻腔黏膜肿胀、炎症、鼻中隔偏曲、息肉等，既往有无鼻部疾患。

2. 准备

（1）患者准备：

①患者鼻腔黏膜无肿胀、炎症，鼻中隔无偏曲、息肉等，既往无鼻部疾患；

②患者了解鼻饲的目的、意义，以及插管过程中可能出现的不适感（如恶心等）。

③学会插胃管时配合的方法。

（2）护士准备：着装整洁、洗手，做好解释工作。

（3）用物准备：

①插管用物：鼻饲包备镊子、压舌板、纱布、液体石蜡及胃管（一次性胃管另备），治疗盘内放治疗巾、治疗碗、弯盘、50ml注射器、温度计、量杯、温开水、棉签、胶布、夹子或橡皮圈、别针、听诊器、保温杯（盛流质饮食200ml，38℃～40℃）、手消毒液，必要时备手套。

②拔管用物：治疗盘内有治疗碗（内备纱布）、松节油或乙醇、棉签、手套等。

（4）环境的准备：安静、整洁、光线充足。

3. 实施

（1）见表2-6-5。

表2-6-5　　　　实践过程及要点说明

实践过程		要点说明
插管		
核对、备物	核对医嘱，根据医嘱准备鼻饲液及用物	
解释、查对	携用物至床旁，查对患者及腕带上的床号、姓名等并解释，准备胶布置于易取之处	确认患者，取得合作
安置体位	协助患者取坐位、半坐位或仰卧位	昏迷患者取仰卧位
铺治疗巾	铺治疗巾于患者颌下，弯盘放在便于取用处	
检查、清洁	戴上手套，检查鼻腔，选择通畅的一侧，用棉签蘸清水或生理盐水清洁鼻腔，见图2-6-1	
测量长度	打开鼻饲包，取出胃管（一次性胃管另备），检查是否通畅，测量插管的长度并做标记，见图2-6-2	插管长度为鼻尖到耳垂到剑突或前额发际到剑突距离，成人45～55cm
润滑胃管	用液状石蜡润滑胃管前段7～8cm	
轻稳插管	一手持纱布托住胃管，另一手持镊子夹住胃管，沿选定的一侧鼻孔缓缓插入，插至咽喉部时（14～16cm）请患者协助做吞咽动作，以利于将胃管顺利插入胃内	①在插管过程中，若插管不畅，嘱患者张口，检查胃管是否盘在口中，不可强行插入，以免损伤黏膜

实践过程		要点说明
轻稳插管	昏迷患者的插管：应将患者头向后仰，当胃管插入（会厌部）约15cm时，左手托起头部，使下颌靠近胸骨柄，加大咽喉部的弧度，使胃管沿咽后壁滑行，插至所需长度，见图2-6-3	②插管时，患者若出现恶心，可暂停片刻，嘱患者做深呼吸，缓解后迅速将胃管插入，以减轻不适 ③插管时，如发现呛咳、呼吸困难等情况，应立即拔管，休息片刻后重新插入
确定达胃	当胃管插入预定长度时确定胃管是否到达胃内：听诊器放至胃部，用注射器快速注入10ml空气，同时能听到气过水声，则胃管在胃内，见图2-6-4 接注射器于胃管末端回抽，能抽出胃液 将胃管末端放入水中应无气体逸出。如有大量气体逸出，表示误入气管	
固定胃管灌入流食	确定胃管在胃内后，用胶布固定胃管于鼻翼及面颊部 胃管开口端接注射器，先缓慢注入少量温开水，以润滑管腔，避免流质食物黏附于管壁 缓慢灌注鼻饲饮食或药液，注入过程中应询问患者感受，以调整注入速度 鼻饲完毕，再次注入少量温开水，冲净胃管	注入的温开水不能少于10ml 鼻饲饮食每次量不超过200ml，温度38℃~40℃ 避免鼻饲液积存于管腔中发酵、变质，造成胃肠炎或堵塞管腔
处理末端	鼻饲完毕，将胃管开口用纱布包好反折，见图2-6-5。再用橡皮圈或夹子夹紧以防空气进入及食物反流，用安全别针固定于枕旁或患者衣领处，以防胃管脱落，见图2-6-6	
整理用物	整理床单位，协助患者处于舒适的卧位，致谢，并交代注意事项 整理用物，将注射器洗净，盖上纱布备用，鼻饲用物每日消毒一次 其他用物清洁消毒后，归还原位，处于备用状态	嘱患者保持原卧位20~30min
洗手记录	洗手，记录插胃管时间、患者反应和鼻饲量	
拔管		
备齐用物	洗手，准备用物，携用物至床旁，问候患者	
核对、解释	解释拔管的目的及配合方法	
夹紧管端	置弯管于患者颌下，夹紧胃管末端，轻轻揭去固定的胶布	
拔出胃管	用纱布包裹近鼻孔处的胃管，轻轻前后移动胃管，嘱患者做深呼吸，在患者呼气时反折胃管边拔边擦胃管，到咽部时快速拔出，置于碗盘中	以防液体滴入气管
清洁面部	清洁患者的口鼻及面部，用松节油擦净胶布痕迹，再用乙醇将松节油擦去，协助患者漱口	

（续表）

	实践过程	要点说明
整理记录	整理床单位，协助患者卧于舒适卧位，致谢，清理用物 洗手，记录拔管时间及患者的反应	

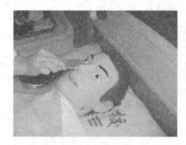 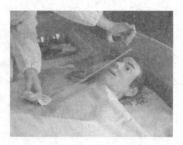

图 2-6-1　清洁鼻腔　　　　2-6-2　插管长度

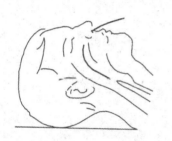 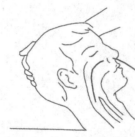 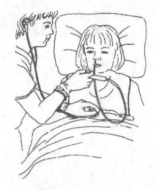

图 2-6-3　对昏迷患者插胃管　　　　图 2-6-4　证实胃管在胃内

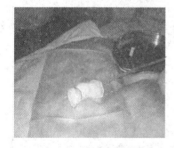 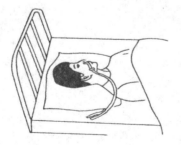

2-6-5　胃管末端的处理　　　图 2-6-6　胃管末端固定于枕旁或患者衣领处

（2）注意事项：

①插胃管前：护患之间应有效沟通，向患者解释鼻饲的目的及配合方法，以取得患者及家属的理解与配合。

②插胃管中：患者出现呛咳、呼吸困难、发绀等，表示误入气管，应立即拔出，休息片刻重插。动作轻稳，防止损伤鼻腔及食管黏膜或误入气管。

79

③证实胃管在胃内的方法有三种：将听诊器放至胃部，用注射器快速注入10ml空气，同时能听到气过水声；接注射器于胃管末端回抽，能抽出胃液；将胃管末端放入水中无气体逸出，如有大量气体逸出，表明误入气管。

④喂食前：每次应先检查胃管是否在胃内，证实胃管确实在胃内，再喂食。

⑤每次鼻饲量不超过200ml，间隔时间不少于2h。须用药物时应将药片研碎溶解后再灌入，新鲜果汁和奶液应分别注入防止产生凝块。

⑥灌食后：不要立即翻动患者，以免引起呕吐及呕吐物逆流进入气管。

⑦长期鼻饲：应每日进行口腔护理1～2次，每周更换一次胃管，于晚间末次喂食后拔管，翌晨从另一侧鼻腔插入。

⑧食管及胃底静脉曲张、食管狭窄及梗阻者禁用鼻饲。

4. 评价

见表2-6-6。

表2-6-6　　　　　　　　　　　　　鼻饲技术操作评价

项目	分数	操作要点	考核要点	扣分要点	扣分
仪表	5	按要求着护士装（主要包括护士服、帽子、鞋）	仪表端庄，服装整洁	一处不符合要求扣2.5分	
操作前准备	15	评估：了解患者意识状态、合作程度，倾听患者的需要和反应，回答患者或家属的问题	了解病情，评估全面	①未评估扣3分 ②评估缺一项扣1分	
		告知患者：操作目的及配合方法 检查患者鼻腔情况：鼻黏膜有无肿胀、炎症，有无鼻中隔偏曲等	告知内容准确	①插管前不告知配合方法扣3分 ②告知不全一项扣1分	
		操作护士：洗手、戴口罩 用物准备：治疗盘内放置治疗碗、一次性胃管（14号带塞）、镊子、弯盘、一次性注射器（50ml）、纱布（数块）、石蜡油、棉签、胶布、一次性治疗巾、橡皮筋、别针、压舌板、手电筒、听诊器、水温计、温开水、鼻饲液（温度38℃～40℃）、一次性手套等 环境：安静、清洁	洗手（六步洗手法，口述与示意，并说明时间要求，下同）、戴口罩	①未洗手扣3分 ②一处不符合要求扣1分	
			备齐用物、放置合理	①少一件或一件不符合要求扣1分 ②一处不符合要求扣1分	
操作过程	插胃管	携用物至患者床旁，核对并解释，协助患者取插管体位清洁患者鼻腔（模型，下同），颌下铺治疗巾，放置弯盘	核对、体位正确	①未核对扣5分 ②体位不正确扣2分	
			清洁鼻腔	未清洁鼻腔扣2分	

（续表）

项目	分数	操作要点		考核要点	扣分要点	扣分
操作过程	25	插胃管	检查胃管是否通畅，测量胃管长度（发际到剑突），润滑胃管前端7～8cm。自鼻孔轻轻插入10～15cm处，嘱患者做吞咽动作，继续插入至预定长度 检查口腔内有无胃管盘曲 验证胃管在胃内可采用三种方法，固定胃管	润滑胃管长度适宜	未润滑胃管前端扣3分	
				测量长度方法正确	①测量胃管长度方法不正确扣8分 ②测量不准确扣3分	
				检查胃管在胃内的方法正确，固定胃管方法正确	①插入不畅时，检查方法不正确扣4分 ②插管过程中患者呛咳仍继续插扣4分 ③检查胃管在胃内的方法不正确扣4分 ④未固定胃管扣2分	
	20	鼻饲	核对医嘱，用20ml温开水冲洗胃管，然后注入鼻饲液：食量、温度适宜 操作中注意观察患者的反应。喂毕，用温开水冲洗管腔，并正确处理管端（管子末端反折，用纱布包好夹紧），固定 安置患者，告知患者在带管过程中的注意事项，将呼叫器放置患者伸手可及处 整理用物	速度、温度、方法适宜	一处不符合要求扣1分	
				患者的反应、食量准确，鼻饲后温水冲洗胃管	一处不符合要求扣1分	
				处理、固定管端方法正确 告知患者在带管过程中的注意事项	①处理管端方法不正确扣5分 ②固定管端方法不正确扣2分 ③告知不全一项扣1分 ④未放呼叫器于患者伸手可及处扣1分	
	10	拔管	核对患者，解释。患者颌下置弯盘，夹紧胃管末端放弯盘内，撕下胶布，戴一次性手套，左手拿纱布，右手迅速边拔边卷在手上，为患者清洁面部	操作程序正确	一处不符合要求扣1分	
操作后	15	妥善安置患者，整理床单位 回答家属问题：若鼻饲给药应将药片研碎，溶解后调匀灌入，再灌入少量温开水 按垃圾分类处理用物 洗手（七步洗手法）、记录、签字		患者舒适	患者体位不舒适扣3分	
				沟通、解答问题正确、清楚	不正确或不清楚扣2分	
				处理用物方法正确	处理用物方法不正确扣6分	
				洗手、记录规范，签名清楚	一处不符合要求扣1分	
时间	5	从洗手到操作结束15min		动作熟练、操作流畅	时间每超过30s扣1分	

（续表）

项目	分数	操作要点	考核要点	扣分要点	扣分
质量评价	5	操作流畅、完整，患者安全	动作轻快、有效，患者安全，指导解释清楚	一项不符合要求扣2分	
总分	100	实得分合计（　　　　　）		实扣分合计（　　　　　）	

五、知识技能应用

以小组为单位展示课前小组学习情况，通过自评、互评、老师点评、引导、分析、解惑、总结等方法进行学习。也可采用头脑风暴法、案例分析法、项目引导法等灵活运用，完成本次学习任务，实现学习目标。

以小组为单位完成下列任务：

案例一：患者王某，慢性胃炎，反复上腹不适、饱胀、烧灼痛，进食后较重，其次为食欲下降、嗳气、泛酸、恶心等，症状数月，体重下降，明显消瘦，疲乏无力。为帮助患者维持良好的营养状态，促进早日康复，请为该患者制定一般饮食护理措施。

案例二：患者李某，急性胆囊炎。医嘱低脂饮食。请根据饮食原则和用法，正确指导患者。在住院期间患者要进行胆囊造影检查，请正确指导患者饮食，以协助检查，确保实验结果正确。

案例三：患者张某，因骑摩托车摔倒致下颌骨粉碎性骨折，神志清楚，但不能由口进食。为供给患者营养、水分、药物，医嘱鼻饲，请正确实施鼻饲法。

六、课后练习

（一）A₁ 型题

1. 做哪项检查需进食高脂肪（　　　　）。
   A. 胆囊造影　　　　　　　B. 肝胆超声波　　　　　　C. B 超
   D. 血常规　　　　　　　　E. 潜血试验
2. 禁用高蛋白饮食的患者是（　　　　）。
   A. 严重贫血患者　　　　　B. 肾病综合征患者　　　　C. 肝昏迷患者
   D. 大手术后患者　　　　　E. 肺结核患者
3. 下列属于医院基本饮食的是（　　　　）。
   A. 高热量饮食　　　　　　B. 高蛋白饮食　　　　　　C. 低蛋白饮食
   D. 低盐饮食　　　　　　　E. 软质饮食
4. 无盐低钠饮食须每日控制摄入食物中自然存在的含钠量为（　　　　）。
   A. 0.5g　　　　B. 1.0g　　　　C. 1.5g　　　　D. 2.0g　　　　E. 2.5g

5. 下列哪项不符合半流质饮食原则（　　　）。

    A. 易于咀嚼及吞咽　　　　　　　　B. 以软烂易消化为主

    C. 膳食纤维含量少　　　　　　　　D. 少食多餐

    E. 无刺激性

6. 低蛋白饮食的成年患者，每天蛋白质的摄入量应低于（　　　）。

    A. 20g　　　　　B. 30g　　　　　C. 40g　　　　　D. 50g　　　　　E. 60g

7. 潜血试验饮食前 3 天患者应禁食（　　　）。

    A. 牛奶　　　　B. 西红柿　　　　C. 肉类　　　　D. 豆制品　　　　E. 土豆

8. 低盐饮食的患者每天盐的摄入量应低于（　　　）。

    A. 2.0g　　　　B. 1g　　　　C. 1.5g　　　　D. 2.5g　　　　E. 3.0g

9. "禁用鼻饲法"的患者是（　　　）。

    A. 食管静脉曲患者　　　　　B. 拒绝进食者　　　　　C. 昏迷者

    D. 早产儿　　　　　　　　　E. 口腔疾患患者

10. 对鼻饲患者的护理以下哪一项不妥（　　　）。

    A. 每次灌食前抽取胃液，检查胃管是否在胃内

    B. 每天做好口腔护理　　　　C. 每次灌毕注入少量温开水

    D. 注毕应协助患者翻身　　　　E. 鼻饲间隔时间不少于 2h

11. 以下病例中需低蛋白饮食的是（　　　）。

    A. 高血压　　　B. 肝硬化　　　C. 急性肾炎　　　D. 冠心病　　　E. 肾病综合征

12. 以下不符合无盐低钠饮食原则的是（　　　）。

    A. 必须控制食物中自然存在的钠含量

    B. 禁用腌制品

    C. 禁用含钠食物和药物

    D. 每天控制食物中钠含量 < 0.7g

    E. 适用于重度高血压、水肿较重者

（二）A$_2$ 型题

1. 患者王某，女性，55 岁，胃溃疡出血，经手术治疗后病情缓解，在出院前需做大便隐血试验。护士应如何指导有关隐血试验的食谱（　　　）。

    A. 青菜炒猪肝，豆腐汤　　　　　　　　B. 菠菜，蛋汤，米饭

    C. 土豆丝，红烧肉，蛋汤　　　　　　　D. 豆腐汤，馒头，土豆丝

    E. 鱼，土豆丝，猪肝汤

2. 患者贾某，女性，28 岁，产后 10 天出现便秘。应鼓励患者多食（　　　）。

    A. 芹菜　　　　B. 牛奶　　　　C. 鸡蛋　　　　D. 肉类　　　　E. 鱼汤

3. 贾某，男性，35 岁，Ⅱ度大面积烧伤而住院。患者最适宜的饮食是（　　　）。

A. 高热量、高蛋白饮食　B. 软质饮食　　　　　C. 普通饮食

D. 低脂饮食　　　　　　E. 低盐饮食

4. 患者廖某，女性，38 岁，急性肾炎，严重水肿。护士指导患者的饮食是（　　　）。

A. 高蛋白饮食　　　　　B. 无盐低钠饮食　　　C. 低盐饮食

D. 低蛋白饮食　　　　　E. 高热量饮食

5. 患者王某，男性，70 岁，高血压、高血脂、冠心病。下列饮食原则不妥的是（　　　）。

A. 胆固醇摄入量每天 < 300g　　　　　　B. 禁用或少用动物内脏、蛋黄

C. 饮食易清淡　　　D. 多食膳食纤维　　　E. 可多食动物油

6. 患者李某，女性，25 岁，伤寒，体温 38.8℃。下列哪一食物不宜食用（　　　）。

A. 豆腐　　　　　B. 蒸鸡蛋　　　C. 笋　　　　D. 粥　　　　　E. 鱼汤

7. 患者邵某，男性，66 岁，心脏病，血压 20.6/14.6kPa（200/110mmHg），伴严重水肿。其饮食应（　　　）。

A. 每天可用食盐不超过 2g

B. 无盐饮食，不控制食物中自然钠含量

C. 无盐饮食，控制食物中自然钠含量

D. 可适当饮用汽水、可乐饮料

E. 尽量多吃面条

8. 患者吴某，女性，昏迷，56 岁。为补充营养给予鼻饲饮食，护士在护理时哪一项不妥（　　　）。

A. 插管时动作要轻柔

B. 每次鼻饲量不超过 200ml

C. 每天协助患者做好口腔护理

D. 新鲜果汁与牛奶应同时混合灌入

E. 每次鼻饲完毕注入少量温开水

9. 患者男性，35 岁，因急性肾炎入院。应给予（　　　）。

A. 低蛋白低盐饮食　　　B. 要素饮食　　　　　C. 低脂饮食

D. 低胆固醇饮食　　　　E. 少渣饮食

10. 王女士 34 岁，体温 38.2℃，口腔糜烂，疼痛难忍。根据王女士的病情，应给予哪种饮食（　　　）。

A. 软食　　　　　　　　B. 半流质饮食　　　　C. 流质饮食

D. 高热量饮食　　　　　E. 高蛋白饮食

（张传霞）

子项目（七）　预防医院内感染

一、学习目标

知识目标

1. 解释概念：医院内感染、感染链、消毒、灭菌、无菌技术。

2. 说出医院内感染的形成及控制措施。

3. 阐述消毒、灭菌的方法及注意事项。

4. 叙述检测高压蒸汽灭菌效果的方法。

5. 描述紫外线消毒灭菌法的作用机理、适用范围及注意事项。

6. 概述常用化学消毒剂的使用范围和注意事项。

7. 阐述无菌技术操作原则。

8. 描述无菌技术的基本操作法。

能力目标

1. 能分析医院内感染的原因并区分感染的种类。

2. 能完成医院环境、物品、器械的清洁、消毒和灭菌。

3. 能对灭菌效果进行监测。

4. 能熟练进行无菌技术的基本操作。

5. 能用无菌技术的操作原则，指导护理技术操作，达到无菌要求。

二、学习重点和难点

重　点：医院感染的概念、预防和控制措施，消毒、灭菌的概念及方法。

难　点：无菌技术基本操作。

三、工作情境及任务

情　境：患者张某，女，25岁，产后尿潴留。医嘱导尿。

任务一：护士在操作时应具备哪些无菌观念。

任务二：准备无菌导尿盘。

任务三：为患者按无菌操作方法导尿时，各种无菌用品如何正确使用？使用时需注意哪些问题？

四、知识储备和理论学习

（一）医院感染

1. 医院内感染的概念与分类

医院内感染又称医院获得性感染，是指任何人员在医院活动期间，遭受病原体侵袭而引起的任何诊断明确的感染或疾病。其研究对象不仅包括住院患者、门诊患者、急诊患者、陪护人员、探视人员，还包括医务人员，主要为住院患者。

2. 医院感染的分类

医院感染按病原体来源可分为外源性感染和内源性感染。

（1）外源性感染，也称交叉感染，是指来自患者体外的病原体，通过直接或间接感染途径传播给患者而引起的感染。

（2）内源性感染，又称自身感染，是指患者遭受其自身携带的感染源侵袭而发生的感染。内源性感染病原体来自患者自身的体内或体表。

3. 医院内感染发生的条件

医院感染的形成必须具备三个基本条件，即感染源、传播途径和易感宿主，三者组成感染链，其同时存在并相互联系便导致感染的发生。

（1）感染源，即感染的来源，是指病原微生物自然生存、繁殖及排出的场所或宿主。

（2）传播途径，是指病原体从感染源传到易感宿主的途径和方式。

（3）易感宿主，是指对感染性疾病缺乏免疫力而易感染的人，包括如白血病患者，侵入性诊断治疗的患者，接受各种免疫抑制疗法的患者，大量长期使用抗生素的患者，老年人、婴幼儿、营养不良者，住院时间长者，精神状况差。

4. 医院内感染的主要因素

医院内感染的主要因素有以下几种：医务人员对医院内感染的严重性认识不足；医院内感染管理制度不健全；感染链的存在；医院布局不妥和隔离措施不健全；消毒灭菌不严和无菌技术操作不当；其他危险因素的存在，如插入性（侵袭性）操作和抗生素的广泛应用等。

（二）清洁、消毒和灭菌

1. 概念

（1）清洁，是指用物理方法清除物体表面的污垢、尘埃和有机物。其目的是去除和减少微生物，并非杀灭微生物。常用的清洁方法包括水洗、机械去污和去污剂去污。

（2）消毒，是指用物理或化学方法清除或杀灭除芽孢以外的所有病原微生物，使其达到无害化的处理。

（3）灭菌，是指用物理或化学方法杀灭全部微生物。

2. 消毒灭菌方法

消毒灭菌方法有两大类：物理消毒灭菌法和化学消毒灭菌法。

（1）物理消毒灭菌法，是利用物理因素作用于病原微生物，将之清除或杀灭。常用方法有热力、光照、辐射、机械除菌等。

（2）化学消毒灭菌法，是利用液体或气体的化学药物抑制微生物的生长繁殖或杀灭微生物的方法。凡不适用热力消毒灭菌的物品，都可采用化学消毒灭菌法。

（三）无菌技术

无菌技术是在医疗、护理操作过程中，防止一切微生物侵入人体，防止无菌物品、无菌区域被污染的技术。

无菌技术基本操作方法：无菌持物钳的使用，无菌包的使用，铺无菌盘，无菌容器的使用，取用无菌溶液，戴、脱无菌手套。

操作中的无菌观念：进行无菌操作时，操作者身体与无菌区保持一定距离；取放无菌物品时应面向无菌区；取用无菌物品时应使用无菌持物钳；手部应保持在腰部或治疗台面以上，不可跨越无菌区，手不可接触无菌物品；非无菌物品应远离无菌区，无菌物品一经取出，即使未用也不可放回无菌容器内；避免面对无菌区谈笑、咳嗽、打喷嚏；如无菌物品疑有污染或已被污染，应予更换并重新灭菌。

1. 评估

操作环境，无菌持物钳。

2. 准备

（1）护士准备：衣帽整洁，修剪指甲，洗手，戴口罩。

（2）用物准备：清洁干燥的治疗盘1个、弯盘1个，无菌纱布罐1个，无菌储槽（或带盖方盘）内放治疗碗、止血钳数个，无菌液体1瓶，无菌持物钳及存放容器，无菌治疗巾包1个（内放无菌治疗巾2块），无菌手套2副，记录卡、手消毒液、消毒液（碘伏）、棉签、清洁抹布等。

（3）环境准备：操作环境应清洁、宽敞，定期消毒；操作台清洁、干燥、平坦，物品布局合理；无菌操作前半小时应停止清扫工作、减少走动，避免尘埃飞扬。

3. 实施

（1）无菌持物钳的使用：用于取放和传递无菌物品。实践过程及要点说明见表2-7-1。

表2-7-1　　　　　　　　　　　　实践过程及要点说明

实践过程		要点说明
检查	检查有效期	不可触及容器边缘
开盖	将容器盖打开	
取钳	手持无菌持物钳上1/3，闭合钳端，将钳移至容器中央，垂直取出，关闭容器盖	

（续表）

	实践过程	要点说明
使用	保持钳端向下，在腰部以上视线范围活动，不可倒转向上	第一次使用，做好记录，4h 内有效
放钳	用后闭合钳端，打开容器盖，快速垂直放回容器，松开关节，关闭容器盖	

注意事项：

①严格遵循无菌操作原则。

②取放无菌持物钳时钳端闭合，不可触及液面以上部分或罐口边缘；使用过程中始终保持钳端向下，不可触及非无菌区。

③远距离取物时，应将持物钳和容器一起移至操作处，就地取出。

④不可用持物钳夹取油纱布，不可用持物钳换药或消毒皮肤。

⑤干燥法保存应每 4h 更换 1 次。

⑥无菌持物钳一经污染或可疑污染应重新灭菌。

（2）无菌包的使用：用无菌包布包裹无菌物品，用以保持物品的无菌状态，供无菌操作用。实践过程及要点说明见表 2-7-2。

表 2-7-2　　　　　　　　　　　　实践过程及要点说明

	实践过程	要点说明
检查	检查无菌包的名称、灭菌日期、灭菌指示胶带，检查有无潮湿或破损	
解开封口胶带（系带）	将无菌包平放在清洁、干燥、平坦的操作台上，解开系带	
取物	取出包内部分物品 开包：将系带卷放于包布下，按顺序逐层打开无菌包 取物：用无菌钳夹取所需物品，放在准备好的无菌区内 包扎：按原折痕包好，系带横向扎好，并注明开包日期及时间 取出包内全部物品 将系带卷放妥当，将包布托在手上，系带夹于指缝，另一手打开包布其余三角，并将四角抓住 放物：稳妥地将包内物品放在无菌区内，投放时，无菌面朝向无菌区域 将包皮折叠放妥	已打开过的无菌包内物品只能保存24h 操作时手不可跨越无菌区

注意事项：

①严格遵循无菌操作原则。

②开包布时手只能接触包布四角的外面，不可触及包布内面，不可跨越无菌面；

包内物品未用完，应按原折痕包好，系带横向扎好，注明开包时期及时间，限24h内使用。

③如包内物品超过有效期、被污染或包布受潮，则需重新灭菌。

（3）铺无菌盘：形成无菌区域以放置无菌物品，供治疗护理用。实践过程及要点说明见表2-7-3。

表2-7-3　　　　　　　　　　　　　实践过程及要点说明

	实践过程	要点说明
检查	检查无菌包的名称、灭菌日期、灭菌指示胶带，检查有无潮湿或破损	
开包铺盘（单层底铺盘法）	打开无菌包，用无菌持物钳取一块治疗巾放在治疗盘内，铺巾 双手捏住无菌巾一边外面两角，轻轻抖开，双折铺于治疗盘上，将上层折成扇形，边缘向外放入无菌物品覆盖 拉开扇形折叠层遮盖于物品上，将开口处向上折两次，两侧边缘分别向下折一次，露出治疗盘边缘	剩余包内的治疗巾24h内有效
记录	记录铺盘日期及时间并签名	4h内有效

注意事项：

①严格遵循无菌操作原则。

②无菌盘区域须清洁干燥，无菌巾避免潮湿、污染，不可跨越无菌区。

③铺好的无菌盘尽早使用，有效期不超过4h。

（4）无菌容器的使用：用于盛放无菌物品并保持无菌状态。实践过程及要点说明见表2-7-4。

表2-7-4　　　　　　　　　　　　　实践过程及要点说明

	实践过程	要点说明
检查	检查无菌容器名称、灭菌日期	
开盖	取物时，打开容器盖，内面向上置于稳妥处或拿在手中	手勿触及容器盖边缘及内面
取物	用无菌持物钳从无菌容器内夹取无菌物品	
关盖	取物后，立即将盖盖严	
手持容器	手持无菌容器时，应托住底部	

注意事项：严格遵循无菌操作原则，手指不可触及无菌容器盖的内面及边缘，菌容器应定期消毒灭菌。

（5）取用无菌溶液：供无菌操作使用。实践过程及要点说明见表2-7-5。

表 2-7-5 实践过程及要点说明

实践过程		要点说明
清洁	擦净瓶外灰尘	
查对	核对瓶签上的药名、剂量、浓度和有效期，检查瓶盖有无松动、瓶身有无裂缝，检查溶液有无沉淀、浑浊和变色	质量好方可使用
开瓶塞	用启瓶器撬开瓶盖，用拇指与食指或双手拇指将瓶塞边缘向上翻起，一手食指和中指夹住瓶塞将其拉出	
倒溶液	另一手拿溶液瓶，瓶签朝向掌心，倒出少许溶液旋转冲洗瓶口，再由原处倒出溶液至无菌容器中	
盖瓶塞	倒毕塞进瓶塞，消毒后盖好	
记录	在瓶签上注明开瓶日期、时间、放回原处	只能保存24h

注意事项：

①严格遵循无菌操作原则。

②可将物品伸入无菌溶液瓶内蘸取溶液；倾倒液体时，不可直接接触无菌溶液瓶口；已倒出的溶液不可再倒回瓶内。

③已开启的溶液瓶内的溶液24h内有效。

（6）戴、脱无菌手套：在进行严格的医疗护理操作时确保无菌效果，保护患者和医护人员免受感染。实践过程及要点说明见表2-7-6。

表 2-7-6 实践过程及要点说明

实践过程		要点说明
查对	核对手套外的号码、灭菌日期等	未戴手套的手不可触及无菌面
戴手套	沿开口指示方向撕开无菌手套外包装，摊开内层 两手分别捏住两只手套的翻折部分同时取出一双手套 将两手套的五指对准，先戴一只手。用已戴无菌手套的手指插入另一手套的反折内面，同法将手套戴好 双手对合交叉调整手套位置，将手套翻边扣套在工作服衣袖外面	已戴手套的手不可触及污染面
脱手套	一手捏住另一手套腕部外面，翻转脱下；再将脱下手套的手插入另一手套内，将其往下翻转脱下	
处置	将用过的手套放入医用垃圾袋内按医疗废物处理（清洁双手）	

注意事项：

①严格遵循无菌操作原则。

②注意修剪指甲以防刺破手套，选择合适大小的手套。

③戴手套后双手应始终保持在腰部或操作台以上范围内。如发现有破洞或可疑污染

应立即更换。

④脱手套时应翻转脱下，避免强拉。

4. 评价

见表2-7-7。

表 2-7-7　　　　　　　　　　　铺无菌盘、戴无菌手套操作评价

项目	分数	操作要点	技术要点	扣分标准	扣分
仪表	5	按要求着护士装（主要包括护士服、帽子、鞋）	仪表端庄，服装整洁	一处不符合要求扣2.5分	
操作前准备	10	评估环境：清洁、干燥、宽敞，备清洁干燥的治疗盘和操作台，放治疗盘于适当处，布局合理	评估正确	①未评估扣3分 ②评估缺一项扣1分	
		护士：洗手、剪指甲、戴口罩 物品准备：无菌储槽内放治疗碗、小药杯、弯盘、导尿管、镊子、止血钳；无菌治疗巾包、无菌手套包、无菌洞巾包、无菌纱布缸、无菌干棉球缸、无菌持物钳、消毒液、弯盘、清洁治疗盘，放置有序，便于使用	洗手（六步洗手法），戴口罩	①未洗手扣3分 ②一处不符合要求扣1分	
			备齐用物，放置合理	①少一件或一件不符合要求扣1分 ②一处不符合要求扣1分	
操作过程	5	铺无菌盘 检查无菌包有无松散、潮湿、破损，消毒指示胶带有无变色及是否在效期内	操作前、后检查正确	①未检查扣5分 ②检查漏一项扣2.5分	
			打开无菌包方法正确	每污染一次5分	
	50	打开无菌包包布的外、左、右角。取无菌钳，用手打开包布的内角，检查灭菌指示卡有无变色。用无菌钳取无菌巾一块，放于治疗盘内。按原折痕包好无菌包，注明开包时间	检查灭菌指示卡，取治疗巾的方法正确	①未检查扣5分； ②污染一次扣5分	
		双手捏住无菌巾上层两角的外面，轻轻打开，双折铺于治疗盘内。将无菌巾上半层向远端呈扇形折叠，开口边向外	还原无菌包包布的方法正确	①每污染一次扣5分 ②每跨越无菌区一次扣2分	
		备无菌盘内物品：无菌治疗碗、弯盘、小药杯、导尿管、镊子、止血钳放于治疗碗内，夹取无菌纱布放入治疗碗内，夹取无菌干棉球放小药杯内，消毒液倒入小药杯内，取无菌洞巾放入治疗碗内	取放无菌物品、倒无菌溶液正确，操作程序正确，遵循无菌原则	①倒无菌溶液方法不当扣3分 ②未记录扣5分	
		双手捏住无菌巾上半层两角外面，上下边缘对齐盖好无菌物品。折叠无菌巾边缘（将开口处向上翻折两次，两侧向下翻一次）	折叠无菌巾边缘的方法正确，注明铺盘时间	①折叠方法不正确扣5分，未注明时间扣5分 ②治疗巾边缘未一次性对齐扣2分 ③反折不正确扣1分	

（续表）

项目	分数	操作要点	技术要点	扣分标准	扣分
操作过程	20	修剪指甲，取下手表。核对无菌手套袋外的号码。检查无菌手套外包装有无潮湿、破损，是否在有效期内 戴手套：沿开口指示方向撕开无菌手套外包装，摊开内层。两手分别捏住两只手套的翻折部分同时取出一双手套。将两手套的五指对准，先戴一只手。用已戴无菌手套的手指插入另一手套的反折内面，同法将手套戴好。双手对合交叉调整手套位置，将手套翻边扣套在工作服衣袖外面 脱手套：一手捏住另一手套腕部外面，翻转脱下；再将脱下手套的手插入另一手套内，将其往下翻转脱下 将用过的手套放入医用垃圾袋内按医疗废物处理。洗手，取口罩	选择尺码合适的无菌手套，检查有无破损、潮湿及其有效期 按照无菌技术原则和方法戴无菌手套 双手对合交叉调整手套位置，将手套翻边扣 套在工作服衣袖外面，保持待操作姿势 脱去手套，整理用物	①未检查、不合适扣5分 ②戴手套的方法不对、污染扣5分 ③手套戴得不符合要求扣3分 脱手套的方法不对扣5分	
操作后	5	整理用物：按垃圾分类处理用物 洗手（六步洗手法）	整理、处理用物方法正确，洗手方法正确	①处理用物方法不正确扣4分 ②未洗手、记录各扣2分	
质量评价	5	用物准备齐全，操作流畅、完整	用物齐全，放置合理，无菌观念强，动作轻快、准确	一处不符合要求扣2分	
时间	5	从擦盘到脱下手套10min	动作熟练、流畅	时间每超过30s扣1分	
总分	100	实得分合计（　　　　　）		实扣分合计（　　　　　）	

五、知识技能应用

以小组为单位展示课前小组学习情况，通过自评、互评、老师点评、引导、分析、解惑、总结等方法进行学习。也可采用头脑风暴法、案例分析法、项目引导法等灵活运用，完成本次学习任务，实现学习目标。

小组成果展示：

1. 每组选一位学生指出下列物品中哪些是无菌物品，哪些是非无菌物品，并说明理由。

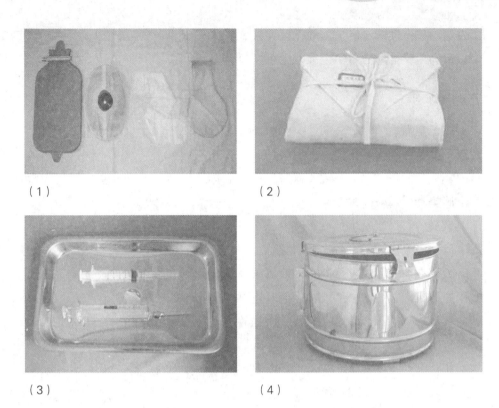

（1）　　　　　　　　　（2）

（3）　　　　　　　　　（4）

2. 每组选一位学生指出下列操作中哪些是无菌技术操作，并说明理由。

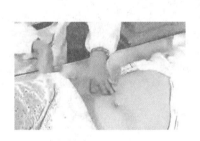

（1）腹部检查

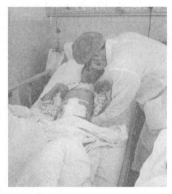

（2）换药

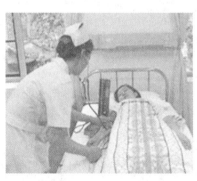

（3）测量血压

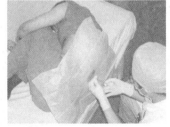

（4）腰椎穿刺

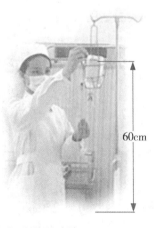

60cm

（5）膀胱冲洗

3. 以组为单位推选一名学生铺无菌导尿盘。

4. 以组为单位推选一名学生准备无菌换药用物。

六、课后练习

（一）A₁ 型题

（一）A_1 型题

1. 以下关于医院感染的说法正确的是（　　　）。

　　A. 出院后发病的患者不属于医院感染的范畴

　　B. 感染和发病应同时发生

　　C. 感染的获得或发生是在医院内，不包括入院时既有的或已潜伏的感染

　　D. 陪住者是医院感染的主要对象

　　E. 只要在住院期间发生的感染就属于医院感染

2. 用物理或化学的方法杀灭除芽孢以外的病原微生物的方法称（　　　）。

　　A. 灭菌　　　　B. 制菌　　　　C. 消毒　　　　D. 无菌　　　　E. 清洁

3. 不宜用燃烧法灭菌的物品是（　　　）。

　　A. 坐浴盆　　　B. 治疗碗　　　C. 特殊感染患者用的敷料

　　D. 避污纸　　　E. 手术刀

4. 煮沸灭菌时水中加入何种药物可将沸点提高到 105℃（　　　）。

　　A. 碳酸氢钾　　　B. 碳酸氢钠　　　C. 碳酸钙　　　D. 亚硝酸　　　E. 乳酸钠

5. 为了确保煮沸消毒的效果，以下注意事项哪项是正确的（　　　）。

　　A. 物品一般不超过消毒容器容量的 1/2

　　B. 玻璃制品应在水沸后放入

　　C. 浸入水中部分应达物品 3/4 以上

　　D. 橡胶制品应冷水时放入

　　E. 消毒时间应从水沸后算起

6. 高压蒸汽灭菌时，错误的是（　　　）。

　　A. 包不宜过大　　　　　　　B. 各包之间留有空隙　　　　　　　C. 打开通气

　　D. 布类包放在金属、搪瓷之下

　　E. 观察压力及温度

7. 高压蒸汽灭菌效果检测最可靠的方法是用（　　　）。

　　A. 留菌测度计　　　　　　　B. 化学指示卡　　　　　　　C. 化学指示胶带

　　D. 生物监测法　　　　　　　E. 硫黄试管

8. 紫外线最佳杀菌波长为（　　　）。

　　A. 230 ～ 250nm　　　　　　B. 250 ～ 270nm　　　　　　C. 270 ～ 290nm

　　D. 290 ～ 310nm　　　　　　E. 310 ～ 330nm

9. 关于紫外线消毒法的注意事项，不正确的是（　　）。

　　A. 灯管表面至少每两周用无水酒精棉球擦拭一次

　　B. 维持病室湿度 60% ～ 70%，杀菌效果最佳

　　C. 照射时应关闭门窗，保证消毒效果

　　D. 物体表面消毒有效距离为 25 ～ 60cm

　　E. 应定期检测灯管照射强度，记录使用时间

10. 灭菌效果最佳的物理灭菌法是（　　）。

　　A. 紫外线照射消毒法　　　　B. 日光暴晒法　　　　C. 燃烧灭菌法

　　D. 压力蒸汽灭菌法　　　　E. 煮沸消毒灭菌法

11. 精密仪器消毒首选方法为（　　）。

　　A. 戊二醛浸泡　　　　　　B. 环氧乙烷气体密闭消毒

　　C. 压力蒸汽灭菌　　　　　D. 过氧乙酸擦拭　　　　E. 酒精浸泡

12. 关于化学消毒剂的作用，下列说法正确的是（　　）。

　　A. 高效消毒剂只能杀死细菌芽孢，不能杀死真菌芽孢

　　B. 中效消毒剂能杀死细菌芽孢以外的各种微生物

　　C. 低效消毒剂不能杀灭亲脂类病毒

　　D. 化学消毒比热力消毒可靠

　　E. 低效消毒剂对真菌无作用

13. 不属于高效消毒剂的药物是（　　）。

　　A. 过氧乙酸　　B. 环氧乙烷　　C. 戊二醛　　D. 乙醇　　E. 甲醛

14. 肝炎患者用过的餐具用何种消毒液浸泡消毒（　　）。

　　A. 0.1% 苯扎溴铵　　　　B. 0.5% 过氧乙酸　　　　C. 70% 乙醇

　　D. 洗必泰　　　　　　　E. 1% 碘伏

15. 下列消毒剂，哪种能杀灭芽孢（　　）。

　　A. 1% 过氧乙酸　　　　　B. 1% 新洁尔灭　　　　C. 70% 酒精

　　D. 0.5% 洗必泰　　　　　E. 碘伏

16. 有吸附作用、投入纱布会降低药效的消毒剂是（　　）。

　　A. 乙醇　　B. 戊二醛　　C. 苯扎溴铵　　D. 碘伏　　E. 漂白粉

17. 0.1% 新洁尔灭溶液浸泡金属器械时，为防锈可加入（　　）。

　　A. 3% 碳酸钠　　　　　　B. 4% 碳酸氢钠　　　　C. 0.5% 氢氧化钠

　　D. 0.5% 亚硝酸钠　　　　E. 0.5% 硝酸钠

18. 欲配制 0.1% 苯扎溴铵溶液 3000ml，需 5% 苯扎溴铵溶液（　　）。

　　A. 20ml　　　B. 30ml　　　C. 40ml　　　D. 50ml　　　E. 60ml

19. 无菌物品的保管原则中错误的是（　　）。

    A. 无菌物品和非无菌物品严格区分

    B. 应放在清洁干燥的橱柜内

    C. 注明名称及灭菌日期

    D. 放在干燥处可保存 7 天

    E. 无菌包一经打开，剩余物品不再使用

20. 下列哪项操作违反了无菌操作原则（   ）。

    A. 手持无菌容器应握住边缘部分

    B. 打开无菌容器时盖的内面向上放置

    C. 取用无菌溶液时手不可触及瓶塞的内面

    D. 戴手套的手不可触及另一手套的内面

    E. 无菌持物钳不可夹取无菌油纱布

21. 使用无菌持物钳应保证钳端（   ）。

    A. 平持   B. 朝上   C. 朝下

    D. 朝上朝下均可，只要在持物者腰以上

    E. 朝上朝下均可，只要消毒液不流到浸泡罐内

22. 长 28cm 的持物镊浸泡消毒时，容器内的消毒液面高度为（   ）。

    A. 10cm   B. 12cm   C. 14cm   D. 16cm   E. 18cm

23. 保持无菌持物钳不被污染错误的是（   ）。

    A. 无菌持物钳浸泡在大口有盖消毒容器中

    B. 消毒液面浸没钳子的 1/3

    C. 每个容器只能放置一把无菌持物钳

    D. 消毒液每周更换 1～3 次

    E. 手术室的无菌持物钳及容器每日清洁灭菌

24. 使用无菌容器时，做法错误的是（   ）。

    A. 取物时，打开容器盖内面向上置于稳妥处

    B. 用无菌持物钳从无菌容器内夹取无菌物品

    C. 取出的无菌物品未用可放回容器内

    D. 取物后将盖反转向下盖严

    E. 手不能触及盖的边缘及内面

25. 取用无菌溶液时，先倒出少量溶液的目的是（   ）。

    A. 检查液体有无特殊气味   B. 冲洗瓶口

    C. 查看溶液颜色   D. 查看溶液的黏稠度

    E. 检查溶液有无沉淀

26. 取用无菌溶液时，应先核对（   ）。

A. 溶液有无混浊　　　　　　　B. 瓶签　　　　　　　　　　　C. 有效期

D. 瓶盖有无裂缝　　　　　　　E. 瓶盖有无松动

27. 以下铺无菌盘的方法不正确的是（　　　）。

A. 用无菌持物钳夹取治疗巾　　B. 治疗巾应边缘对齐

C. 有效期不超过 5h

D. 治疗巾开口部分及两侧反折

E. 避免潮湿和暴露过久

（二）A_2 型题

1. 护士小王在准备注射用物时发现治疗盘内有碘渍，欲除去碘渍应选用的溶液是（　　　）。

A. 过氧乙酸　　　B. 氨水　　　C. 乙醇　　　D. 碱水　　　E. 过氧化氢

2. 王女士在坐浴时，衣服不慎沾上高锰酸钾溶液，去除此污渍宜用（　　　）。

A. 维生素 C 溶液　　　　　　　B. 乙醇　　　　　　　　　　　C. 草酸溶液

D. 氨水　　　　　　　　　　　E. 过氧化氢溶液

3. 杨先生，22 岁，因足底外伤，继而发热、惊厥、牙关紧闭呈苦笑面容，入院诊断为破伤风。该患者换下的敷料应（　　　）。

A. 先清洗后消毒　　　　　　　B. 先灭菌后清洗　　　　　　　C. 先清洗后曝晒

D. 先曝晒后清洗　　　　　　　E. 焚烧

4. 王军，6 岁，因患流感，社区护士指导家属准备用食醋熏蒸消毒卧室空气。卧室空间为 $50m^3$。需用食醋（　　　）。

A. 20 ～ 40ml　　　　　　　　B. 100 ～ 200ml　　　　　　　C. 250 ～ 500ml

D. 600 ～ 700ml　　　　　　　E. 800 ～ 1000ml

5. 护生小王进行戴无菌手套的操练，老师应予以纠正的步骤是（　　　）。

A. 戴手套前先洗手、戴口罩和工作帽

B. 核对标签上的手套号码和灭菌日期

C. 戴上手套的右手持另一手套的内面戴上左手

D. 戴上手套的双手置腰部水平以上

E. 脱手套时，将手套翻转脱下

6. 李先生被诊断为病毒性肝炎，其使用的票证、书信等物品宜采用的消毒方法是（　　　）。

A. 喷雾法　　　　　　　　　　B. 压力蒸汽灭菌法　　　　　　C. 擦拭法

D. 浸泡法　　　　　　　　　　E. 熏蒸法

（周杰）

子项目（八）　给药的护理

8.1　药物的使用与保管

一、学习目标

知识目标

1. 说出药物的种类及领取方法。

2. 描述药物的保管方法。

3. 阐述给药原则。

能力目标

1. 正确地领取、保管药物，防止药物浪费，保证用药安全。

2. 正确执行药疗原则。

3. 熟记常用外文缩写符号，并能正确运用。

素质目标

1. 树立严谨、实事求是、严肃认真的学习态度。

2. 一丝不苟，有爱伤观念。

二、学习重点和难点

重　点：给药的目的、药物的种类、药疗原则、给药的途径、医院常用的外文缩写。

难　点：药物的领取及保管方法，常用外文缩写符号。

三、工作情境及任务

情境一：王佳，女，45 岁，因两年来月经不调，进行性疲乏、困倦无力而入院。入院诊断：小细胞低色素性贫血。医嘱：右旋糖酐铁 100mg po bid，维生素 B 120.5mg im qd。请完成药物的领取、保管及用药指导。

任务一：各类不同药物的领取方法。

任务二：药物的保管原则有哪些内容？

情境二：张女士，32 岁，大学教师，因"呕吐、腹泻 2 天"来院就诊，诊断为"急性胃肠炎"，住内科 1 病区 6 床。现患者诉阵发性腹部疼痛，检查结果显示：T 37.5℃，P 88 次 / 分，R 20 次 / 分，BP 96/78mmHg。医嘱：黄连素片 0.3g tid，吗丁啉 10mg tid，藿香正气水 10ml bid。

任务一：上述几种药物应如何摆放？

任务二：护士发药时应如何指导患者正确服药？

四、知识储备和理论学习

（一）给药的基本知识

1.药物的种类

根据药物性质和作用途径的不同分为四类：

（1）内服药：溶液、合剂、酊剂、片剂、丸剂、胶囊、散剂及纸型等。

（2）注射药：水剂、油剂、粉剂、结晶、混悬液等。

（3）外用药：溶液、软膏、酊剂、粉剂、搽剂、滴剂、栓剂、洗剂、涂膜剂等。

（4）新颖剂型：粘贴敷片、植入慢溶药片、胰岛素泵等。

2.药物的领取

（1）病区设有药柜，存放一定基数的常用药物。由专人负责，按期根据消耗量填写领取药本，到药房领取补充。

（2）患者使用的贵重药或特殊药物，凭医生处方领取。

（3）剧毒药、麻醉药，病区内有固定数，用后凭医嘱领取补充。

3.药物的保管

病区药物保管应做到以下几方面：

（1）药柜应放在通风、干燥、光线明亮处，避免阳光直射。保持清洁，专人负责，定期检查药品质量，以确保安全。

（2）药品应按内服、外用、注射、剧毒等分类放置，并按有效期的先后有计划地使用，以免失效。剧毒麻醉药应有明显标记，加锁保管，班班交接。

（3）药瓶贴有明显标签，注明药品名称、剂量、浓度。内服药用蓝色边标签，外用药用红色边标签，剧毒麻醉药用黑色标签，标签脱落或辨认不清应及时处理。

（4）药品如有沉淀、浑浊、异味、变色、潮解、变性等，立即停止使用。

（5）药物根据不同性质，分别保存。

①遇热易破坏的生物制品、抗生素须放在冰箱内保存，如疫苗、免疫球蛋白、青霉素。

②易挥发、潮解、风化的药物，须装瓶盖紧，如乙醇、过氧乙酸、干酵母、糖衣片等。

③易燃、易产生爆炸的药物，须密闭，并单独存放于阴凉低温处，远离明火，以防意外，如环氧乙烷、乙醚、乙醇等。

④易氧化和遇光变质的药物，用深色瓶子盛装，针剂放在黑纸遮光的纸盒内，置于

阴凉处，如维生素 C 氨茶碱、盐酸肾上腺素等。

⑤各类中药应置于阴凉干燥处，芳香性药品须密盖保存。

⑥患者个人专用药单独存放，注明床号、姓名。

（二）给药原则

给药原则是确保一切用药安全、有效的准则，给药中必须严格遵守。

1. 根据医嘱给药

给药是一种非独立性的护理操作，给药中护士必须严格按医嘱执行，不得擅自更改。对有疑问的医嘱，应了解清楚后方可给药，避免盲目执行。

2. 严格执行查对制度

做好"三查""七对"一注意"

（1）"三查"：操作前、操作中、操作后查（查"七对"的内容）。

（2）"七对"：对床号、姓名、药名、浓度、剂量、用法、时间。

（3）"一注意"：注意用药后药物疗效和不良反应，做好记录。

3. 安全正确用药

合理掌握给药时间、方法，药物备好后及时分发使用，避免久置引起药物污染或药效降低。给药前向患者解释，以取得合作，并予相应的用药指导，提高自我合理用药的能力。对易发生过敏反应的药物，使用前了解患者过敏史，必要时做过敏试验，使用中加强观察。

4. 注意药物的时效关系

药物在肌体内的效应随时间的变化而变化。拟定给药的合理顺序，准时给药，以达到有效治疗的目的。

另外，发现给药错误，及时报告、处理。

（三）给药途径

给药途径依据药物的性质、剂型，机体对药物的吸收情况和用药目的的不同而定，常用的给药途径有口服、注射（皮内、皮下、肌内、静脉）、舌下含化、吸入、外敷、直肠给药等。除动、静脉注射药液直接进入血液循环外，其他途径给药的吸收过程各有不同，根据药物起效速度由快到慢依次是吸入、舌下含化、肌内注射、皮下注射、直肠给药、口服、外敷。

（四）给药次数和时间

给药次数和时间取决于药物的半衰期，以维持有效血浓度和发挥最大药效为最佳选择，同时考虑药物的特性及人体的生理节奏。临床上常用外文缩写来描述给药的时间、次数、部位等，见表 2-8-1。

表 2-8-1   医院常用给药方法的外文缩写与中文译意

外文缩写	中文译意	外文缩写	中文译意
qd	每日一次	qid	每日四次
st	立即	dc	停止
bid	每日两次	qod	隔日一次
prn	需要时（长期）	tid	每日三次
sos	必要时(限用一次，12h内有效)	biw	每周两次
qm	每晨一次	qh	每 1 小时一次
q2h	每 2 小时一次	q3h	每 3 小时一次
q4h	每 4 小时一次	q6h	每 6 小时一次
qn	每晚一次	am	上午
pm	下午	Rp 或 R	处方
ad	加	Aa	各
inj	注射	po	口服
od	右眼	os	左眼
ou	双眼	ad	右耳
as	左耳	au	双耳
12n	中午 12 点	12mn	午夜 12 点
IH	皮下注射	IM 或 im	肌内注射
hs	睡前	ac	饭前
ID	皮内注射	pc	饭后
IU	国际单位	IV 或 iv	静脉注射

五、知识技能应用

以小组为单位展示课前小组学习情况，通过自评、互评、老师点评、引导、分析、解惑、总结等方法进行学习。也可采用头脑风暴法、案例分析法、项目引导法等灵活运用，完成本次学习任务，实现学习目标。

小组情景模拟，完成下列任务：

案例一：王女士，45 岁，因两年来月经不调，进行性疲乏、困倦无力而入院。入院诊断：小细胞低色素性贫血。医嘱：右旋糖酐铁 100mg Po bid，维生素 B 120.5mg im qd。请完成药物的领取、保管及用药指导。

案例二：张女士，32 岁，大学教师，因"呕吐、腹泻 2 天"来院就诊，诊断为"急性胃肠炎"，住内科 1 病区 6 床。现患者诉阵发性腹部疼痛，检查结果显示：T 37.5℃，

P 88 次 /min，R 20 次 /min，BP 96/78mmHg。医嘱：黄连素片 0.3g tid，吗丁啉 10mg tid，藿香正气水 10ml bid。请为患者正确准备药物，并设计给药顺序。

六、课后练习

（一）A_1 型题

1. 容易氧化和遇光变质的药物是（　　　）。

   A. 地高辛　　　　　　　　　B. 乙醇　　　　　　　　　C. 干酵母

   D. 盐酸肾上腺素　　　　　　E. 地西泮

2. 停止临床用药的外文缩写是（　　　）。

   A. hs　　　　B. dc　　　　C. st　　　　D. po　　　　E. pc

3. 内服药标签颜色是（　　　）。

   A. 红色边　　　B. 蓝色边　　　C. 黑色边　　　D. 黄色边　　　E. 绿色边

4. 需要冷藏在 2℃～ 10℃冰箱的药物是（　　　）。

   A. 维生素 C　　　B. 糖衣片　　　C. 疫苗　　　D. 酵母片　　　E. 甘油

5. 发挥药效最快的剂型是（　　　）。

   A. 注射液　　　B. 溶解剂　　　C. 散剂　　　D. 胶囊　　　E. 片剂

6. 对于药物的领取，不妥的是（　　　）。

   A. 口服药由中心药房专人负责配药、核对

   B. 注射类的药物由病区护士专人负责

   C. 抢救药品须凭医生处方领取

   D. 临时医嘱所需口服药品由病区护士专人负责

   E. 剧毒药、麻醉药须凭医生处方领取

7. 药物的保存不正确的一项是（　　　）。

   A. 剧毒药应加锁保管

   B. 药柜应避开阳光直射

   C. 药瓶应有明显的标签

   D. 要注意药物的有效期，离失效期远的药品应先用

   E. 药物质量须保证

8. 应存放在有色密闭瓶内的是（　　　）。

   A. 易氧化的药物　　　　　　B. 易挥发的药物

   C. 易被热破坏的药物　　　　D. 易燃烧的药物

   E. 易风化的药物

9. 不属于"三查""七对"内容的是（　　　）。

   A. 操作前、操作中查　　　　B. 床号、姓名　　　　　　C. 药名、浓度

D. 剂量、方法、时间　　　　　E. 用药后的疗效

（二）A₂ 型题

1. 患者王某，男，39 岁，因血管性头痛住院检查治疗。晨间查房时患者主诉夜间不能入眠。医嘱：地西泮 5mg po qn。护士正确的执行及方法是（　　　）。

　　A. 口服，每晚一次　　　　　　B. 肌注，每晚一次

　　C. 雾化，每天一次　　　　　　D. 口服，每天一次

　　E. 口服，隔天一次

2. 某高血压患者，口服降压药。医嘱：硝苯地平 20mg po qd。护士正确执行的时间是（　　　）。

　　A. 每日 1 次　　B. 每日 2 次　　C. 每日 3 次　　D. 每日 4 次　　E. 隔日 1 次

3. 某男，17 岁，阑尾切除术后，医嘱哌替啶 50mg imq 6h prn。正确执行的时间（　　　）。

　　A. 术后 6h 使用一次　　　　　　B. 术后 6h 一次，限用 3 天

　　C. 术后 6h 一次，限用 2 次　　　D. 每 6h 一次，连续使用

　　E. 必要时用，2 次间隔时间 6h

4. 产妇张某是乙型肝炎携带者，她的孩子在出生的时候医生就给孩子注射了乙型肝炎疫苗，一个月以后再给孩子注射疫苗。你怎样指导患者保管疫苗（　　　）。

　　A. 放入密封瓶内　　　　　　　B. 用黑色的纸避光

　　C. 放入冰箱的冷冻室内　　　　D. 放入冰箱的冷藏室内

　　E. 放入有色瓶内

（苑秋兰）

8.2　口服给药的护理

一、学习目标

知识目标

1. 阐述口服给药的目的及优缺点。

2. 说出口服给药的用物及作用。

3. 叙述备药、发药的方法。

4. 正确指导患者用药，防止差错，发挥药物的最大疗效。

技能目标

1. 能正确实施口服给药法。

2. 具有和患者沟通、健康教育的能力，具有与他人合作的能力。

二、学习重点和难点

重　点：口服给药的用物名称及作用，各种不同剂型的药物备药方法、发药的方法。

难　点：各种不同剂型的药物备药方法、发药的方法，根据药物的不同性质指导患者正确用药。

三、工作情境及任务

情境一：患者王佳，因小细胞低色素性贫血，并发上呼吸道感染，住院治疗，需服用硫酸亚铁及止咳糖浆，患者有家属陪伴。请正确执行医嘱。

任　务：为该患者正确完成服药过程。

情境二：作为一名准护士，你能正确说出维生素C、乙肝疫苗、吗啡、乙醇、乙醚、盐酸肾上腺素的保管及取用方法吗？

任　务：不同类型药物的保管及取用方法。

四、知识储备和理论学习

护士为患者口服给药，协助患者按照医嘱正确、安全有效地服药，以减轻症状、治疗疾病、维持正常生理功能，协助诊断、预防疾病。

（一）评估

（1）患者病情及治疗情况。

（2）患者了解药物的作用、副作用，配合观察药物疗效。

（二）准备

1.患者准备

（1）理解用药目的，能正确、安全地服药。

（2）能正确配合雾化吸入。

（3）有利于患者的症状减轻或消失。

2.护士准备

着装整洁、洗手，做好解释工作。

3.用物准备

服药本、小药卡、药盘、药杯、药匙、量杯、滴管、研钵、湿纱布、包药纸（或一次性药杯）、饮水管、治疗巾、水壶（内盛温开水）。

4.环境准备

环境安静整洁，温湿度适中，光线充足。

（三）实施

1. 备药

（1）核对药卡与服药本，按床号顺序将小药卡插入药盘内，放好药杯。

（2）对照服药本上床号、姓名、药名、浓度、剂量、时间进行配药。

（3）根据药物剂型的不同，采取不同的取药方法。

①固体药（片、丸、胶囊）：一手取药瓶，瓶签朝向自己，另一手用药匙取出所需药量，放入药杯。

②液体药：摇匀药液，打开瓶盖，盖的内面向上放置。一手持量杯，拇指置于所需刻度，并使其刻度与视线处于同一水平面；另一手将药瓶有瓶签的一面朝上，倒药液至所需刻度处，将药液倒入药杯。瓶口用湿纱布擦净，药瓶放回原处。更换药液品种时，洗净量杯。

③油剂：按滴计算的药液或药量不足 1ml 时，可先在药杯内倒入少许温开水，用滴管吸取药液。

（4）摆药完毕，将物品归还原处，并根据服药本重新核对一遍，盖上治疗巾。

2. 发药

（1）护士洗手，携带服药本，备温开水，送药至患者床前。

（2）核对床号、姓名、药名、剂量、浓度、时间、方法。

（3）协助患者取舒适体位，解释用药目的及注意事项。

（4）协助患者服药，确认服下，再次核对后方可离开。对危重者及不能自行服药者，应喂服；对鼻饲者须将药物碾碎，用水溶解后从胃管注入，再以少量温开水冲净胃管。

（5）整理病床单位。

（6）服药后收回药杯，先浸泡消毒，后冲洗清洁（盛油剂的药杯，先用纸擦净再作初步消毒），再消毒备用。一次性药杯经集中消毒处理后销毁。

（7）清洁药盘，洗手。

（8）随时观察患者服药后的反应，若有异常，及时联系医生酌情处理。

（四）注意事项

（1）发药前应收集患者有关资料。如因特殊检查或手术暂不能服药，暂不发药，并做好交班。

（2）发药时，患者如提出疑问，应耐心听取，重新核对，确认无误后给予解释，再给患者服下。

（3）要按药物性能，掌握服药中的注意事项。

①对牙齿有腐蚀作用或使牙齿染色的药物，如酸剂、铁剂，服用时应避免和牙齿接触，可用吸水管吸入药液，服药后漱口。服用铁剂，禁忌饮茶，因铁剂和茶叶中的鞣酸反应形成难溶性铁盐，妨碍吸收。

②止咳糖浆对呼吸道黏膜起保护作用，服后不应饮水，以免冲淡药液、降低疗效。同时服用多种药物，则应最后服用止咳糖浆。

③磺胺类药和退热药，服后应多饮水。前者由肾脏排出，尿少时易析出结晶，引起肾小管堵塞；后者起发汗降温作用，多饮水可增强药物疗效。

④刺激食欲的健胃药应在饭前服，因其刺激味觉感受器，使胃液大量分泌，可以增进食欲。

⑤助消化药及对胃黏膜有刺激性的药物，应在饭后服，以便使药物和食物均匀混合，有利于食物消化或减少药物对胃壁的刺激。

⑥服强心苷类药物前应先测脉率（心率）及心律，如脉率低于60次/min或节律异常，应停服，并报告医生。

⑦发药后，随时观察服药疗效及不良反应，及时与医生联系，酌情处理。

（五）评价

（1）用药后患者不适症状减轻或消失，患者无不良反应。

（2）护士操作时严格查对，做到"五个准确"（药物、剂量、方法、时间和患者准确）。

（3）护患沟通有效，患者能准确、安全、乐意配合服药。

五、知识技能应用

以小组为单位展示课前小组学习情况，通过自评、互评、老师点评、引导、分析、解惑、总结等方法进行学习。也可采用头脑风暴法、案例分析法、项目引导法等灵活运用，完成本次学习任务，实现学习目标。

（一）列出备药方法及发药注意事项

药物种类	备药方法	发药注意事项	创新

（二）情景模拟

案例一：患者王佳，5岁，因小细胞低色素性贫血，并发上呼吸道感染，住院治疗，需服用硫酸亚铁及止咳糖浆，患者有家属陪伴。请正确执行医嘱。

六、课后练习

（一）A₁型题

1. 服用前需测心率的药物是（　　　）。

    A. 甲氧氯普安　　　　　　B. 地高辛　　　　　　C. 普萘洛尔

    D. 硫糖铝片　　　　　　　E. 肠溶阿司匹林

2. 宜饭前服用的药物是（　　　）。

    A. 维生素 C　　　　　　　B. 氨茶碱　　　　　　C. 胃蛋白酶合剂

    D. 溴己新　　　　　　　　E. 蛇胆川贝膏

3. 应放在 4℃冰箱内保存的药物是（　　　）。

    A. 乙醇　　　　　　　　　B. 苯巴比妥　　　　　C. 细胞色素 C

    D. 丙种球蛋白　　　　　　E. 甘草片

（二）A₂型题

1. 某女，28 岁，因急性咽炎，服磺胺药。护士嘱其服药时要多饮水，其目的是（　　　）。

    A. 减少胃肠道反应　　　B. 促进吸收　　　　　C. 保护肝脏

    D. 防止在肾脏析出结晶　　　　　　　　　　E. 冲淡药味

2. 某患儿，7 个月，因维生素 D 缺乏病用鱼肝油治疗。医嘱：鱼肝油 6 滴口服 qd。

    备药时护士在杯中放少量温开水，其目的是（　　　）。

    A. 避免油腻　　　　　　B. 防止药味刺激　　　C. 减少药量损失

    D. 便于洗刷药杯　　　　E. 影响服后吸收

（苑秋兰）

8.3　雾化给药的护理

一、学习目标

知识目标

1. 说出超声波雾化吸入法的优点。

2. 列出雾化吸入疗法的常用药物及作用。

3. 描述超声波雾化吸入的方法及注意事项。

能力目标

1. 能实施雾化吸入疗法。

2. 具有和患者沟通、健康教育的能力，具有与他人合作的能力。

二、学习重点和难点

重　点：超声雾化吸入的目的、方法及注意事项，氧气雾化吸入的目的、方法及注意事项。

难　点：超声及氧气雾化吸入的方法。

三、工作情境及任务

情境一：患者王佳，女，45岁，因小细胞低色素性贫血，并发上呼吸道感染，住院治疗。近日咳嗽加剧，痰液黏稠，不易咳出。医嘱：雾化吸入。请正确执行医嘱。

任务一：雾化吸入的目的。

任务二：雾化吸入的方法。

任务三：雾化吸入的注意事项。

情境二：患者王某，男性，70岁，慢性支气管炎，近日咳嗽加剧，且痰液黏稠不易咳出。就诊后医嘱：林可霉素 0.5g IM bid，α-糜蛋白酶雾化吸入 qd。

任务一：雾化吸入的常用药物有哪些？

任务二：雾化吸入常用的方法。

任务三：雾化吸入的目的。

四、知识储备和理论学习

雾化吸入法是将药液以气雾状喷出、由呼吸道吸入的方法。

（一）常用药物

（1）控制呼吸道感染，消除炎症，常用庆大霉素、卡那霉素等抗生素。

（2）解除支气管痉挛，常用氨茶碱、沙丁胺醇（舒喘灵）等。

（3）稀释痰液，帮助祛痰，常用 α-糜蛋白酶、乙酰半胱氨酸（易咳净）等。

（4）减轻呼吸道黏膜水肿，常用地塞米松等。

（二）常用方法

1.超声雾化吸入法

（1）目的：

①治疗呼吸道感染：消除炎症，减轻咳嗽，稀释痰液，帮助祛痰。

②改善通气功能：解除支气管痉挛，使呼吸道通畅。

③预防呼吸道感染：常用在胸部手术前后。

④湿化呼吸道：配合人工呼吸器使呼吸道湿化。

⑤治疗肺癌：应用抗肿瘤药物治疗肺癌。

（2）评估：患者病情、治疗目的、意识状态、呼吸状况（有否呼吸困难、咳嗽或咳痰等），患者对雾化吸入法的了解情况、心理状态、合作程度。

（3）准备：

①患者准备：患者理解吸入目的，愿意接受；患者能正确配合雾化吸入；患者的症状减轻或消失。

②护士准备：着装整洁、洗手，做好解释工作。

③用物准备：治疗车上置超声波雾化器一套、药液、冷蒸馏水、水温计。

④环境的准备：安静整洁，温湿度适中，光线充足。

（4）实施：见表2-8-2。

表2-8-2　　　　　　　　　　　超声雾化吸入实践过程及要点说明

	实践过程	要点说明
准备	护士准备：衣帽整洁、洗手、戴口罩	
评估	携用物至床旁，查对患者及腕带上的床号、姓名等并解释	保证给药正确
连接	连接雾化器的主件和附件，水槽内加冷蒸馏水（水量视不同类型的雾化器而定，要求浸没雾化罐底部的透声膜）	使用前检查雾化吸入器连接应完好、不漏气
加药	遵医嘱将药液用生理盐水稀释至30～50ml倒入雾化罐内，检查无漏水后，将雾化罐放入水槽，盖紧水槽盖	水槽和雾化罐中切忌加温水或者热水
雾化核对	携用物至床旁，查对床号、姓名及手腕带，协助患者取舒适卧位	
预热	接通电源，打开电源开关（指示灯亮），预热3～5min，调整定时开关至所需时间（一般定时15～20min），打开雾化开关，根据需要调节雾量。	
指导	气雾喷出时，协助患者将口含嘴放入患者口中（也可用面罩），指导患者做深呼吸（用口吸气，用鼻呼气）	水温超过50℃时，应停机调换冷蒸馏水
整理雾化器	治疗结束，取下口含嘴（或面罩），先关雾化开关，再关电源开关	水槽内无足够的冷水及雾化罐内无液体的情况下不能开机
患者	擦干患者面部，协助其取舒适体位，整理床单位	
查对	再次查对，并交代注意事项	
清洁	分类清洁用物，放净水槽内的水，擦干水槽。将口含嘴（或面罩）、雾化罐、螺纹管清洗后浸泡于消毒液内30min，洗净晾干备用，洗手	

注意事项：

①使用前检查雾化器各部件是否完好，有无松动、脱落等异常情况。

②水槽和雾化罐内切忌加温水或热水，水槽内无水时不可开机，以免损坏机器。

③水槽底部的晶体换能器和雾化罐底部的透声膜薄而质脆，易破碎，操作中注意不要损坏。

④严格执行查对制度。

⑤一般每次定时 15 ～ 20min。

⑥水槽内须保持有足够的冷水,如发现水温超过 50℃或水量不足,应关机,更换或加入冷蒸馏水。

⑦连续使用雾化器时,中间须间隔 30min。

2. 氧气雾化吸入法

氧气雾化吸入法是利用高速氧气气流,使药液形成雾状,随吸气进入呼吸道的方法。

(1)目的:

①治疗呼吸道感染:消除炎症,减轻咳嗽,稀释痰液,帮助祛痰。

②改善通气功能:解除支气管痉挛,使气道通畅。

(2)评估:患者病情、治疗情况、意识状态、呼吸状况(有否呼吸困难、咳嗽、咳痰),患者心理反应、自理能力、合作程度。

(3)准备:

①患者准备:患者理解吸入目的,愿意接受;患者能正确配合雾化吸入;患者的症状减轻或消失。

②护士准备:着装整洁、洗手,做好解释工作。

③用物准备:治疗车上置超声波雾化器一套、药液、冷蒸馏水、水温计。

④环境的准备:安静整洁,温湿度适中,光线充足。

(4)实施:见表 2-8-3。

表 2-8-3　　　　　　　　　氧气雾化吸入实践过程及要点说明

	实践过程	要点说明
准备	护士准备:衣帽整洁、洗手、戴口罩	
评估	携用物至床旁,查对患者及腕带上的床号、姓名等并解释	保证给药正确
连接	连接雾化器的接气口于氧气装置的橡皮管口,调节氧气流量至 6 ～ 10L/min	氧气湿化瓶内勿放水
雾化核对指导	协助患者取舒适卧位,指导患者手持雾化器,将吸嘴放入口中,紧闭嘴唇,吸气时按住出气口,呼气时手指移开出气口,用鼻呼气,如此反复,直至药液吸完为止	严禁接触烟火和易燃品
整理	取出雾化器,关闭氧气开关 协助清洁口腔,整理床单位,清理用物	
查对记录	洗手,记录	

注意事项:

①使用前检查雾化吸入器连接完好、不漏气。

②严格执行查对制度。

③氧气湿化瓶内勿放水，以免液体进入雾化吸入器内使药液稀释。

④操作中，严禁接触烟火和易燃品。

⑤一次性雾化吸入器用后按规定处理。

五、知识技能应用

以小组为单位展示课前小组学习情况，通过自评、互评、老师点评、引导、分析、解惑、总结等方法进行学习。也可采用头脑风暴法、案例分析法、项目引导法等灵活运用，完成本次学习任务，实现学习目标。

（一）情景模拟

案例一：患者王佳，女，45岁，因小细胞低色素性贫血，并发上呼吸道感染，住院治疗。近日咳嗽加剧，痰液黏稠，不易咳出。医嘱：雾化吸入。请正确执行医嘱。

案例二：患者李某，女，68岁，慢性支气管炎，近日咳嗽加剧，痰液黏稠，不易咳出来院就诊。医嘱：林可霉素 0.5g IM bid，α－糜蛋白酶雾化吸入 qd。请正确为患者完成雾化吸入。

（二）课堂应用

请指出图 2-8-1、图 2-8-2 各部分的名称及调节要求。

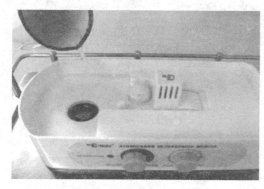

图 2-8-1

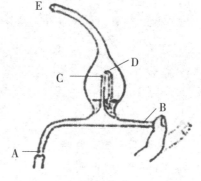

图 2-8-2

六、课后练习

（一）A$_1$ 型题

1.需连续使用超声雾化吸入器时，应间隔（   ）。

  A. 10min   B. 20min   C. 30min   D. 40min   E. 60min

2.超声雾化吸入后，不需浸泡消毒的是（   ）。

  A. 面罩   B. 口含嘴   C. 螺纹管   D. 雾化罐   E. 水槽

3.使用超声波雾化器时，雾化罐内放入药液稀释至（   ）。

  A. 5～10ml   B. 10～15ml   C. 15～20ml   D. 20～30ml   E. 30～50ml

4. 使用超声波雾化器过程中，水槽内蒸馏水的温度不应超过（　　）。

    A. 30℃　　　　　B. 40℃　　　　　C. 50℃　　　　　D. 60℃　　　　　E. 70℃

5. 氧气雾化吸入时，调节氧流量为（　　）。

    A. 2～4L/min　　　　　　　　B. 4～6L/min　　　　　　C. 6～10L/min

    D. 10～12L/min　　　　　　　E. 12～14L/min

6. 超声波雾化吸入操作错误的是（　　）。

    A. 水槽内加入冷蒸馏水，液面高度约为 30cm

    B. 雾化罐内放入药液稀释至 30～50ml

    C. 接通电源后，先开电源开关，再开雾量开关

    D. 使用过程中如水槽的水温超过 100℃，应及时更换

    E. 应先关雾量开关，再关电源开关

7. 超声波物化吸入法的目的不包括（　　）。

    A. 稀释痰液，帮助祛痰　　　B. 湿化呼吸道　　　　　C. 治疗鼻炎

    D. 治疗肺癌　　　　　　　　E. 解除支气管痉挛

8. 易风化潮解的药物应放在（　　）。

    A. 有色瓶内　　　　　　　　B. 阴凉干燥处　　　　　C. 避光纸盒内

    D. 密封瓶中　　　　　　　　E. 冰箱内

9. 以下哪些药品属于易氧化、光解的药物（　　）。

    A. 乙醇　　　　　　　　　　B. 过氧乙酸　　　　　　C. 过氧化氢

    D. 酵母片　　　　　　　　　E. 维生素 C

10. 发口服药时，如遇患者外出不在，正确的做法是（　　）。

    A. 暂不发药并交班　　　　　B. 药放于床旁桌上

    C. 交同病室患者保存　　　　D. 放在抽屉内

    E. 与下一次药同时发

11. 助消化药服用的时间是（　　）。

    A. ac　　　　　B. pc　　　　　C. pm　　　　　D. am　　　　　E. dc

12. 下列哪类药物在服药前需测量脉率（　　）。

    A. 氟美松　　　B. 强心甙　　　C. 氨茶碱　　　D. 安定　　　E. 速尿

13. 下列外文缩写的中文译意，错误的是（　　）。

    A. qod——隔日 1 次　　　　B. qd——每日 1 次

    C. hs——每晚 1 次　　　　　D. qid——每日 4 次

    E. bid——每天 2 次

（二）A₂ 型题

1. 患者王某，慢性支气管炎，肺气肿，近几天咳嗽加剧，痰液黏稠不易咳出。作雾

化吸入，药液首选（　　　）。

A. 氨茶碱　　　　　　　　B. 舒喘灵　　　　　　　　C. α-糜蛋白酶

D. 地塞米松　　　　　　　E. 卡那霉素

2. 患者小张在进行雾化吸入，护士进行的操作错误的是（　　　）。

A. 水槽内加冷蒸馏水要浸没雾化罐的透声膜

B. 先开电源开关，再开雾化开关

C. 若水槽内的水温超过 100℃应关机换水

D. 每次治疗 15～20min

E. 治疗结束雾化罐及"口含嘴"用消毒液浸泡后洗净晾干备用

3. 患者张某因咽喉疼痛伴有咳嗽、咳痰，医生开了抗生素、止咳糖浆等三种药。他
　　服用药的方法哪种是对的（　　　）。

A. 饭前一起服用　　　　　　B. 饭后一起服用

C. 两餐之间一起服用　　　　D. 最后服用止咳糖浆，不立即饮水

E. 先服用止咳糖浆，然后服用其他药

4. 方女士，为咳嗽发作患者，做超声雾化吸入。护士在操作中不妥的是（　　　）。

A. 解释、核对　　　　　　　B. 接通电源，调定时间 20min

C. 将口含管放入患者口中，嘱紧闭口唇深呼吸

D. 若水槽内水温超过 30℃立即换水

E. 雾化完毕先关雾化开关，再关电源开关

5. 患儿小红，11 个月，因佝偻病用鱼肝油治疗，每次 6 滴，每日一次。护士每次配
　　药前在药杯内加入少量温开水的目的是（　　　）。

A. 减轻药味刺激　　　　　　B. 避免油腻

C. 防止药量损耗，保证剂量准确

D. 有利于药物吸收　　　　　E. 药杯易于清洗

患者张某，70 岁，有慢性支气管炎病史，最近咳嗽加剧，痰黏稠，伴呼吸困难，给
予超声雾化吸入治疗。回答 6、7 题。

6. 为患者治疗的首选药物是（　　　）。

A. 庆大霉素　　　　　　　　B. 沙丁胺醇　　　　　　　C. 地塞米松

D. α-糜蛋白酶　　　　　　　E. 氨茶碱

7. 指导患者做超声雾化吸入治疗时，错误的是（　　　）。

A. 先解释说明目的　　　　　B. 打开电源调雾量

C. 嘱患者闭口深吸气　　　　D. 吸入时间 15min

E. 治疗毕，先关电源开关，再关雾化开关

（苑秋兰）

113

8.4　注射给药的护理

一、学习目标

知识目标

1. 阐述注射原则。

2. 说出常用注射用物及作用。

3. 描述皮下、皮内、肌肉及静脉注射的定义、目的。

4. 描述皮下、皮内、肌肉及静脉注射的常用部位及定位法。

5. 叙述皮下、皮内、肌肉及静脉注射的方法。

6. 熟记各种注射法的注意事项。

能力目标

1. 能根据注射目的不同选择合适的注射方法及部位。

2. 遵守注射原则和药疗原则，能正确实施皮内注射法。

3. 遵守注射原则和药疗原则，能正确实施皮下注射法。

4. 遵守注射原则和药疗原则，能正确实施肌肉注射法。

5. 遵守注射原则和药疗原则，能正确实施静脉注射法。

6. 具有与患者沟通、健康教育的能力，具有与他人合作的能力。

7. 具有慎独修养。

二、学习重点和难点

重　点：注射原则，各种注射法的目的，各种注射法的方法及定位，注射的注意事项。

难　点：各种注射法的方法及定位。

三、工作情境及任务

情境一：患者，男，32岁，发热，体温39.2℃，咳嗽，有黄色脓痰。医生诊断为上呼吸道感染，建议进行肌内注射给药加快治疗效果。患者同意医生的建议，取药后到门诊注射室。

任务一：注射药物应遵守的操作规程是什么？

任务二：护士应如何正确地吸取药液？

情境二：患者，女，45岁，因小细胞低色素性贫血，并发上呼吸道感染，住院治疗。医嘱：青霉素80万 U im Bid。患者以前未用过此药。请对此患者进行皮肤过敏试验。

任务一：根据不同的皮内注射目的选择合适的注射部位。

任务二：为患者正确实施皮内注射。

任务三：皮肤过敏试验，过敏反应的抢救。

情境三：患者，男性，45岁，患Ⅰ型糖尿病，需要长期进行皮下注射普通胰岛素。

任务一：为患者选择合适的皮下注射部位。

任务二：正确实施皮下注射。

情境四：李某，男性，40岁，早上起床时感觉发热、头痛、全身肌肉酸痛，到门诊就诊。查体温38.5℃，诊断上呼吸道感染。医嘱：罗通定60mg*1支 im st。

任务一：为成年患者正确进行肌内注射定位。

任务二：能为不同病情的患者正确安置肌内注射时的体位。

任务三：为成年患者进行肌内注射。

情境五：患者，男性，78岁，肝癌晚期并发肝性脑病，病情危重，意识模糊。根据病情需要为该患者实施肌内注射。

任务一：能为不同病情的患者正确安置肌内注射时的体位。

情境六：患儿，女，1岁，因支气管肺炎入院，T 39.7℃，P 122次/min，R 25次/min。医嘱：青霉素40万U im bid，维生素C 0.2g，止咳糖浆5ml、口服 tid。青霉素皮试阴性后，护士应如何为该患者选择肌内注射的部位？

任务一：为2岁以下婴幼儿进行肌内注射。

情境七：患者，女性，45岁，因小细胞低色素性贫血住院治疗，治疗过程中病情逐渐加重，采取了输血疗法，患者在输血中出现手足抽搐、血压下降、心率缓慢等，经诊断为枸橼酸钠中毒反应。医嘱：静脉注射10%葡萄糖酸钙10ml。请执行此医嘱。

任务一：正确实施四肢静脉注射。

四、知识储备和理论学习

（一）注射原则

1.严格遵守无菌操作原则

（1）注射前护士必须洗手、戴口罩，保持衣帽整洁。

（2）注射部位严格按要求进行消毒，并保持无菌。

（3）皮肤常规消毒方法：用棉签蘸取2%碘酊溶液，以注射点为中心向外螺旋式旋转涂擦，直径在5cm以上，待碘酊干后，用75%乙醇溶液以同法脱碘，范围要大于碘酊消毒面积，待干后方可注射（或用0.5%碘伏溶液以同法涂擦消毒，无须脱碘）。

2.严格执行查对制度

做好"三查七对",仔细检查药液,如发现药液变质、变色、混浊、沉淀、过期或安瓿有裂痕等现象,不可应用。

3.严格执行消毒隔离制度

注射时做到一人一针、一人一止血带、一人一垫巾。所用物品须先浸泡消毒,再处理。对一次性物品应按规定处理,不可随意丢弃。

4.选择合适的注射器和针头

根据药物剂量、黏稠度和刺激性的强弱选择注射器和针头。注射器应完整无损,不漏气;针头锐利、无钩、不弯曲,型号合适;注射器和针头衔接紧密。一次性注射器须在有效时间内使用且包装须密封。

5.选择合适的注射部位

注射部位应避开神经、血管处,不可在炎症、瘢痕、硬结、患皮肤病处进针。对需长期注射的患者,应经常更换注射部位。

6.注射药液现配现用

药液按规定注射时间临时抽取,及时注射,以防药物效价降低或被污染。已抽吸药液的注射器针梗不可暴露在空气中。

7.注射前注射器内空气要排尽

注射前要检查注射器内有无空气,尤其是静脉注射,以防气体进入血管形成空气栓塞。排气时,防止药液浪费。

8.注药前检查回血

进针后,推注药液前,抽动注射器活塞,检查有无回血。动、静脉注射必须见有回血方可注入药物。皮下、肌内注射如有回血,须拔出针头重新进针,不可将药液注入血管。

9.掌握减轻疼痛的注射技术

(1)解除患者思想顾虑,分散其注意力,取合适部位,使肌肉放松,易于进针。

(2)注射时做到"二快一慢",即进针、拔针快,推药慢。推药速度要均匀。

(3)注射刺激性较强的药物,选用细长针头,进针要深。如需同时注射多种药物,一般先注射刺激性较弱的药物,再注射刺激性强的,同时注意药物配伍禁忌。

(二)常用注射用物

1.注射盘

(1)无菌持物镊。

(2)皮肤消毒液2%碘酊(或0.5%碘伏)、75%乙醇溶液。

(3)砂轮、棉签、弯盘、酒精棉球、开瓶器,静脉注射时加止血带和塑料小枕。

2. 注射器及针头

注射器由乳头、空筒、活塞、活塞轴、活塞柄构成（图2-8-3），其规格有1、2、5、10、20、30、50、100ml 等共8种。

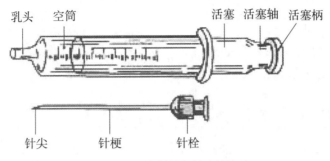

乳头　空筒　　　　　　　活塞　活塞轴　活塞柄

针尖　　　　针梗　　　　针栓

图2-8-3　注射器和针头的构造

针头由针尖、针梗、针栓三部分组成。其常用型号有4.5，5，5.5，6，6.5，7，8，9 号等数种。

3. 各种注射器、针头的规格及用途（表2-8-4）

表2-8-4　　　　　　　　　注射器、针头的规格及用途

用途	注射器	针头型号
皮内注射，注射小剂量药液	1ml	4.5 号
皮下注射	1ml、2ml	5～6号
肌内注射、静脉采血	2ml、5ml	6～7号
静脉注射、静脉采血	5、10、20、30、50、100ml	6～9号

4. 药物

常用药物有溶液、油剂、混悬液、结晶和粉剂等。

（三）药液抽吸法

1. 操作步骤

见表2-8-5。

表2-8-5　　　　　　　　　药液抽吸实践过程及要点说明

实践过程		要点说明
准备		
核对、备药	护士洗手、戴口罩，核对医嘱及执行单，检查药物	严格无菌操作及查对制度
自安瓿内吸取药液	消毒及折断安瓿：将安瓿尖端药液弹至体部，在安瓿颈部划一锯痕，用乙醇棉球消毒后折断安瓿	防止锐器伤
	持注射器，将针头斜面向下置入安瓿内的液面下，持活塞柄，抽动活塞吸取药液，见图2-8-4、图2-8-5	避免污染

（续表）

实践过程		要点说明
自密封瓶内吸取药液	除去铝盖中心部分，常规消毒瓶塞，待干 注射器内吸入与所需药液等量的空气，将针头插入瓶内，注入空气（以增加瓶内压力，利于吸药） 倒转药瓶，使针头在液面下，吸取药液至所需量，以食指固定针栓，拔出针头，见图 2-8-6	
排气	将针头垂直向上，轻拉活塞，使针梗中药液流入注射器，并使气泡集于乳头口，轻推活塞，驱出气体	避免药液浪费
备用	排气毕，将安瓿或药瓶套在针头上，再次核对	避免污染

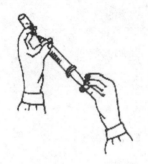 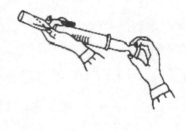

图 2-8-4　自小安瓿内抽取药液　　图 2-8-5　自大安瓿内抽取药液

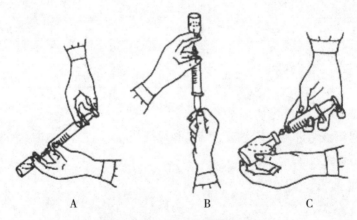

　　　A　　　　　　　　　B　　　　　　　　　C

图 2-8-6　自密封瓶内抽取药液

2. 注意事项

（1）严格执行查对制度及无菌操作原则。

（2）安瓿颈部若有蓝色标记，则不须划痕，消毒颈部后，用棉球按住颈部标记的下方，折断安瓿。

（3）针头不可触及安瓿外口，针尖斜面向下有利于吸药。

（4）抽药时不可用手握住活塞，以免污染药液。

（5）吸取结晶、粉剂药物时，用无菌 0.9% 氯化钠溶液或注射用水或专用溶媒将其充分溶解后吸取。

（6）混悬剂摇匀后立即吸取。

（7）油剂可先加温或双手对搓药瓶（药液易被热破坏者除外）后，用稍粗针头吸取。

（8）如注射器乳头偏向一边，排气时使注射器乳头向上倾斜，使气泡集中于乳头根部，驱出气体套上安瓿（也可套针头套，但须将安瓿或药瓶放于旁边，以便查对）。

（四）常用注射法

1. 皮内注射法

皮内注射法指将小量药液或生物制品注射于表皮和真皮之间的方法。

（1）目的：进行药物过敏试验，以观察有无过敏反应；预防接种；局部麻醉的起始步骤。

（2）部位：

①皮内试验：前臂掌侧下段。该处皮肤较薄且肤色较浅，易于注射，易于辨认局部反应。

②预防接种：上臂三角肌下缘。

③局部麻醉：实施局部麻醉处。

（3）评估：患者病情、治疗情况及有无药物过敏史，患者意识状态、心理状态及合作程度，患者注射部位的皮肤状况。

（4）准备：

①患者准备：患者理解注射目的，愿意接受并配合；患者获得药物的一般知识；患者达到预期的注射效果。

②护士准备：着装整洁、洗手，做好解释工作。

③用物准备：注射盘内加1ml注射器、4.5号针头、注射卡及药液；如为药物过敏试验，另备0.1%盐酸肾上腺素溶液。

④环境的准备：安静整洁，温湿度适中，光线充足。

（5）实施：见表2-8-6。

表2-8-6　　　　　　　　　　皮内注射实践过程及要点说明

实践过程		要点说明
准备		
核对、备药	核对注射单与医嘱，洗手、戴口罩，备齐用物。铺无菌盘，查对注射卡、药液、锯安瓿、开瓶一次完成 抽取药液（或配制皮试溶液放于无菌盘内）	严格无菌操作及查对制度
评估、核对，解释、询问过敏史	携物至床边，核对、称呼患者，解释操作目的。若做药物皮肤试验，应详细询问"三史"（过敏史、家族史、药物史），确定注射部位	

（续表）

实践过程		要点说明
消毒皮肤	协助患者显露注射部位，用75%乙醇棉签消毒皮肤，待干	忌用碘酊消毒，以免因脱碘不彻底影响局部反应的观察，且易和碘过敏反应相混淆
再次核对	再次核对，排尽空气	
注射	左手绷紧注射部位的皮肤，右手持注射器，针头斜面向上与皮肤呈5°刺入皮内，左手拇指固定针栓，右手注入药液0.1ml成皮丘，见图2-8-7	
拔针	拔针，勿按揉注射部位	
再次核对	再次核对床号、姓名，保证患者用药安全	
观察	计时20min告知患者配合事项，按时观察反应	注意观察
体位整理	整理床单位，协助患者保持舒适体位	
对照试验	若需做对照试验，须用另一注射器和针头，在另一前臂相同部位注入0.1ml 0.9%氯化钠溶液，20min后对照观察反应	若怀疑假阳性，用对照试验
整理	清理用物，初步消毒处理，洗手，记录	

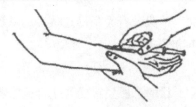

图2-8-7 皮内注射法

注意事项：

①确认药物和注射方法，贯彻无菌操作原则，保持用物和药液无菌，避免交叉感染。

②保证有效的消毒疗效，忌用碘酊消毒，以免因脱碘不彻底影响局部反应的观察，且易和碘过敏反应相混淆。

③若怀疑假阳性，用对照试验。

（6）评价：见表2-8-7。

表2-8-7　　　　　　　　　皮内注射操作评价

项目	分值	操作要点	技术要点	扣分标准	扣分
仪表	5	按要求着护士装（主要包括护士服、帽子、鞋）	仪表端庄，服装整洁	一处不符合要求扣2.5分	
操作前准备	15	评估患者：询问患者病情、用药史、过敏史家族史，意识状态、患者自理及合作程度，注射部位皮肤情况	评估患者正确	①未评估扣3分②评估缺一项扣1分	
		告知患者：操作目的、指导患者配合	告知患者内容准确、全面	①未告知扣3分②告知不全一项扣1分	

（续表）

项目	分值	操作要点	技术要点	扣分标准	扣分
操作前准备	15	操作护士：洗手、戴口罩 物品准备：在治疗车上放置治疗单、一次性治疗巾、一次性注射器、药液消毒洗手液、弯盘、消毒液、棉签、砂轮、纱布、备0.1%盐酸肾上腺素（口述急救设备处于备用状态），利器盒放治疗车下层治疗盘内 环境：安静、清洁	洗手（六步洗手法，口述与示意，并说明时间要求，下同）、戴口罩	①未洗手扣3分 ②一处不符合要求扣1分	
			备齐用物，放置合理	一处不符合要求扣1分	
操作过程	60	核对医嘱、治疗本、姓名，检查注射器及药液，抽吸药液剂量准确（两人核对） 携物品至病床旁，再次核对，协助患者取舒适、安全卧位 正确选择注射部位：前臂掌侧下1/3处，用75%酒精消毒皮肤 注射：驱尽注射器内气体，一手绷紧注射皮肤，另一手持注射器进针，针头斜面与皮肤成5°角完全刺入皮内。固定针拴，推注药液0.1ml，形成皮丘，拔针 告知患者注意事项，洗手，记录注射时间，签字。协助患者恢复卧位，将信号灯开关放置患者伸手可及处 观察注射部位的状况及用药后的反应，注意倾听患者主诉 按规定时间，两人共同判断结果	操作前、后核对正确	①未核对扣5分 ②核对漏一项扣2.5分	
			患者体位摆放正确	①未摆放体位扣2.5分 ②体位不舒适扣2分	
			检查注射器、药液方法正确	①未检查扣5分 ②漏检查一项扣2.5分	
			选择注射部位正确，操作程序正确，遵循无菌原则	①选择注射部位不正确扣3分 ②一处不符合要求扣1分	
			洗手方法正确，记录做皮试时间准确，签名清楚	一处不符合要求扣5分	
			消毒、注射、拔针方法正确，结果判断准确	一处不符合要求扣5分	
操作后	10	整理用物：按垃圾分类处理用物 洗手（六步洗手法），记录结果，签字	整理、处理用物方法正确	方法不正确扣4分	
			洗手方法正确，记录结果规范	一处不符合要求扣1分	
质量评价	5	操作流程完整、流畅	全过程稳、准、轻、快，符合操作原则	一处不符合要求扣2分	
时间	5	从洗手到操作结束12min	动作熟练、流畅	时间每超过30s扣1分	
总分	100	实得分合计（ ）		实扣分合计（ ）	

2. 皮下注射法

皮下注射法指将小量药液或生物制品注入皮下组织的方法。

（1）目的：注入小剂量药物，用于不宜口服给药，而需在一定时间内发生药效时；

预防接种；局部麻醉用药。

（2）部位：上臂三角肌下缘、上臂外侧、腹部、后背、大腿外侧方。

（3）评估：患者病情及治疗情况：患者意识状态、肢体活动能力，对给药计划的了解、认识程度及合作程度；患者注射部位的皮肤及皮下组织状况。

（4）准备

①患者准备：患者理解注射目的，愿意接受并配合；患者获得药物的一般知识；患者达到预期的注射效果。

②护士准备：着装整洁、洗手，做好解释工作。

③用物准备：注射盘内加 1～2ml 注射器、5～6 号针头、注射卡及药液。

④环境的准备：安静整洁，温湿度适中，光线充足。

（5）实施：见表 2-8-8。

表 2-8-8　　　　　　　　　　　　皮下注射实践过程及要点说明

实践过程		要点说明
准备		
核对、备药	核对注射单与医嘱，洗手、戴口罩，备齐用物 铺无菌盘，查对注射卡、药液，锯安瓿、开瓶一次完成，抽取药液（或配制皮试溶液放于无菌盘内）	严格无菌操作及查对制度
评估、核对、解释	携物至床边，核对、称呼患者，解释操作目的	
患者准备	取坐位或卧位，选择注射部位（图 2-8-8）；需长期反复皮下注射者（如糖尿病患者长期注射胰岛素），要有计划地经常更换注射部位。护士协助患者显露注射部位	更换注射部位，建立轮流交替注射的计划
消毒皮肤	用 2% 碘酊和 75% 乙醇消毒皮肤，待干	避免应用对皮肤有刺激作用的药物作皮下注射
再次核对	再次核对，排尽空气	
注射	左手绷紧局部皮肤，右手持注射器，食指固定针栓，针头斜面向上与皮肤成 30°～40°，（对过瘦者可捏起注射部位皮肤）迅速刺入针头的 2/3（图 2-8-9）	注射时针头角度不宜超过 45°，以免刺入肌肉层
注药	松开左手，固定针栓，抽吸无回血，缓慢注入药液	
拔针	注射毕，用干棉签轻压针刺处，快速拔针	
再次核对	再次核对，安置患者于舒适体位，整理床单位。保持病室整洁，感谢患者的配合	
观察整理	清理用物，初步消毒处理，洗手，记录（记录用药后反应）	

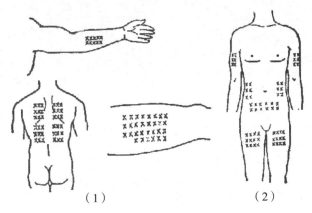

（1）　　　　　　　　　　　　（2）

图 2-8-8　皮下注射常用部位

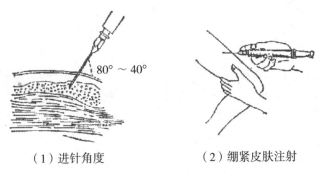

（1）进针角度　　　　　　（2）绷紧皮肤注射

图 2-8-9　皮下注射法

注意事项：

①注射时针头角度不宜超过 45°，以免刺入肌肉层。

②避免应用对皮肤有刺激作用的药物作皮下注射。

③经常注射者应更换注射部位，建立轮流交替注射的计划。

④注射少于 1ml 的药液时，须用 1ml 注射器抽吸药液，以保证注入的药液计量正确。

（6）评价：见表 2-8-9。

表 2-8-9　　　　　　　　　　　　皮下注射操作评价

项目	分值	操作要点	技术要点	扣分标准	扣分
仪表	5	按要求着护士装（主要包括护士服、帽子、鞋）	仪表端庄，服装整洁	一处不符合要求扣 2.5 分	
操作前准备	15	评估患者：询问患者病情及治疗情况，意识状态、患者自理及合作程度，注射部位皮肤及皮下组织情况 告知患者：操作目的、指导患者	评估患者正确	①未评估扣 3 分 ②评估缺一项扣 1 分	

（续表）

项目	分值	操作要点	技术要点	扣分标准	扣分
操作前准备	15	配合 操作护士：洗手、戴口罩 物品准备：在治疗车上放置治疗单、一次性治疗巾、一次性注射器、药液，消毒洗手液、弯盘、消毒液、棉签、砂轮、纱布，利器盒放治疗车下层治疗盘内 环境：安静、清洁	告知患者内容准确、全面	①未告知扣3分 ②告知不全一项扣1分	
			洗手（六步洗手法，口述与示意，并说明时间要求，下同）、戴口罩	①未洗手扣3分 ②一处不符合要求扣1分	
			备齐用物，放置合理	一处不符合要求扣1分	
操作过程	60	核对医嘱、治疗本、姓名，检查注射器及药液，抽吸药液剂量准确（两人核对） 携物品至病床旁，再次核对，解释注射目的和注意事项，协助患者取坐位或卧位 正确选择注射部位：上臂三角肌下缘，用2%碘酊和75%酒精消毒皮肤 注射：驱尽注射器内气体，一手绷紧注射皮肤，另一手持注射器进针，针头斜面向上与皮肤成30°～40°角迅速刺入针头的2/3。固定针栓，抽吸无回血，缓慢注入药液，毕，干棉签按压快速拔针 再次核对，洗手（消毒洗手液洗手）、签字。协助患者恢复卧位，将信号灯开关放置患者伸手可及处，整理床单位 观察注射部位的状况及用药后的反应，注意倾听患者主诉	操作前、后核对正确	①未核对扣5分 ②核对漏一项2.5分	
			患者体位摆放正确	①未摆放体位2.5分 ②体位不舒适扣2分	
			检查注射器、药液方法正确	①未检查扣5分 ②漏检查一项2.5分	
			选择注射部位正确，操作程序正确，遵循无菌原则	①选择注射部位不正确扣3分 ②一处不符合要求扣1分	
			洗手正确、签名清楚	一处不符合要求扣2分	
			消毒、注射、拔针正确	一处不符合要求扣5分	
			沟通、解释语言恰当	一处不符合要求扣2分	
			密切观察患者病情变化	一处不符合要求扣1分	
			观察患者用药后反应	观察不到位扣5分	
操作后	10	整理用物：按垃圾分类处理用物 洗手（六步洗手法）、记录结果、签字	整理、处理用物方法正确	处理方法不正确扣4分	
			记录结果规范	一处不符合要求扣1分	
质量评价	5	操作流程完整、流畅	全过程稳、准、轻、快，符合操作原则	一处不符合要求扣2分	
时间	5	从洗手到操作结束12min	动作熟练、流畅	时间每超过30s扣1分	
总分	100	实得分合计（　　　　　）		实扣分合计（　　　　　）	

3.肌内注射法

肌内注射法指将一定量药液注入肌肉组织的方法。

（1）目的：不宜或不能口服或静脉注射，且要求比皮下注射更迅速发生疗效时；用于注射刺激性较强或药量较大的药物。

（2）部位：一般选择肌肉丰厚且距大血管、大神经较远处。最常用的部位为臀大肌，其次为臀中肌、臀小肌、股外侧肌及上臂三角肌。

①臀大肌注射定位法：十字法，即从臀裂顶点向左或向右侧作一水平线，然后从髂嵴最高点作一垂线，将一侧臀部分为四个象限，其外上象限（避开内角）为注射区；连线法，即从髂前上棘至尾骨作一连线，其外 1/3 处为注射部位。

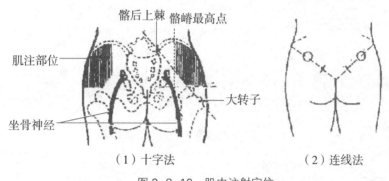

（1）十字法　　　　　　（2）连线法

图 2-8-10　肌内注射定位

②臀中肌、臀小肌注射定位法：以示指尖和中指尖分别置于髂前上棘和髂嵴下缘处，在髂嵴、示指、中指之间构成一三角形区域，其示指与中指构成的内角为注射区；髂前上棘外侧三横指处（以患者的手指宽度为准）。

③股外侧肌注射定位法：大腿中段外侧。一般成人可取髋关节下 10cm 至膝关节上 10cm 的范围。此处大血管、神经干很少通过，且注射范围较广，可供多次注射。尤适用于 2 岁下幼儿。

④上臂三角肌注射定位法：上臂外侧，肩峰下 2～3 横指处。此处肌肉较薄，只可作小剂量注射。

（3）评估：患者病情及治疗情况；患者意识状态、肢体活动能力，对给药计划的了解、认识程度及合作程度；患者注射部位的皮肤及肌肉组织状况。

（4）准备：

①患者准备：患者理解注射目的，愿意接受并配合；患者注射部位未发生硬结、感染；患者达到预期的注射效果。

②护士准备：着装整洁、洗手，做好解释工作。

③用物准备：注射盘内加 2～5ml 注射器、6～7 号针头、注射卡及药液。

④环境的准备：安静整洁，温湿度适中，光线充足。

（5）实施：见图 2-8-11、表 2-8-10。

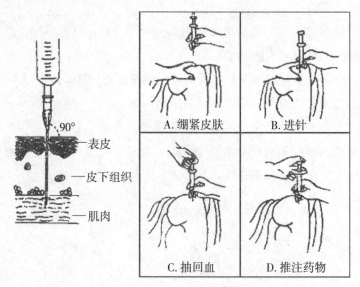

图 2-8-11　肌内注射法

表 2-8-10　　　　　　　　　　肌肉注射实践过程及要点说明

实践过程		要点说明
准备		
核对、备药	核对注射单与医嘱，洗手、戴口罩，备齐用物铺无菌盘，查对注射卡、药液，锯安瓿、开瓶一次完成，抽取药液（或配制皮试溶液放于无菌盘内）	严格无菌操作及查对制度
评估、核对、解释	携用物至床边，核对、称呼患者，解释（说明注射目的和注意事项，取得合作）	两种药液同时注射时，应注意配伍禁忌
患者准备	协助患者取适当体位，显露注射部位	
消毒皮肤	以 2% 碘酊和 75% 乙醇常规消毒皮肤	
再次核对	再次核对，排尽空气	
注射	左手绷紧注射部位皮肤，右手持注射器，如握笔姿势，以中指固定针栓，将针头与皮肤呈 90° 迅速刺入 2.5～3cm（针头的 2/3，对消瘦者及病儿酌减）；与患者交谈，以转移患者注意力，减轻疼痛	注射时注意避免损伤坐骨神经
注药拔针	左手放松绷紧皮肤的手，抽动活塞，如无回血，固定针头，缓慢注入药液。注射毕，用干棉签按压针眼，快速拔针	对 2 岁以下婴幼儿不宜选用臀大肌注射，应选用臀中肌或臀小肌注射
再次核对	再次核对床号、姓名。整理床单位，协助患者躺卧舒适，清理用物，保持病室整洁，感谢患者的配合	
整理	初步消毒处理，洗手，记录（记录用药后反应）	

注意事项：

①注射时注意避免损伤坐骨神经。

②两种药液同时注射时，应注意配伍禁忌。

③对 2 岁以下婴幼儿不宜选用臀大肌注射。幼儿在未能独立行走前，其臀部肌肉发育不完善，臀大肌注射有损伤坐骨神经的危险，应选用臀中肌或臀小肌注射。

④臀大肌注射时，为使局部肌肉放松、减轻疼痛与不适，可采用以下姿势：侧卧位（上腿伸直，放松，下腿稍弯曲）、俯卧位（足尖相对，足跟分开，头偏向一侧）、仰卧位（用于臀中肌、臀小肌注射法）、坐位（门诊患者的常用体位，用于上臂三角肌或臀部肌内注射）。

（6）评价：见表 2-8-11。

表 2-8-11 肌内注射操作评价

项目	分值	操作要点	技术要点	扣分标准	扣分
仪表	5	按要求着护士装（主要包括护士服、帽子、鞋）	仪表端庄，服装整洁	一处不符合要求扣 2.5 分	
操作前准备	15	评估患者：询问患者病情及治疗情况，意识状态、患者自理及合作程度，注射部位皮肤及肌肉组织情况	评估患者正确	①未评估扣 3 分②评估缺一项扣 1 分	
		告知患者：操作目的、指导患者配合	告知患者内容准确、全面	①未告知扣 3 分②告知不全一项扣 1 分	
		操作护士：洗手、戴口罩物品准备：在治疗车上放置治疗单、一次性治疗巾、一次性注射器、药液消毒洗手液、弯盘、消毒液、棉签、砂轮、纱布，利器盒放治疗车下层	洗手（六步洗手法，口述与示意，并说明时间要求，下同）、戴口罩	①未洗手扣 3 分②一处不符合要求扣 1 分	
		环境：安静、清洁	备齐用物，放置合理	一处不符合要求扣 1 分	
操作过程	60	核对医嘱、治疗本、姓名，检查注射器及药液，抽吸药液准确（两人核对）	操作前、后核对正确	①未核对扣 5 分②核对漏一项 2.5 分	
		携物品至病床旁，再次核对，解释注射目的和注意事项，协助患者取适当卧位	患者体位摆放正确	①未摆放体位扣 2.5 分②体位不舒适扣 2 分	
		正确选择注射部位：臀大肌、臀中小肌等，用 2% 碘酊和 75% 酒精消毒皮肤	检查注射器、药液方法正确	①未检查扣 5 分②漏检查一项 2.5 分	
		注射：驱尽注射器内气体，一手绷紧注射皮肤，另一手持注射器进针，针头与皮肤成 90° 角迅速刺入针头的 2/3。固定针栓，抽吸无回血，缓慢注入药液，毕，干棉签按压快速拔针	选择注射部位正确，操作程序正确，遵循无菌原则	①选择注射部位不正确扣 5 分②其他一处不符合要求扣 1 分	
			洗手正确、签名清楚	未洗手、记录、签名各扣 2 分	

（续表）

项目	分值	操作要点	技术要点	扣分标准	扣分
操作过程	60	再次核对，洗手（消毒洗手液洗手）、签字。协助患者恢复卧位，将信号灯开关放置患者伸手可及处，整理床单位 观察注射部位的状况及用药后的反应，注意倾听患者主诉	消毒、注射、拔针正确	一处不符合要求扣5	
			沟通、解释语言恰当，密切观察患者病情变化	一处不符合要求扣3分	
操作后	10	整理用物：按垃圾分类处理用物 洗手（六步洗手法）、记录结果、签字	整理、处理用物方法正确	处理方法不正确扣4分	
			洗手正确、记录规范	一处不符合要求扣1分	
质量评价	5	操作流程完整、流畅	全过程稳、准、轻、快，符合操作原则	一处不符合要求扣2分	
时间	5	从洗手到操作结束12min	动作熟练、流畅	时间每超过30s扣1分	
总分	100	实得分合计（ ）		实扣分合计（ ）	

4. 静脉注射法

静脉注射法是自静脉注入药液的方法。

（1）目的：药物不宜口服、皮下、肌内注射，或需迅速发生药效；注入药物做某些诊断性检查；输液或输血；静脉营养治疗。

（2）部位：

①四肢浅静脉：常用肘部浅静脉（贵要静脉、正中静脉、头静脉）及腕部、手背、足背部浅静脉，见图2-8-12。

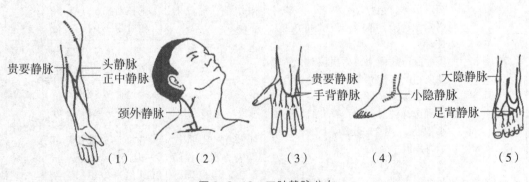

图2-8-12 四肢静脉分布

②头皮静脉：小儿头皮静脉极为丰富，分支甚多，互相沟通交错成网，且静脉表浅易见，易于固定，方便患儿肢体活动，故患儿静脉注射采用头皮静脉。

③股静脉：位于股三角区，在股神经和肌动脉的内侧（图 2-8-13）。

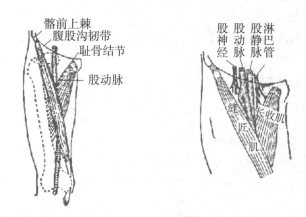

图 2-8-13　股静脉注射定位

（3）评估：患者病情及治疗情况，意识状态、肢体活动能力；患者对给药计划的了解、认识程度及合作程度；患者穿刺部位的皮肤状况、静脉充盈度及管壁弹性。

（4）准备：

①患者准备：患者理解注射目的，愿意接受并配合；注射部位无渗出、肿胀，无感觉；疗效显著，患者有安全感。

②护士准备：着装整洁、洗手，做好解释工作。

③用物准备：注射盘内加注射器（规格视药量而定）、6～9号针头或头皮针、止血带、注射用小枕、胶布、注射卡及药液。

④环境的准备：安静整洁，温湿度适中，光线充足。

（5）实施：

①四肢静脉注射，见表 2-8-12。

表 2-8-12　　　　　　　　　　　四肢静脉注射实践过程及要点说明

实践过程		要点说明
准备		
核对、备药	核对注射单与医嘱，洗手、戴口罩，备齐用物 铺无菌盘，查对注射卡、药液，锯安瓿、开瓶一次完成，抽取药液（或配制皮试溶液放于无菌盘内）	严格无菌操作及查对制度
评估、核对、解释	携物至床边，核对，称呼患者，解释注射目的	两种药液同时注射时，应注意配伍禁忌
患者准备	协助或安置患者，显露注射部位。在穿刺部位的肢体下垫小枕，在穿刺部位上方约 6cm 处扎止血带	

实践过程		要点说明
消毒皮肤	用 2% 碘酊消毒皮肤，待干后以 75% 乙醇溶液脱碘。严格执行注射原则	
再次核对	再次核对，排尽注射器内空气	
注射	嘱患者握拳，使静脉充盈。左手绷紧静脉下端皮肤，右手持注射器，针头斜面向上与皮肤成 20° 自静脉上方或侧方刺入皮下，再沿静脉方向潜行刺入静脉。见回血，松开止血带，固定针头，缓慢注入药液。嘱患者松拳，边注药边询问患者有无不适	自静脉上方或侧方进针，见回血再进针少许
注药、拔针	注射过程要试抽回血，检查针头是否仍在静脉内。若局部疼痛、肿胀，试抽无回血，提示针头滑出静脉，应拔出针头，更换部位、针头，重新注射。注射毕，以干棉签轻压穿刺点及上方，迅速拔针按压进针点片刻。嘱患者屈肘，减少疼痛出血	
再次核对	再次核对，整理床单位，助患者躺卧舒适。保持床单位整洁，感谢患者的配合	
整理	清理用物，初步消毒处理，洗手并记录	

②小儿头皮静脉注射，见表 2-8-13。

表 2-8-13　　　　　　　　小儿头皮静脉实践过程及要点说明

实践过程		要点说明
准备		
核对、备药	核对注射单与医嘱，洗手、戴口罩，备齐用物 铺无菌盘，查对注射卡、药液，锯安瓿、开瓶一次完成，抽取药液（或配制皮试溶液放于无菌盘内）	严格无菌操作及查对制度 两种药液同时注射时，应注意配伍禁忌
评估、核对、解释	携物至床边，核对姓名、解释注射目的，必要时剃去局部毛发	
患者准备、消毒皮肤	选择静脉，常规消毒皮肤，待干	
再次核对	再次核对，排尽注射器内空气	
注射、注药	由助手固定病儿头部，术者一手拇指、示指固定静脉两端，一手持头皮针，小心沿静脉向心方向平行刺入，见回血后推药少许，如无异常，用胶布固定针头，缓慢推注药液	自静脉平行进针 见回血再进针少许
拔针	注射毕，拔出针头，按压局部	
再次核对、整理	再次核对，清理用物，洗手，记录	

③股静脉注射，见表 2-8-14。

表 2-8-14   **股静脉注射实践过程及要点说明**

实践过程		要点说明
准备		
核对、备药	核对注射单与医嘱，洗手、戴口罩，备齐用物 铺无菌盘，查对注射卡、药液，锯安瓿、开瓶一次完成，抽取药液（或配制皮试溶液放于无菌盘内）	严格无菌操作及查对制度 两种药液同时注射时，应注意配伍禁忌
评估、核对、解释	携物至床边，核对姓名，解释操作目的	
患者准备、消毒皮肤	协助患者取仰卧位，下肢伸直略外展外旋，常规消毒局部皮肤，并消毒术者左手食指和中指	
再次核对	再次核对，排尽注射器内空气	
注射	于腹股沟及股动脉搏动最明显部位并予固定体位，右手持注射器，针头和皮肤成 90° 或 45°，在股动脉内侧 0.5cm 处刺入，抽动活塞见有暗红色血，提示针头已进入股静脉	见回血再进针少许
注药	固定针头，注入药液	
拔针	注射毕，拔出针头，局部用无菌纱布加压止血 3 ~ 5min，确认无出血，方可放松	
再次核对、整理	再次核对，安置患者，清理用物，必要时记录	

④注意事项：

对需长期静脉给药者，为了保护静脉，应有计划地先下后上、由远端向近端地选择血管，进行注射。

按病情及药物性质，掌握注入药物的速度，并随时听取患者的主诉，观察注射部位及病情变化。

头皮静脉注射过程中要约束病儿，防止其抓拽注射局部。

股静脉注射时如抽出血液为鲜红色，提示针头进入股动脉，应立即拔出针头，用无菌纱布加压穿刺处 5 ~ 10min，直至无出血为主。

对组织有强烈刺激的药物，应另备盛有 0.9% 氯化钠溶液的注射器和头皮针，注射时先做穿刺，并注入少量 0.9% 氯化钠溶液，证实针头在血管内，再取下注射器（针头不动），调换抽有药液的注射器进行注射，以防药物外溢而发生组织坏死。

⑤特殊患者的静脉穿刺要点：

肥胖患者皮下脂肪较厚，静脉较深、难以辨认，但较恒定，易于固定，注射时，在摸清血管走向后由静脉上方进针，进针角度稍加大（30° ~ 40°）。

水肿患者可沿静脉解剖位置，用手按揉局部，以暂时驱散皮下水分，使静脉充分显露后再行穿刺。

脱水患者血管充盈不良，穿刺困难。可做局部热敷、按摩，待血管充盈后再穿刺。

老年患者皮下脂肪较少，静脉易滑动且脆性较大，针头难以刺入或易穿破血管对侧。注射时，可用手指分别固定穿刺静脉上下两端，再沿静脉走向穿刺。

⑥静脉注射失败的常见原因：

针头刺入静脉过少，抽吸虽有回血，但松解止血带时静脉回缩，针头滑出血管，药液注入皮下。

针头斜面未完全刺入静脉，部分在血管外，抽吸虽有回血，但推药时药液溢至皮下，局部隆起并有痛感，见图2-8-14（1）。

针头刺入较深，斜面一半穿破对侧血管壁，抽吸有回血，推注少量药液，局部可无隆起，但因部分药液溢出至深层组织，患者有痛感，见图2-8-14（2）。

针头刺入过深，穿破对侧血管壁，抽吸无回血，见图2-8-14（3）。

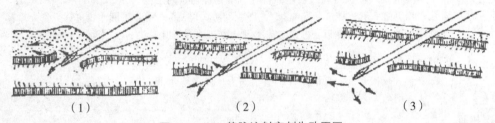

（1）　　　　　　　（2）　　　　　　　（3）

图2-8-14　静脉注射穿刺失败原因

（6）评价：见表2-8-15。

表2-8-15　　　　　　　　　　静脉注射操作评价

项目	分值	操作要点	技术要点	扣分标准	扣分
仪表	5	按要求着护士装（主要包括护士服、帽子、鞋）	仪表端庄，服装整洁	一处不符合要求扣2.5分	
操作前准备	15	评估患者：询问患者病情及治疗情况，意识状态、自理及合作程度，注射部位皮肤状况、静脉充盈度及管壁弹性情况	评估患者正确	①未评估扣3分②评估缺一项扣1分	
		告知患者操作目的，指导患者配合	告知患者内容准确、全面	①未告知扣3分②告知不全一项扣1分	
		操作护士：洗手、戴口罩	洗手（六步洗手法，口述与示意，并说明时间要求，下同）、戴口罩	①未洗手扣3分②一处不符合要求扣1分	
		物品准备：在治疗车上放置治疗单、消毒洗手液、弯盘、消毒液、棉签、砂轮、纱布、利器盒、垃圾袋，治疗盘内放置一次性治疗巾、一次性注射器、头皮针、止血带、注射用小枕、胶布及药液等 环境：安静、清洁	备齐用物，放置合理	①少一件或一件不符合要求扣1分②一处不符合要求扣1分	

（续表）

项目	分值	操作要点	技术要点	扣分标准	扣分
操作过程	60	核对医嘱、治疗本、姓名，检查注射器及药液，抽吸药液准确（两人核对）	操作前、后核对正确	①未核对扣5分 ②核对漏一项扣2.5分	
		携物品至病床旁，再次核对，解释注射目的和注意事项。协助患者取适当卧位	患者体位摆放正确	①未摆放体位扣2.5分 ②体位不舒适扣2分	
		正确选择注射部位：在穿刺部位的肢体下垫小枕，在穿刺部位上方6cm处扎止血带，用2%碘酊和75%酒精消毒皮肤	检查注射器、药液方法正确	①未检查扣5分 ②漏检查一项扣2.5分	
		注射：再次核对，驱尽注射器内气体，嘱患者握拳，一手绷紧静脉下端皮肤，另一手持注射器进针，针头斜面向上与皮肤成20°角自静脉上方或侧方刺入，见回血，松开止血带，固定针头，缓慢注入药液，嘱患者松拳，边注药边询问有无不适。注射过程中要试抽回血。注射完毕，干棉签按压快速拔针	选择注射部位正确，操作程序正确，遵循无菌原则	①选择注射部位不正确扣5分 ②一处不符合要求扣1分	
			洗手方法正确，签名清楚	未洗手、记录、签名各扣2分	
			消毒、注射、拔针正确	一处不符合要求扣5分	
		再次核对，洗手（消毒洗手液洗手）、签字 安置卧位，将信号灯开关放置患者伸手可及处，整理床单位 观察注射部位的状况及用药后的反应，注意倾听患者主诉	沟通、解释语言恰当，密切观察患者病情变化	一处不符合要求扣2分	
操作后	10	整理用物：按垃圾分类处理用物 洗手（六步洗手法）、记录结果、签字	整理、处理用物方法正确	处理方法不正确扣4分	
			洗手正确、记录规范	一处不符合要求扣1分	
质量评价	5	操作流程完整、流畅	全过程稳、准、轻、快，符合操作原则	一处不符合要求扣2分	
时间	5	从洗手到操作结束12min	动作熟练、流畅	时间每超过30s扣1分	
总分	100	实得分合计（　　　　　）		实扣分合计（　　　　　）	

五、知识技能应用

以小组为单位展示课前小组学习情况，通过自评、互评、老师点评、引导、分析、解惑、总结等方法进行学习。也可采用头脑风暴法、案例分析法、项目引导法等灵活运用，完成本次学习任务，实现学习目标。

（一）个人成果展示

1. 列出不同药液的抽吸方法

	方法	不同点
自安瓿内吸取药液	小安瓿	
	大安瓿	
自密封瓶内吸取药液	药剂	
	结晶、粉剂	

2. 列出各种注射法的区别

注射法	目的	部位	注射角度	深度（针梗）
皮内注射				
皮下注射				
肌内注射				
静脉注射				

（二）情景模拟

案例一：患者王佳，女，45岁，因小细胞低色素性贫血，并发上呼吸道感染，住院治疗。医嘱：青霉素80万U im Bid。患者以前未用过此药。请对此患者进行皮肤过敏试验。

案例二：患者王佳，女，45岁，因小细胞低色素性贫血住院治疗，患者同时存在多尿、多饮、多食和体重减轻。诊断：I型糖尿病。请正确为患者注射胰岛素，并进行健康教育。

案例三：患者王佳，女，45岁，因小细胞低色素性贫血住院治疗。医嘱：维生素B 120.5mg im qd。请执行此医嘱。

案例四：患者王佳，女，45岁，因小细胞低色素性贫血住院治疗。遵医嘱为其进行静脉输血，患者在输血中出现手足抽搐、血压下降、心率缓慢等，经诊断为枸橼酸钠中毒反应。医嘱：静脉注射10%葡萄糖酸钙10ml。请执行此医嘱。

六、课后练习

（一）A₁型题

1.注射原则不正确的是（　　）。

    A.严格执行查对制度　　　　　　　B.严格遵守无菌操作

    C.药液应现配现用　　　　　　　　D.选择合适的注射部位

    E.注射时进针快，推药快，拔针慢

2.注射时应用无痛注射技术的是（　　）。

    A.去除患者心理顾虑　　　　　B.取合适体位，放松肌肉　　　　C.做到两快一慢

    D.刺激性强的药液应选长针头，深注射

    E.同时注射多种药物，应先注射刺激性大、再注射刺激性小的药物

3.无菌注射器和针头哪些部位要保持无菌（　　）。

    A.针栓、活塞　　　　　　　B.针尖、活塞轴　　　　　　　C.针梗、乳头

    D.活塞柄、针尖　　　　　　E.针头、活塞轴

4.从安瓿内吸取药液的方法不妥的是（　　）。

    A.仔细查对药液　　　　　　　B.消毒安瓿颈部及砂轮

    C.使针头插入安瓿内的液面下　D.吸药时手只能持活塞柄

    E.划开安瓿颈前，将安瓿顶端药液弹至体部

5.抽吸结晶、混悬液或油剂时错误的方法是（　　）。

    A.仔细查对药液　　　　　　　B.对结晶应充分溶解后再吸

    C.对混悬液先摇匀再吸取　　　D.对油剂应用手对搓后再吸取

    E.对油剂和混悬液应用细长的针头吸取（　　）。

6.皮内注射时不正确的是

    A.部位是前臂掌侧下段　　　　B.消毒忌碘酊　　　　　　　C.进针角度5°

    D.拔针时勿按压　　　　　　　E.只用于药物过敏试验

7.皮下注射时，针头和注射部位的角度（　　）。

    A.10°～20°　　B.30°～40°　　C.50°～60°　　D.60°～70°　　E.70°～80°

8.臀大肌肌内注射联线定位法是（　　）。

    A.髂嵴与脊柱连线外1/3处

    B.髂嵴与尾骨连线外1/3处

    C.髂前上棘与尾骨连线外1/3处

    D.髂前上棘与脊柱连线外1/3处

    E.髂前上棘外侧三横指处

9.肌内注射的目的是（　　）。

A. 不宜或不能作静脉注射，要求比皮下注射更迅速发生疗效时采用

B. 预防接种 C. 用于注射刺激性较强药物

D. 用于药量较大的药物 E. 皮肤试验

10. 肌内注射时，错误的是（　　）。

　　A. 握笔式持针法 B. 进针角度为 90°

　　C. 针头刺入 2/3 长度 D. 合作者针梗可全部刺入

　　E. 多种药物同时注射须注意配伍禁忌

11. 对于静脉注射的论述错误的是（　　）。

　　A. 穿刺点上方约 6cm 处扎上止血带

　　B. 见回血后嘱患者松拳，松止血带，再推药

　　C. 应由近心端到远心端选择静脉

　　D. 拔针时要用棉签按压 E. 药液不可溢出血管外

12. 股静脉的穿刺部位在（　　）。

　　A. 股动脉内侧 B. 股动脉外侧 C. 股神经内侧

　　D. 股神经外侧 E. 股动脉和股神经之间

13. 股静脉注射毕，穿刺点用无菌纱布加压止血（　　）。

　　A. 1 ～ 2min B. 2 ～ 3min C. 3 ～ 5min D. 5 ～ 7min E. 7 ～ 9min

14. 为避免损伤坐骨神经，对 2 岁以下婴幼儿不宜采用哪项注射（　　）。

　　A. 臀小肌 B. 臀中肌 C. 臀大肌 D. 股外侧肌 E. 上臂三角肌

15. 皮内注射常用的皮肤消毒剂是（　　）。

　　A. 70% 乙醇 B. 2% 碘酊 C. 0.1% 苯扎溴铵

　　D. 0.5% 碘伏 E. 1% 过氧乙酸

16. 注射时防止差错事故发生的关键是（　　）。

　　A. 严格执行无菌操作原则 B. 选择合格的注射器和针头

　　C. 坚持"三查""七对" D. 选择合适的注射部位

　　E. 注意药物配伍禁忌

17. 上臂肌内注射的部位是（　　）。

　　A. 上臂三角肌下缘 B. 自肩峰下 2 ～ 3 横指

　　C. 自肩峰上 2 ～ 3 横指 D. 上臂外侧均可

　　E. 上臂三角肌下 2 ～ 3 横指

（二）A₂ 型题

1. 患者女性，35 岁，诊断为带状疱疹。医嘱：抗病毒溶液静脉推注，每日 3 次。正确的操作是（　　）。

　　A. 选择细、弹性好的血管穿刺 B. 0.5% 碘伏消毒注射部位 1 次

C.见回血再进针少许固定　　　　　D.注射时推注速度宜快

E.拔针后勿按压

2. 王某，一岁半，因肺炎合并心衰住院。为其进行肌内注射部位最好选用（　　　）。

　　A.臀大肌　　　　　　　　　B.臀中、小肌　　　　　　　C.股外侧肌

　　D.上臂三角肌　　　　　　　E.上臂三角肌下缘

3. 李某，女，62 岁，因糖尿病住院治疗，尿糖（+++）。医嘱：皮下注射胰岛素
　　12U。操作不当是（　　　）。

　　A.选择 2ml 注射器，6.5 号针头

　　B.选择三角肌下缘　　　　　C.皮肤做常规消毒

　　D.针头刺入 2/3 深　　　　　E.进针时针头与皮肤成 40°

4. 患儿佳佳，5 岁，因肺炎住院，需进行肌内注射，但患儿紧张，主诉怕疼。以下
　　方法正确的是（　　　）。

　　A.患者侧卧时上腿伸直　　　　B.进针、拔针快　　　　　C.推药慢

　　D.多种药物同时注射时，宜先注射刺激性强的药物

　　E.刺激性强的药物做到深部注射

5. 患者 25 岁，做青霉素过敏试验 3min 后出现过敏性休克。护士立即为患者注射盐
　　酸肾上腺素，应选择（　　　）。

　　A.皮内注射　　　　　　　　B.皮下注射　　　　　　　　C.肌内注射

　　D.静脉注射　　　　　　　　E.动脉注射

6. 患儿 3 岁，因肺炎入院。使用青霉素需做皮试，以下哪种用物在进行皮肤试验时
　　不需准备（　　　）。

　　A.棉签　　　　　　　　　　B.70% 乙醇　　　　　　　　C.2% 碘酊

　　D.1ml 注射器　　　　　　　E.盐酸肾上腺素

7. 王某，女性，在为其进行静脉注射过程中，发现患者局部肿胀、疼痛，试抽有回血，
　　可能的原因是（　　　）。

　　A.静脉痉挛　　　　　　　　　B.针头刺入过深，穿透对侧血管壁

　　C.针头斜面一半在血管外　　　D.针头斜面紧贴血管内壁

　　E.针头刺入皮下

8. 患者李某，因结核性脑膜炎需注射链霉素。患者侧卧，正确的体位是（　　　）。

　　A.下腿伸直，上腿稍弯曲　　　B.上腿伸直，下腿稍弯曲

　　C.双膝向腹部弯曲　　　　　　D.两腿弯曲　　　　　　　　E.两腿伸直

9. 患者王某，患二型糖尿病，需长期注射胰岛素。出院时护士对其进行健康指导，
　　不恰当的是（　　　）。

　　A.不可在皮肤发炎、有瘢痕、硬结处注射

B. 应在上臂三角肌下缘处注射

C. 行皮下注射，进针角度 30°～40°

D. 注射区皮肤要消毒

E. 进针后有回血方可注射

10. 患者张某，因哮喘发作来院求医。给予药物静脉注射，护士的操作错误的是(　　)。

A. 在穿刺部位的肢体下垫小枕

B. 在穿刺部位上方约 6cm 处扎止血带

C. 皮肤消毒范围直径在 5cm 以上

D. 针头斜面向下

E. 针头与皮肤呈 20° 角

11. 陈某，男，1 岁，因上感入院，T 39.7℃，P 120 次 /min，呼吸 27 次 /min。青霉素皮试阴性后，遵医嘱给予青霉素 40U im qid。为该患者肌内注射应选择的部位是(　　)。

A. 臀大肌　　　　　　　　B. 臀中、小肌　　　　　　　　C. 三角肌

D. 股外侧肌　　　　　　　E. 三角肌下缘

（苑秋兰）

8.5　预防药物过敏反应的护理

一、学习目标

知识目标

1. 了解青霉素过敏反应的原因。

2. 掌握青霉素过敏反应的临床表现。

3. 掌握青霉素过敏性休克的处理以及青霉素过敏反应的预防。

4. 掌握青霉素过敏试验法的操作程序。

4. 熟悉头孢菌素过敏试验与过敏反应的处理。

5. 掌握破伤风抗毒素过敏试验与过敏反应的处理。

6. 熟悉碘过敏试验与过敏反应的处理、链霉素过敏试验与过敏反应的处理。

能力目标

1. 能有效预防青霉素过敏反应。

2. 能正确配置皮肤过敏试验皮试液。

3. 能正确实施皮肤过敏试验。

4.能判断青霉素过敏反应的类型，并能对过敏患者进行护理。

5.能与患者有效沟通。

二、学习重点和难点

重　点：青霉素过敏反应的临床表现，青霉素过敏性休克的处理，青霉素过敏反应的预防，破伤风抗毒素过敏试验与过敏反应的处理。

难　点：青霉素过敏试验法，破伤风抗毒素脱敏注射法。

三、工作情境及任务

情境一：患者，女，45岁，因小细胞低色素性贫血，并发上呼吸道感染，住院治疗，医嘱：青霉素80万U im Bid，患者以前未用过青霉素。

任务一：对患者进行护理评估。

任务二：配制皮试液。

任务三：为患者实施青霉素皮试。

情境二：该患者在皮试后约5min时，突然脸色苍白、胸闷气促、脉细弱、冷汗。

任务四：完成青霉素过敏性休克患者的抢救。

四、知识储备和理论学习

（一）青霉素过敏试验与过敏反应的处理

1.青霉素过敏反应的预防

青霉素是应用广泛的抗菌药物，它本身毒性很小，但会引起药物过敏反应，严重的话会致使人死亡。所以在使用青霉素时，一定要做好预防措施。

（1）使用前必须做过敏试验。对青霉素过敏者任何给药途径、任何剂量、任何类型均可发生过敏反应。过敏试验适用范围：首次用药，已接受治疗但停药3天以上，中途更换批号。在做过敏试验之前需询问用药史、过敏史、家族史，已知有青霉素过敏者，禁止做过敏试验。

（2）正确实施药物过敏反应试验，过敏试验药液的配制、皮内注射的剂量及试验结果的判断应正确。

（3）配置试验液或稀释青霉素的0.9%氯化钠溶液应专用。

（4）试验结果为阳性者，则禁用青霉素，并在"两单四卡"（即体温单、医嘱单、病历卡、门诊卡、注射卡、床头卡）上醒目地注明"青霉素阳性"反应，同时告知患者及家属。

（5）使用青霉素应现配现用，因青霉素水溶液极不稳定，室温下易产生过敏物质，还可使药价降低。

（6）排除影响因素，不能在同一时间在同一手臂上做两种及以上药物过敏试验。患者空腹时不宜做过敏试验。

（7）工作人员必须严格执行查对制度，密切观察患者的反应，做好相应的急救准备工作，如 0.1% 盐酸肾上腺素、氧气等。首次注射青霉素须观察 30min 以上，以防迟缓性过敏反应的发生。

2. 青霉素过敏反应的临床表现

青霉素过敏反应涉及皮肤、循环、呼吸等多个系统，最严重者表现为过敏性休克。

（1）过敏性休克：在做青霉素皮试后、注射过程中及注射后均可发生，一般多在用药后 30min 内，有时呈闪电式，属 Ⅰ 型变态反应。其临床表现综合如下：

①呼吸道阻塞症状：胸闷、气促、窒息感、呼吸困难、紫绀。由于喉头水肿及肺水肿引起。

②循环衰竭症状：面色苍白、四肢湿冷，脉搏细弱，血压下降，压差小，尿少。因周围血管扩张，导致循环血容量不足所致。

③中枢神经系统症状：头晕眼花，烦躁不安，昏迷，抽搐，大小便失禁等。因脑缺氧所致。

（2）血清病型反应：一般在用药后 7 ～ 12 天内发生，临床表现与血清病相似，属 Ⅲ 型变态反应，可见发热、荨麻疹、关节肿痛、淋巴结肿大、腹痛、皮肤发痒等。

（3）各器官或组织的过敏反应：

①呼吸道过敏反应：引起哮喘或促发原有的哮喘发作。

②消化道过敏反应：腹痛、腹泻、便血等，可引起过敏性紫癜。

③皮肤过敏反应：瘙痒，荨麻疹，血管神经性水肿，严重者可引起剥脱性皮炎。

3. 青霉素过敏反应的处理

（1）青霉素过敏性休克的急救措施：

①立即停药，通知医生，就地抢救，让患者平卧，可采取中凹卧位。

②立即皮下注射 0.1% 盐酸肾上腺素 0.5 ～ 1ml，小儿酌减。如症状不缓解，可每隔 30min 皮下或静脉注射该药 0.5ml。盐酸肾上腺素作为过敏性休克的首选药物，具有收缩血管、增加外周阻力、兴奋心肌、增加心排血量及支气管平滑肌松弛的作用。

③纠正缺氧，改善呼吸。给予氧气吸入。呼吸抑制时，肌内注射可拉明、洛贝林等呼吸兴奋剂。如出现呼吸停止，应立即进行人工呼吸或插入气管导管借助人工呼吸机辅助或控制呼吸。遇有喉头水肿引起的窒息时，应尽快做气管切开。

④根据医嘱静脉注射地塞米松 5 ～ 10mg，或将氢化可的松 200mg 加入 5% ～ 10% 葡萄糖溶液 500ml 内静脉滴注；应用抗组胺类药物。

⑤静脉滴注 10% 葡萄糖溶液或平衡溶液扩充血容量。如血压仍不回升，可按医嘱加入多巴胺或去甲肾上腺素静脉滴注。

⑥如心脏骤停，应立即进行复苏抢救。

⑦密切观察病情，如面色、神志、呼吸、脉搏、血压、尿量等并做好记录。

（2）迟缓性过敏反应（血清病型反应、器官或组织的过敏反应）的处理措施：立即停药，按医嘱给予激素和抗组胺药，进行对症处理，同时要密切观察病情，加强皮肤护理，预防感染。

4.青霉素过敏试验法

（1）评估：

①询问，了解患者身体状况，向患者解释，取得患者配合。

②询问患者"三史"（用药史、过敏史、家族史），是否使用过青霉素或停药时间，是否更换批号，是否有变态反应疾病史。

③患者注射部位的皮肤状况。

（2）准备：

①护士准备：着装整齐，洗手，关心体贴患者，做好解释工作。

②用物准备：

治疗盘内：棉签、75%酒精、弯盘、启瓶器及砂轮、5ml及1ml注射器各1个。

药物：青霉素、生理盐水注射液。

最常用急救药：0.1%盐酸肾上腺素、急救车、氧气、吸痰机等。

青霉素皮试液的配制：皮内试验液以每毫升含200～500U的青霉素生理盐水溶液为标准（即皮试液浓度为200～500U/ml），以青霉素一瓶（80万U）为例（表2-8-16）：注入生理盐水4ml，则每ml含20万U；取0.1ml加等渗盐水至1ml，每ml含2万U；取0.1ml加等渗盐水至1ml，每ml含2000U；取0.1ml加等渗盐水至1ml，每ml含200U 取0.25ml加等渗盐水至1ml，每ml含500U。

表 2-8-16　　　　　　　　　　青霉素皮试液的配制

青霉素	加生理盐水（ml）	青霉素试验药液（U/ml）	要求
80万/支	4	20万	溶解
取上液 0.1ml	0.9	2万	摇匀
取上液 0.1ml	0.9	2000	摇匀
取上液 0.1ml 或 0.25ml	0.9 或 0.75	200 或 500	摇匀

③患者准备：患者空腹时不可进行药物过敏试验，因空腹注射用药可能会发生眩晕、恶心等反应，易与过敏反应相混淆。让患者了解注射目的，明确皮试观察期间不可随意离开，不可搔抓或按揉皮试局部，如有不适要随时告知医护人员。

④环境准备：环境安静，整洁，光线充足。

（3）实施：

①洗手、戴口罩，遵医嘱取药。

②将用物携至床旁，做好"三查七对"。

③选择注射部位（前臂掌侧下 1/3 处）。

④用 75% 酒精消毒皮肤待干，再次核对，排尽空气，用左手绷紧注射部位。

⑤右手持注射器，针头斜面向上以 5° 角刺入皮内后，放平注射器。

⑥左手拇指固定针栓，右手推药液 0.1ml，使局部形成一个圆形隆起的皮丘，皮肤变白并显露毛孔。

⑦注射完毕，迅速拔出针头，嘱患者勿按压，看表计时，再次核对。

⑧注射 20min 后两名护士观察结果，清理用物，记录判断结果。

阴性：皮丘无改变，周围不红肿，无自觉症状。

阳性：局部皮丘隆起，并出现红晕硬块，直径大于 1cm，或红晕周围有伪足，痒感，严重时可出现头晕、心慌、恶心，甚至出现过敏性休克。

（4）评价：见表 2-8-17。

表 2-8-17　　　　　　　　　　青霉素过敏试验法操作评价

项目	分值	操作要点	技术要点	扣分标准	扣分
仪表	5	按要求着护士装（主要包括护士服、帽子、鞋）	仪表端庄，服装整洁	一处不符合要求扣 2 分	
操前准备	15	评估患者： 询问患者病情、用药史、过敏史、家族史 意识状态、患者自理及合作程度 注射部位皮肤情况 告知患者：操作目的、指导患者配合 操作护士：洗手、戴口罩 物品准备：治疗单、一次性治疗巾、一次性注射器、消毒洗手液、弯盘、皮肤消毒液、无菌棉签、砂轮、启瓶器、纱布、10ml 生理盐水、青霉素、备 0.1% 盐酸肾上腺素（口述急救设备处于备用状态）、利器盒、生活垃圾桶、医用垃圾桶 环境：安静、整洁	评估患者正确	①未评估扣 3 分 ②评估缺一项扣 1 分	
			告知患者内容准确、全面	①未告知扣 3 分 ②告知不全一项扣 1 分	
			洗手（六步洗手法，口述与示意，并说明时间要求，下同）、戴口罩	①未洗手扣 3 分 ②一处不符合要求扣 1 分	
			备齐用物，放置合理	一处不符合要求扣 1 分	

（续表）

项目	分值	操作要点	技术要点	扣分标准	扣分
操作过程	60	核对医嘱、治疗单、床号、姓名、检查注射器及药液，正确配制皮试液（两人核对）	核对正确	①未核对扣5分②核对漏一项扣2分	
		检查青霉素粉针剂启开药瓶、消毒、放置备用检查生理盐水，消毒瓶颈、砂轮，再次消毒后掰开瓶颈，放置备用	检查注射器、药液方法正确	①未检查扣5分②漏检查一项扣2分	
		检查5ml注射器，打开固定针栓，抽取4ml生理盐水，注入青霉素小瓶中混匀，放置备用检查1ml注射器，打开，调节针头方向固定针栓，抽取0.1ml青霉素液，再抽取0.9ml的生理盐水，混匀排掉0.9ml药液，再抽取0.9ml生理盐水，混匀排掉0.75ml药液，再抽取0.75ml生理盐水，混匀	药液配制方法正确、剂量准确，严格按照无菌原则进行操作	①药液未混匀扣3分②违背无菌原则扣3分③药液剂量错误扣10分	
		备用携物品至病床旁，再次核对协助患者取舒适、安全卧位正确选择注射部位：前臂掌侧下1/3处，用75%酒精消毒皮肤，待干	核对正确，选择合适卧位，注射部位正确，操作程序正确，遵循无菌原则	①未核对扣5分②未安置卧位扣3分③选择注射部位不正确扣3分④一处不符合要求扣1分	
		注射：驱尽注射器内气体，一手绷紧注射皮肤，另一手持注射器进针，针头斜面向上与皮肤成5°角进针，待斜面全部刺入皮肤即可	洗手方法正确记录做皮试时间准确、签名清楚	一处不符合要求扣5分	
		固定针栓，推注药液0.1ml，形成皮丘，拔针再次核对，协助患者取舒适卧位，告知患者注意事项	消毒、注射、拔针方法正确	一处不符合要求扣5分	
操作后	10	整理用物，按垃圾分类处理物品洗手、记录注射时间、签字	整理、处理用物方法正确	方法不正确扣4分	
		观察注射部位的状况及用药后的反应，注意倾听患者主诉按规定时间，两人共同判断结果并记录	洗手方法正确记录结果规范正确判定结果	①判定结果错误扣5分②一处不符合要求扣1分	

（续表）

项目	分值	操作要点	技术要点	扣分标准	扣分
质量评价	5	操作流程完整、流畅	全过程稳、准、轻、快，符合操作原则	一处不符合要求扣2分	
时间	5	从洗手到操作结束12分钟	动作熟练、流畅	时间每超过30秒扣1分	
总分	100	实得分合计（　　　　　　）		实扣分合计（　　　　　　）	

（二）其他过敏试验法及过敏反应的护理

1.链霉素过敏试验法

链霉素主要针对革兰阴性菌及结核分枝杆菌有较强的抗菌作用，以对第八对脑神经的损害为多见。链霉素易引起类似于青霉素的过敏反应，其过敏性休克发生率较青霉素低，但病死率很高，故使用链霉素时，也应做皮肤过敏试验。

（1）试验液的配制：链霉素试验液以每ml含链霉素2500U的生理盐水溶液为标准。

①链霉素1瓶为1g（100万U），用生理盐水3.5ml溶解后体积为4ml，则每ml含链霉素0.25g（25万U）。

②取上液0.1ml加生理盐水至1ml，则1ml含链霉素2.5万U。

③取上液0.1ml加生理盐水至1ml，则1ml含链霉素2500万U。

每次稀释时均需将溶液摇匀。

（2）试验方法：皮内注射链霉素试验液0.1ml（含链霉素250U），观察20min后判断结果并记录。结果的判断同青霉素过敏试验。

（3）注射事项：①链霉素过敏反应较少见，但毒性反应常见，且较严重。出现中毒症状时，可静脉注射葡萄糖酸钙或氯化钙，因钙离子可与链霉素络合，减轻中毒症状。②链霉素引起的过敏性休克急救时也需静脉注射葡萄糖酸钙或氯化钙，因为钙离子可与链霉素络合，使链霉素过敏症状减轻或消失。

2.破伤风抗毒素（TAT）过敏试验法及脱敏注射法

破伤风抗毒素（TAT）是一种免疫马血清，对人体是异种蛋白，具有抗原性，注射后也容易出现过敏反应。因此，首次用药前需做过敏试验。曾用过破伤风抗毒素停用超过一周者，如再次使用，还须重做过敏试验。结果阴性，方可把所需剂量一次注射完。TAT是一种特异性抗体，没有可以替代的药物，皮试结果即使阳性，仍需考虑使用。但要采用脱敏注射法，注射过程要密切观察，若发现异常，立即采取有效措施处理。

（1）试验液的配制：用1ml注射器，取每ml含破伤风抗毒素1500IU的药液0.1ml，加生理盐水稀释到1ml（含150IU）。

（2）试验方法：皮内注射破伤风抗毒素试验液0.1ml（含15IU），观察20min后判断结果并记录。

阴性：局部皮丘无变化，全身无异常反应。

阳性：皮丘红肿，硬结直径大于1.5cm，红晕范围直径超过4cm，有时出现伪足、痒感。全身过敏反应以血清病型反应多见。

破伤风抗毒素脱敏注射法是对破伤风抗毒素过敏试验阳性者采用小剂量多次脱敏注射的疗法（表2-8-18）。

表2-8-18　　　　　　　　　　破伤风抗毒素脱敏注射法

次数	抗毒血清（ml）	生理盐水（ml）	注射法	间隔时间（min）
1	0.1	0.9	肌内注射	20
2	0.2	0.8	肌内注射	20
3	0.3	0.7	肌内注射	20
4	余量	稀释至1ml	肌肉注射	20

在脱敏注射过程中如发现患者有气促、发绀、荨麻疹及过敏性休克等反应，应立即停止注射，并迅速处理，处理方法同青霉素过敏抢救方法；如反应轻微，待症状消退后，酌情减少剂量，增加注射次数，使其顺利注入所需剂量。

3.细胞色素C过敏试验法

细胞色素C是一种细胞呼吸激活剂，常作为组织缺氧治疗的急救和辅助用药。偶尔有过敏反应，用药前需做过敏试验。

（1）试验液的配制：取细胞色素C溶液（每支2ml，内含15mg）0.1ml，加生理盐水至1ml（内含细胞色素0.75mg）。

（2）试验方法：

①皮内试验：皮内注射0.1ml细胞色素C试验液（含细胞色素C 0.075mg），观察20min后判断结果并记录，结果判断同青霉素过敏试验。

②划痕试验：在前臂掌侧下段，用70%乙醇棉签消毒皮肤；取细胞色素C原液（每ml含细胞色素C 7.5mg）1滴，滴于皮肤上，待干；用无菌针头在表皮上划痕两道，长度约0.5cm，深度以微量渗血为度；观察20min后判断结果并记录。若局部发红、直径大于1cm，出现丘疹者为阳性。

4.普鲁卡因过敏试验法

普鲁卡因又称奴佛卡因，是一种常用局部麻醉药，可做浸润麻醉、传导麻醉、蛛网膜下腔阻滞及硬膜外阻滞。偶有轻重不一的过敏反应。使用前需做过敏试验，结果阴性方可使用。

（1）试验液的配制：取0.25%普鲁卡因液0.1ml作皮内注射。若为1%的普鲁卡因，则取0.25ml加生理盐水至1ml（含普鲁卡因2.5mg）。

（2）试验方法：皮内注射试验液0.1ml（含普鲁卡因0.25mg），观察20min后判断结果并记录。结果的判断同青霉素过敏试验。

5.碘过敏试验法

临床上常用碘化物造影剂做肾脏、胆囊、膀胱、支气管、心血管、脑血管造影，在碘造影前1～2天需做过敏试验。

（1）皮内试验法：取碘造影剂0.1ml作皮内注射，观察20min后判断结果并记录。阳性者局部有红肿、硬块，直径超过1cm。

（2）静脉注射法：静脉注射碘造影剂1ml（30%泛影葡胺），观察5～10min后判断结果并记录。阳性者有血压、脉搏、呼吸和面色等改变。

（3）口服法：于检查前3天开始口服5%～10%碘化钾（或碘化钠），每次5ml，每日3次。如出现流泪、流涕、口麻、头晕、心慌、恶心、呕吐、荨麻疹等症状为阳性。

（4）注意事项：

①静脉注射造影剂前必须先做皮内试验，皮试结果阴性时再行静脉注射试验，阴性者方可进行碘剂造影。

②有少数人过敏试验阴性，但在注射碘造影剂时发生过敏反应，故造影时仍需备好急救物品。

五、知识技能应用

以小组为单位展示课前小组学习情况，通过自评、互评、老师点评、引导、分析、解惑、总结等方法进行学习。也可采用头脑风暴法、案例分析法、项目引导法等灵活运用，完成本次学习任务，实现学习目标。

以小组为单位完成下面的任务：

患者杨某，女，36岁，因头晕、咳嗽、咽痛2天入某镇医院门诊部就诊。经医生检查诊断为上呼吸道感染，予口服感冒冲剂、喉风散、肌注青霉素等治疗。杨某考虑到家里还有青霉素针剂，于是没有取药便离院，于下午自带青霉素针剂找到与其相熟的该门诊护士林某，说以前未做过过敏试验，因为怕痛，要求不做过敏试验直接为其注射青霉素。林某不同意，坚持要为患者做青霉素过敏试验。

如果林护士不为患者做过敏试验即为患者肌注青霉素，患者可能会出现什么问题？

林护士应该如何正确为患者做青霉素过敏试验？做完过敏试验后，林护士应该给患者交代哪些注意事项？

当患者出现青霉素过敏时，林护士该如何护理呢？

六、课后练习

（一）A$_1$ 型题

1. 抢救青霉素过敏性休克患者时，首选的药物为（　　）。

    A. 盐酸异丙嗪　　　　　　　　　B. 苯肾上腺素　　　　　　　　　C. 盐酸肾上腺素

    D. 异丙肾上腺素　　　　　　　　E. 去甲肾上腺素

2. 对接受青霉素治疗的患者，如果停药几天以上必须重新做过敏实验（　　）。

    A. 1 天　　　　　　B. 2 天　　　　　　C. 3 天　　　　　　D. 4 天　　　　　　E. 5 天

3. 链霉素过敏患者首选的药物为（　　）。

    A. 乳酸钙　　　　B. 溴化钙　　　　C. 碳酸钙　　　　D. 葡萄糖酸钙　　E. 草酸钙

4. 破伤风抗毒素试验液的剂量是（　　）。

    A. 15U　　　　　B. 20U　　　　　C. 50U　　　　　D. 70U　　　　　E. 100U

5. 破伤风抗毒素脱敏注射中，有轻微反应的处理是（　　）。

    A. 立即停止脱敏注射　　　　　　B. 立即减量增次注射

    C. 待反应消退后减量增次注射　　D. 待反应消退后按原量注射

    E. 待反应消退后一次注射

6. 下列青霉素皮试结果，哪一种情况可以注射青霉素（　　）。

    A. 局部红晕直径 1cm 以上，无自觉症状

    B. 局部红晕直径 0.5cm 以上，有胸闷、头晕

    C. 局部红晕直径 0.5cm 以上，周围有伪足，有痒感

    D. 局部隆起出现红晕硬块

    E. 以上都不能注射

7. 皮试液 1ml 不可能含有（　　）。

    A. 青霉素 500U　　　　　　　　　B. 链霉素 2500U

    C. 破伤风抗毒素 150IU　　　　　D. 细胞色素 C 7.5mg

    E. 普鲁卡因 2.5mg

8. 为患者做过敏试验时，最重要的准备工作是（　　）。

    A. 询问过敏史　　　　　　　　　B. 环境安全　　　　　　　　　C. 剂量准确

    D. 选择合适的注射部位　　　　　E. 配制皮试液

9. 下列哪种情况禁做青霉素皮试（　　）。

A. 从未使用过青霉素　　　　　B. 直系亲属对青霉素过敏

C. 对青霉素有过敏史　　　　　D. 用药过程中停药三天以上

E. 用药过程中更换批号

（二）A₂ 型题

1. 王先生在注射破伤风抗毒素 15min 后出现局部皮丘红肿，硬结直径 1.6cm，有瘙痒感。其处理是（　　）。

　　A. 禁用破伤风抗毒素　　　　B. 将全量分 3 次肌内注射

　　C. 将全量平均分成 4 次注射　　D. 将全量分 4 次注射，剂量递增

　　E. 将全量分 4 次注射，剂量递减

2. 王某，男，25 岁，患化脓性扁桃体炎，在注射青霉素数秒钟后出现胸闷、气促、面色苍白、出冷汗及濒危感，血压 75/45mmHg。护士首先采取的急救措施是（　　）。

　　A. 给予氧气吸入　　　　　　B. 针刺人中、内关等穴位

　　C. 皮下注射 0.1% 盐酸肾上腺素 1ml

　　D. 给予静脉输液　　　　　　E. 报告医师

3. 患者，男，38 岁，去年注射青霉素后引起呼吸困难，此次入院应（　　）。

　　A. 直接给药　　　　　　　　B. 禁止做青霉素过敏试验

　　C. 皮试后注意观察　　　　　D. 青霉素常规皮试

　　E. 皮试同时做对照试验

4. 患者，女，注射青霉素后的第 11 天，皮肤瘙痒，腹痛，关节肿痛，全身淋巴结肿大。患者有可能发生了（　　）。

　　A. 血清病型反应　　　　　　B. 消化系统过敏症状

　　C. 皮肤过敏反应　　　　　　D. 呼吸道过敏症状

　　E. 循环衰竭症状

5. 患者，女，34 岁，在注射青霉素过程中，发生了过敏性休克，表现为胸闷、气急、伴濒危感，此症状是（　　）。

　　A. 皮肤过敏症状　　　　　　B. 呼吸道阻塞症状

　　C. 循环衰竭症状　　　　　　D. 中枢神经系统症状

　　E. 各器官组织的过敏症状

（邢爽）

8.6 静脉输液的护理

一、学习目标

知识目标

1. 掌握静脉输液的概念及原理。
2. 熟悉输液的目的。
3. 熟悉常用液体的种类及作用。
4. 掌握常见的输液故障及排除法。
5. 掌握常见的输液反应，并能采取相应的护理措施。
6. 掌握输液速度与时间的计算。

能力目标

1. 能正确实施静脉输液法。
2. 能及时发现并能正确处理输液故障。
3. 密切观察输液患者，能及时发现输液反应并处理。
4. 能够正确调节输液速度，发挥药物的最大疗效，保证用药安全。
5. 能够和患者有效沟通，具有合作能力。

二、学习重点和难点

重　点：静脉输液的目的及常用溶液，常见输液反应及护理措施，输液速度与时间的计算。

难　点：输液故障的排除，输液反应的鉴别和处理。

三、工作情境及任务

情境一：患者，男，30岁，因支原体肺炎入院治疗。医嘱：5%葡萄糖溶液500ml、红霉素0.5g静脉滴注qd。

任务一：为患者实施静脉输液。

情境二：患者输液总量为1000ml，输液速度为50滴/min，从上午8点30分开始输液，患者询问大概几点能够输完。

任务二：正确计算输液时间。

情境三：患者在静脉输液的过程中，因使用输液侧手臂取用水杯，导致输液局部肿胀，液体不滴，患者感觉疼痛。

任务三：排除输液故障。

情境四：患者在输液过程中，自认为输液速度太慢，故自行调快输液速度，输液过程中出现呼吸困难、气促、咳粉红色泡沫样痰等反应。

任务四：鉴别输液反应并实施护理。

四、知识储备和理论学习

静脉输液是利用大气压和液体静压原理将大量无菌溶液和药液由静脉输入体内的方法，是临床治疗和抢救患者的重要措施之一。

输液目的：补充水分及电解质；输入药物，治疗疾病；输入营养物质，供给热量；补充血容量，改善微循环。

（一）常用溶液

1. 晶体溶液

（1）补充水分和热量，也常用作静脉给药的载体和稀释剂。常用溶液浓度为 5% 和 10% 的葡萄糖溶液。

（2）补充水分和电解质，维持体液容量和渗透压平衡。常用的溶液有 0.9% 氯化钠溶液、复方氯化钠溶液、5% 葡萄糖氯化钠溶液等。

（3）纠正酸中毒，维持酸碱平衡。常用溶液有 5% 碳酸氢钠和 11.2% 或 1.84% 乳酸钠溶液。

（4）迅速提高血浆渗透压，回收组织水分进入血管内，消除水肿，用于利尿脱水；同时可降低颅内压，改善中枢神经系统的功能。常用的溶液有 20% 甘露醇、25% 山梨醇、25% ～ 50% 葡萄糖溶液等。

2. 胶体溶液

（1）右旋糖酐：常用的溶液有中分子右旋糖酐和低分子右旋糖酐。中分子右旋糖酐能提高血浆胶体渗透压，有扩充血容量的作用；低分子右旋糖酐可降低血液黏稠度，改善微循环和防止血栓的形成。

（2）代血浆：常用的溶液有羟乙基淀粉（706 代血浆）、氧化聚明胶、聚乙烯吡络酮等。其扩容效果良好，输入后循环血量和心排血量均增加，且较少发生过敏反应，急性大出血时可与全血共用。

（3）血液制品：有 5% 白蛋白和血浆蛋白等。主要作用是提高胶体渗透压，扩大和增加循环血容量，补充蛋白质和抗体，纠正低蛋白血症，有助于组织修复和增强机体，有助于组织修复和增强机体免疫力。

3. 静脉高营养液

高营养液主要用于供给患者热能，维持正氮平衡，补充各种维生素和矿物质。其主要成分有氨基酸、脂肪酸、维生素、矿物质、高浓度葡萄糖或右旋糖酐以及水分。常用溶液有复方氨基酸、脂肪乳剂等。

（二）常用静脉输液法

1. 密闭式静脉输液法

这是利用原装密封瓶插管输液的方法。其操作简便，污染机会少，故广泛用于临床。目前国内常用的有全密闭式瓶装静脉输液和全封闭软袋输液两种。

（1）评估：

①生理情况：患者年龄、病情、治疗情况、意识状态。

②四肢静脉：穿刺部位皮肤情况、静脉充盈度以及血管壁的弹性、肢体活动度。

③心理社会情况：患者的自理能力、心理状态以及合作程度。

④健康知识：患者对所患疾病与输液有关知识的知晓程度。

（2）准备：

①患者准备：了解静脉输液的目的、方法、注意事项及配合要点，输液前排尿或排便，取舒适卧位。

②护士准备：着装整齐、洗手，做好解释工作。

③用物准备：输液架，治疗单；治疗车上放置消毒洗手液、消毒液、棉签、药液、纱布、治疗盘、弯盘、输液卡、一次性输液器、输液贴、一次性治疗巾、一次性垫巾、止血带（必要时备小夹板及绷带）治疗车下放消毒桶、利器盒、医用垃圾桶、生活垃圾桶。

④环境准备：安静、整洁、光线充足。

（3）实施：见表 2-8-19。

表 2-8-19　　　　　　　　密闭式静脉输液实践过程及要点说明

	实践过程	要点说明
评估解释	核对患者信息（床号、姓名、住院号），解释输液目的并取得合作 评估患者皮肤、血管、肢体活动情况	严格查对 正确评估患者
核对检查	六步洗手、戴口罩 二人核对医嘱、输液卡和瓶贴 核对药液标签 检查药液质量	根据医嘱严格查对 检查药液是否过期，瓶盖瓶身有无质量问题，对光检查药液是否浑浊，有无沉淀及絮状物 输液卡不能覆盖输液瓶原有瓶签
准备药液	贴瓶贴、启瓶盖，两次消毒瓶塞至瓶颈 检查输液器包装、有效期与质量，将输液器针头插入瓶塞	消毒直至瓶颈 检查输液器及包装要严格 插入时注意无菌操作
初步排气	关闭调节夹，旋紧头皮针连接处 再次检查药液质量后挂输液瓶于输液架上 排气（首次排气原则不滴出药液），检查有无气泡	输液架高度适中 输液前排尽输液器内空气，避免空气栓塞，对光检查有无气泡

（续表）

	实践过程	要点说明
皮肤消毒	协助患者取舒适体位，垫小垫枕与治疗巾 选择静脉，扎止血带（距穿刺点上方6～10cm） 消毒皮肤（直径大于5cm；2次消毒或遵循消毒剂使用说明书）	按照选择静脉的原则选择合适的静脉 止血带松紧合适，尾端向上 消毒范围及面积要正确
静脉穿刺	再次核对 再次排气至有少量药液滴出，检查有无气泡，取下护针帽 固定血管，嘱患者握拳，进针，见回血后再将针头沿血管方向前行少许	操作中查对 再次对光检查 排液于弯盘内 沿静脉走向进针
固定针头	穿刺成功后，松开止血带，打开调节器，嘱患者松拳 待液体滴入通畅后用输液贴固定	先固定针柄 固定过程中防止污染注射部位
调节滴速	根据患者的年龄、病情和药物性质调节滴速（口述） 调节滴速时间至少15秒，并报告滴速 操作后核对患者 告知注意事项	正常情况下成人40～60滴/min，儿童20～40滴/min 操作后查对
整理记录	安置患者于安全舒适体位，放呼叫器于易取处，整理床单位及用物 六步洗手，记录输液执行记录卡	安置舒适卧位 正确记录
更换液体	需要更换液体时，消毒瓶塞后，拔出第1瓶内通气管和输液导管，插入第2瓶内，待滴液通畅后，方可离去。	及时更换输液瓶，防止空气栓塞 严格无菌操作
停止输液	核对解释 揭去输液贴，轻压穿刺点上方，关闭调节夹，迅速拔针 嘱患者按压至无出血，并告知注意事项 协助患者取安全舒适体位，询问需要 清理治疗用物，分类放置 六步洗手，取下口罩，记录输液结束时间及患者反应	输液完毕后及时拔针 拔针时勿用力按压局部，以免引起患者疼痛

注意事项：

严格执行无菌操作及查对制度；合理安排输液顺序，合理分配药物；长期输液的患者，注意保护和合理使用静脉；严防造成空气栓塞；注意药物的配伍禁忌；确认针头已刺入静脉内时再输入药液；严格掌握输液的速度；输液过程中要加强巡视。

（4）评价：见表 2-8-20。

表 2-8-20　　　　密闭式静脉输液操作评价

项目	分值	操作要点	技术要点	扣分标准	扣分
仪表	5	按要求着护士装（主要包括护士服、帽子、鞋）	仪表端庄，服装整洁	一处不符合要求扣 2.5 分	
操作前准备	15	评估患者：年龄、病情、自理能力、合作程度、穿刺部位皮肤、血管状况及肢体活动度	评估患者正确	①未评估扣 3 分 ②评估缺一项扣 1 分	
		告知患者操作目的、注意事项，协助患者排尿，取安全、舒适卧位	告知患者注意事项	未告知扣 3 分	
操作前准备	15	操作护士准备：洗手、戴口罩 物品准备：输液架，治疗单；治疗车上放置消毒洗手液、消毒液、棉签、药液、纱布、治疗盘、输液卡、一次性输液器、输液贴、一次性治疗巾、一次性垫巾、止血带（必要时备小夹板及绷带），治疗车下放消毒桶、利器盒、医用垃圾桶、生活垃圾桶 环境：安静、清洁	洗手（六步洗手法，口述与示意，并说明时间要求，下同），戴口罩 备齐用物，放置合理 安全与舒适	①未洗手扣 3 分 ②一处不符合要求扣 1 分 ①少一件或一件不符合要求扣 1 分 ②未协助患者排尿扣 3 分 ③未协助患者取安全、舒适卧位扣 3 分 ④一处不符合要求扣 1 分	
		准备药液　核对药液的名称、剂量和浓度、检查药液质量及输液器 打开输液袋外包装，按无菌操作要求配液 将输液卡倒贴在输液袋上，请另一名护士进行核对，二人签字并注明时间 检查输液器，撕开其外包装，按照无菌原则将输液管的针头插入输液袋袋口。关闭调节器	核对、检查方法正确 检查输液器、药液严格按无菌原则要求进行操作	①不核对扣 3 分 ②一处不符合要求扣 1 分 ③不检查扣 3 分 ④一处不符合要求扣 2 分	
操作过程	55	携物至患者床旁，核对并解释	再次核医嘱、输液卡，并向患者解释	一处不符合要求扣 2 分	
		协助患者卧位，挂好液体并排气	排气方法正确	排气方法不正确扣 2 分	
		铺一次性垫巾，选择静脉，消毒注射部位皮肤，待干，准备输液贴	消毒皮肤范围、方法正确	①未消毒或消毒方法不对扣 3 分 ②一处不符合要求扣 2 分	

（续表）

项目	分值	操作要点	技术要点	扣分标准	扣分
操作过程	55	扎止血带在穿刺部位上6cm，进行第二次消毒	系止血带部位适当	未再次消毒扣3分	
		取下输液针护针帽，排气至针尖处	一次排气成功	①一次排气不成功扣5分 ②浪费药液扣3分	
		再次核对患者后，一手绷紧皮肤，一手持针，针头与皮肤呈15°～30°角沿静脉走向进行穿刺，见回血后平行送入0.5～1cm。松开止血带，放开调节器，嘱患者松拳，待液体滴入通畅、患者无不适后，用输液贴固定好针头	液面高度适宜，进针稳准，一针见血 穿刺后及时"三松" 正确固定针头	①退针一次扣5分 ②不松拳、止血带、调节器各扣3分 ③固定不正确扣3分	
		根据病情、年龄及药液性质或遵医嘱调节滴速。一般成人40～60滴/min、儿童20～40滴/min	合理调节滴速	①调节不合理扣5分 ②滴速误差大于5滴扣1分	
		取下止血带和一次性垫巾，将止血带浸泡在车下的消毒桶内，垫巾放入医用垃圾桶内	整理、处理用物方法正确	①处理用物的方法不正确扣4分 ②一处不符合要求扣1分	
		再次核对	核对准确	未核对扣4分	
操作后	15	协助患者取舒适卧位	卧位舒适	未协助扣2分	
		询问患者的感受，向患者交代输液中的注意事项，将信号灯开关放置于患者伸手可及处	向患者交代输液中的注意事项	①未交代扣4分 ②告知不全一项扣1分 ③信号灯开关未置于适合处扣1分	
		洗手（消毒洗手液洗手），记录、签字	洗手、记录、签字顺序正确	三项中有未做，各扣2分	
		输液完毕，再次核对，轻揭输液贴，快速拔针。嘱患者按压穿刺部位至不出血为止	拔针方法正确	一处不符合要求扣1分	
		整理用物，按垃圾分类处理物品（按照垃圾分类分别将不同物品置入利器盒、医用垃圾桶、生活垃圾桶） 洗手（口述、示意，六步洗手法，时间要求）、记录、签字	整理、处理用物方法正确 洗手、记录规范，签名清楚	①整理用物方法不正确扣4分 ②一处不符合要求扣1分	

（续表）

项目	分值	操作要点	技术要点	扣分标准	扣分
质量评价	5	操作过程流畅、完整，动作规范有效	沟通有效，无菌观念强，操作熟练	一处不符合要求扣2分	
时间	5	从洗手到操作结束15min	动作熟练、流畅	时间每超过30s扣1分	
总分	100	实得分合计（　　　　）		实扣分合计（　　　　　）	

2.静脉留置输液法

静脉留置输液法是指采用专门的静脉留置针输液的方法。静脉留置针又称为套管针，由针芯、外套管、针柄及肝素帽等组成，可用于静脉输液、输血及动、静脉采血等，其材料与血管的相融性好，柔软无刺激，能在血管内保存较长时间。该法具有以下优点：保护患者的静脉，避免反复穿刺，尤其适用于长期输液、年老体弱、血管穿刺困难的患者；随时保持通畅的静脉通路，便于紧急情况时的抢救和给药。

静脉留置输液法的前期准备同密闭式静脉输液，操作评价见2-8-21。

表 2-8-21 　　　　　　　　　　**静脉留置针输液操作评价**

项目	分值	操作要点	技术要点	扣分标准	扣分
仪表	5	按要求着护士装（主要包括护士服、帽子、鞋）	仪表端庄，服装整洁	一处不符合要求扣2.5分	
操作前准备	15	评估患者：年龄、病情、自理能力、合作程度、穿刺部位皮肤、血管状况及肢体活动度	评估患者正确	①未评估扣3分 ②评估缺一项扣1分	
		告知患者操作目的、注意事项。协助患者排尿，取安全、舒适卧位	告知患者注意事项	未告知扣3分	
		操作护士准备：洗手、戴口罩 物品准备：输液架，治疗单；治疗车上放置消毒洗手液、消毒液、棉签、药液另备（等渗盐水或稀释肝素液）、纱布、治疗盘、输液卡、一次性输液器、头皮针、静脉套管针、无菌透明敷料、一次性治疗巾、一次性垫巾、止血带（必要时备小夹板及绷带），治疗车下放消毒桶、利器盒、医用垃圾桶、生活垃圾桶 环境：安静、清洁	洗手（六步洗手法，口述与示意，并说明时间要求，下同），戴口罩	①未洗手扣3分 ②一处不符合要求扣1分	
			备齐用物，放置合理 安全与舒适	①少一件或一件不符合要求扣1分 ②未协助患者排尿扣3分 ③未协助患者取安全、舒适卧位扣3分 ④一处不符合要求扣1分	

155

（续表）

项目	分值	操作要点		技术要点	扣分标准	扣分
操作前准备	15	准备药液	核对药液的名称、剂量和浓度，检查药液质量及输液器 打开输液袋外包装，按无菌操作要求配液 将输液卡倒贴在输液袋上，请另一名护士进行核对，二人签字并注明时间 检查输液器，撕其外包装，按照无菌原则将输液管的针头插入输液袋袋口。关闭输液管调节器	核对、检查方法正确 检查输液器、药液严格按无菌操作要求进行操作	①不核对扣3分 ②一处不符合要求扣1分 ③一处不符合要求扣2分	
操作过程	45	携物至患者床旁，核对并解释		再次核医嘱、输液卡，并向患者解释	一处不符合要求扣2分	
		协助患者卧位，挂好液体并排气		排气方法正确	排气方法不正确扣2分	
		铺一次性垫巾，选择静脉，消毒注射部位皮肤，待干		消毒皮肤范围、方法正确	①未消毒或消毒方法不对扣3分 ②一处不符合要求扣1分	
		选择适当型号套管针，打开套管针包装，将头皮针插入肝素帽内		套管针型号选择合适	套管针型号选择不当扣2分	
		扎止血带在穿刺部位上10cm，进行第二次消毒。准备无菌透明敷料		系止血带部位适当	未再次消毒扣3分	
		再次核对患者后，旋转针芯，松动外套管，调整针头斜面，排气，一手绷紧皮肤，一手持针，针头与皮肤呈15°～30°角沿静脉走向进行穿刺，见回血后降低角度再进针0.3～0.5cm。右手持住针翼，左手将套管全部送入静脉。松开止血带，放开调节器，拔出针芯，嘱患者松拳，待液体滴入通畅、患者无不适后，用无菌透明敷料固定		液面高度适宜，进针稳准，一针见血 穿刺后及时"三松"正确固定针头	①未查对扣3分 ②未旋转松动外套管扣3分 ③见回血后未降低角度再进针少许扣3分 ④右手未固定针翼扣3分 ⑤不松拳、止血带、调节器各扣2分	
		根据病情、年龄及药液性质或遵医嘱调节滴速。一般成人40～60滴/min、儿童20～40滴/min		合理调节滴速	①调节不合理扣5分 ②滴速误差大于5滴扣1分	
		取下止血带和一次性垫巾，将止血带浸泡在车下的消毒桶内，垫巾放入医用垃圾桶内		整理、处理用物方法正确	①处理用物的方法不正确扣4分 ②一处不符合要求扣1分	
		再次核对，协助患者取舒适卧位		核对准确，卧位舒适	未核对、未协助各扣2分	

（续表）

项目	分值	操作要点	技术要点	扣分标准	扣分
操作后	25	询问患者的感受，向患者交代输液中的注意事项，将信号灯开关放置于患者伸手可及处	向患者交代输液中的注意事项	①未交代扣3分 ②告知不全一项扣1分 ③信号灯开关未置于适合处扣1分	
		洗手（消毒洗手液洗手），记录、签字	洗手、记录、签字顺序正确	三项中有未做，各扣2分	
		输液完毕，再次核对，正压封管（将针尖斜面留在肝素帽内，冲管后余0.5ml封管液边推注边拔针）	封管方法正确	封管方法不当扣5分	
		再次输液：常规消毒肝素帽胶塞，推注5～10ml生理盐水冲管，插输液针于肝素帽	推注方法正确	方法不当扣3分	
		输液完毕，除去敷贴，关调节器，快速拔针。嘱患者按压穿刺部位至不出血为止	拔针方法正确	一处不符合要求扣1分	
		整理用物，按垃圾分类处理物品（按照垃圾分类分别将不同物品置入利器盒、医用垃圾桶、生活垃圾桶）洗手（口述、示意，六步洗手法，时间要求）、记录、签字	整理、处理用物方法正确 洗手、记录规范，签名清楚	①整理用物方法不正确扣4分 ②一处不符合要求扣1分	
质量评价	5	操作过程流畅、完整，动作规范有效	沟通有效，无菌观念强，操作熟练	一处不符合要求扣2分	
时间	5	从洗手到操作结束15min	动作熟练、流畅	时间每超过30s扣1分	
总分	100	实得分合计（　　　　）		实扣分合计（　　　　）	

3. 头皮静脉输液法

小儿头皮静脉非常丰富，分支甚多，互相沟通交错成网，且静脉表浅易见，不易滑动，便于固定，故小儿多采用头皮静脉输液法。

4. 颈外静脉输液法

颈外静脉是颈部最大的浅静脉，其位置表浅，较恒定，易于固定，因此在特殊的情况下可以输液，但不可多次穿刺。现临床多采用静脉留置针进行穿刺，既可减少对血管的损害，又能保证检查和治疗。穿刺点为下颌角与锁骨上缘中点连线的上 1/3 处。

（三）输液速度与时间计算

输液过程中，溶液每毫升的滴数（滴/ml）称为该输液器的点滴系数。临床常用的点滴系数有10、15、20、50等几种型号。静脉输液的速度及输液所用时间的计算方法如下：

（1）已知输入液体的总量和计划所用输液时间，计算每分钟滴数：

每分钟滴数 = 液体的总量（ml）× 滴系数（滴/ml）/ 输液时间（min）

（2）已知输入液体的总量和每分钟滴数，计算输完液体所用的时间：

输液时间（min）= 液体的总量（ml）× 滴系数（滴/ml）/ 每分钟滴数（滴/min）

（四）输液故障排除法

1. 溶液不滴

（1）针头滑出血管外：局部肿胀、疼痛，应拔出针头更换后另选血管重新穿刺。

（2）针头斜面紧贴血管壁：可调整针头位置或肢体位置，直至点滴通畅为止。

（3）针头阻塞：更换针头重新穿刺。

（4）压力过低：适当抬高输液瓶的位置或者放低患者肢体位置。

（5）静脉痉挛：用热水袋或热毛巾局部热敷注射部位上端血管。

2. 茂菲滴管液面过高

（1）滴管侧壁有调节孔时：夹紧滴管上端的输液管，然后打开调节孔，待滴管内溶液下降至所需液面，再关闭调节孔，松开滴管上端的输液管。

（2）滴管侧壁没有调节孔时：可将输液瓶取下，倾斜输液瓶，使针头露出液面，待溶液缓缓流下至滴管内露出液面时，再将输液瓶挂回继续点滴。

3. 茂菲滴管内液面过低

（1）滴管侧壁有调节孔时：夹紧滴管下端的输液管，然后打开调节孔，待滴管内溶液上升至所需液面，再关闭调节孔，松开滴管下端的输液管。

（2）滴管侧壁无调节孔时：夹紧滴管下端的输液管，用手挤压滴管，直至液面升高到所需高度时，停止挤压，松开下端输液管。

4. 输液过程中，茂菲滴管内液面自行下降

（1）检查滴管上端输液管与滴管的衔接是否松动。

（2）检查滴管有无漏气或裂隙。

必要时更换输液器。

（五）常见输液反应的护理

1. 发热反应

（1）原因：因输入致热物质引起；输液瓶清洁灭菌不彻底，输入溶液或药物制品不纯；消毒保存不良，输液器消毒不严或被污染，输液过程中未能严格执行无菌操作等。

（2）临床表现：多发生于输液后数分钟至 1 小时，表现为发冷、寒战、发热。轻者体温在 38℃左右，停止输液后数小时内可自行恢复正常；严重者初起寒战，继之高热，体温可达 40℃以上，并伴有头痛、恶心、呕吐、脉速等全身症状。

（3）护理：

①预防：输液前认真检查药液的质量、输液用具包装及灭菌日期、有效期，严格无

菌操作。

②处理：反应轻者，立即减慢点滴速度或停止输液，并及时通知医生；反应严重者，立即停止输液，并保留剩余溶液和输液器，必要时送检验科做细菌培养；对高热者给予物理降温，严格观察生命体征，必要时遵医嘱给予抗过敏药物或激素治疗。

2. 急性肺水肿

（1）原因：输液速度过快，短时间内输入过多液体，使循环血容量急剧增加，心脏负荷过重；患者原有心肺功能不良，尤多见于急性左心功能不全者。

（2）临床表现：突然出现呼吸困难、胸闷、咳嗽、咳粉红色泡沫样痰，严重时痰液可从口、鼻腔涌出。听诊肺部布满湿性啰音，心率快且节律不齐。

（3）护理：

①预防：输液过程中，密切观察，注意控制输液速度和输液量，尤其对老年人、儿童及心肺功能不全患者。

②处理：出现上述表现，立即停止输液并迅速通知医生，进行紧急处理：取端坐位，双腿下垂，以减少下肢静脉回流，减轻心脏负担，同时安慰患者以减轻其紧张心理；高流量氧气吸入，一般氧流量为 6 ～ 8L/min，湿化瓶内加入 20% ～ 30% 的乙醇溶液，以减低肺泡内泡沫表面的张力，使泡沫破裂消散；遵医嘱给予镇静剂、平喘、强心、利尿和扩血管药物；必要时进行四肢轮扎，用止血带或血压计袖带适当加压四肢以阻断静脉血流，但动脉血仍可通过，每 5 ～ 10min 轮流放松一个肢体上的止血带。

3. 静脉炎

（1）原因：长期输注高浓度、刺激性较强的药液，或静脉内放置刺激性较强的塑料导管时间过长，引起局部静脉壁发生化学炎性反应；也可由于在输液过程中未能严格执行无菌操作，导致局部静脉感染。

（2）临床表现：沿静脉走行出现条索状红线，局部组织红、肿、热痛，有时伴有畏寒、发热。

（3）护理：

①预防：严格无菌技术操作，对血管壁有刺激性的药物应充分稀释后再应用，放慢点滴速度，并防止药液漏出血管外。同时，有计划地更换输液部位，以保护静脉。

②处理：停止在此部位静脉输液，并将患肢抬高、制动，局部用 50% 硫酸镁或 95% 乙醇溶液行湿热敷，每日 2 次，每次 20min；超短波理疗；中药治疗；如合并感染，遵医嘱给予抗生素。

3. 空气栓塞

（1）原因：输液导管内空气未排尽；导管连接不紧，有漏气；拔出深静脉导管后，穿刺点封闭不严密；加压输液、输血时无人守护，液体输完未及时更换药液或拔针。

（2）临床表现：患者感到胸部异常不适或胸骨后疼痛，发生呼吸困难和严重的发绀，并伴有濒死感。听诊心前区可闻及响亮、持续的"水泡声"。心电图呈现心肌缺血和急性肺心病的改变。这是由于大量空气进入右心室后阻塞在肺动脉入口，使右心室内的血液不能进入肺动脉进行气体交换，引起机体严重缺氧而导致死亡。

（3）护理：

①预防：输液前认真检查输液器，排尽输液导管内的空气；输液过程中加强巡视，及时添加药液或更换输液瓶，输液完毕及时拔针；拔出较粗、近胸腔的深静脉导管后，立即严密封闭穿刺点。

②处理：如出现上述表现，立即将患者置于左侧头低足高位，使气体浮向右心室尖部，避免阻塞肺动脉入口，随着心脏的舒缩，空气被打成泡沫分次小量进入肺动脉内，逐渐被吸收；高流量氧气吸入，提高患者的血氧浓度，纠正缺氧状态；有条件时可使用中心静脉导管抽出空气；严密观察患者病情变化，如有异常及时对症处理。

五、知识技能应用

以小组为单位展示课前小组学习情况，通过自评、互评、老师点评、引导、分析、解惑、总结等方法进行学习。也可采用头脑风暴法、案例分析法、项目引导法等灵活运用，完成本次学习任务，实现学习目标。

以小组为单位完成下列任务：

案例一：患者，男，38岁，因腹泻呕吐一天，诊断为急性胃肠炎二门诊留观。上午9时，给5%葡萄糖盐水加庆大霉素16万U加10%氯化钾10ml，静脉滴注，点滴30min后，患者发冷、寒战，体温37.8℃。请分析，患者可能发生了什么情况？由哪些原因造成？如何护理？

案例二：患者，女，60岁，因慢性肺部疾患住院治疗。上午9:30起静脉输入5%葡萄糖溶液300ml及0.9%氯化钠溶液300ml，滴速为60滴/min，40min左右在护士巡视病房时，发现患者气促、咳嗽、咳粉红色泡沫样痰，伴大汗淋漓。根据患者的表现判断，该患者出现了什么情况？应如何对该患者进行护理？

案例三：患者，男，40岁，因外伤大出血入院。在静脉补液的过程中，该患者输液侧手臂在穿刺部位沿静脉走向出现条索样红线，患者主诉疼痛，局部有灼热感。作为该患者的负责护士，你应如何处理这种情况？

六、课后练习

（一）A₁型题

1.低分子右旋糖酐的主要作用是（　　）。

　A.补充蛋白质　　　　　　B.提高血浆胶体渗透压

　C.降低血液黏稠度　　　　D.补充营养和水分

E. 维持酸碱平衡

2. 具有利尿脱水作用的溶液是（　　　）。

　A. 20%甘露醇　　　　　　B. 0.9%氯化钠　　　　　C. 11.2%乳酸钠

　D. 林格液　　　　　　　　E. 脂肪乳剂

3. 静脉输液利用何种原理（　　　）。

　A. 负压作用　　　　　　　B. 虹吸作用　　　　　　　C. 液体静压

　D. 空吸作用　　　　　　　E. 以上都不是

4. 小儿头皮静脉输液如误入动脉，局部表现为（　　　）。

　A. 局部紫绀、水肿　　　　B. 沿静脉走向呈条索状红线

　C. 局部无变化　　　　　　D. 苍白、水肿

　E. 呈树枝分布状苍白

5. 下列哪一项与输液发热反应的原因无关（　　　）。

　A. 消毒不严密　　　　　　B. 输入药液不纯　　　　　C. 药液刺激性强

　D. 药物含致敏物质　　　　E. 液体灭菌不彻底

6. 发生肺水肿时，给予20%～30%乙醇湿化吸氧的目的是（　　　）。

　A. 改善肺部气体交换　　　B. 提高吸入氧的浓度　　　C. 扩张周围血管

　D. 预防肺部感染　　　　　E. 减少回心血量

7. 茂菲滴管内液面自行下降的原因是（　　　）。

　A. 茂菲滴管有裂缝　　　　B. 患者肢体位置不正　　　C. 静脉痉挛

　D. 输液速度过快　　　　　E. 输液管管径粗

8. 输液过程中，患者咳大量粉红色泡沫样痰，应立即给其取（　　　）。

　A. 平卧位　　　　　　　　B. 侧卧位　　　　　　　　C. 俯卧位

　D. 半卧位　　　　　　　　E. 端坐位，两腿下垂

9. 输液时，液体滴入不畅，局部肿胀，检查无回血，此时应（　　　）。

　A. 更换针头重新穿刺　　　B. 改变肢体位置　　　　　C. 提高输液瓶

　D. 局部肿胀处热敷　　　　E. 用手挤压橡胶管

10. 有关静脉炎的处理不妥的是（　　　）。

　A. 刺激性强的药物应充分稀释

　B. 可用超短波理疗

　C. 患肢应加强运动、按摩

　D. 局部用50%硫酸镁湿热敷

　E. 合并感染可给抗生素治疗

11. 输液过程中，患者突然感到胸部异常不适，随即发生呼吸困难，严重发绀，心前区闻及响亮持续的"水泡声"。应判断为（　　　）。

A. 发热反应   B. 过敏反应   C. 肺水肿

D. 空气栓塞   E. 心肺衰竭

12. 预防发生空气栓塞的措施不包括（   ）。

A. 输液管空气要排尽   B. 加压输液时，护士应在旁守护

C. 输液滴尽前要及时拔针   D. 控制输液总量

E. 输液中要及时更换输液瓶

13. 空气栓塞致死的原因是气体阻塞（   ）。

A. 肺静脉入口   B. 下腔静脉入口   C. 肺动脉入口

D. 主动脉入口   E. 上腔静脉入口

14. 某患者补液 800ml，要求在 4h 内滴完，每分钟的滴速为（   ）。

A. 30 滴   B. 40 滴   C. 50 滴   D. 60 滴   E. 70 滴

15. 患者从早上 9 点开始输液，液体总量为 1500ml，输液速度为 60 滴 /min，其输液结束的时间应是（   ）。

A. 15 时   B. 15 时 15 分   C. 15 时 30 分

D. 15 时 45 分   E. 16 时

（二）A₂ 型题

1. 患者，男，输液过程中发生溶液不滴，挤压输液管有阻力，松手后无回血。处理时应（   ）。

A. 另选血管重新穿刺   B. 调整针头位置

C. 更换针头重新穿刺   D. 抬高输液瓶位置

E. 局部热毛巾热敷

2. 患者，男，26 岁，因支原体肺炎入院，给红霉素静脉滴注。今日下午发现注射部位沿静脉走向出现条索状红线，并有红肿热痛。下列护理措施中不宜的是（   ）。

A. 局部理疗   B. 硫酸镁湿敷

C. 更换注射部位   D. 患肢活动增加

E. 患肢抬高

3. 患者，女，21 岁，因再生障碍性贫血入院。根据医嘱，此患者须长时间静脉输入抗胸腺细胞球蛋白治疗。依据合理使用静脉的原则，护士在选择血管时应注意（   ）。

A. 由近心端到远心端   B. 由远心端到近心端

C. 先粗大后细小   D. 先细直后弯曲   E. 先上后下

4. 在为患者输液时发现液体滴注不畅，寻其原因为静脉痉挛。护士应采取的措施是（   ）。

A. 减小滴液速度   B. 加压输液

C.降低输液瓶位置 　　　　　 D.适当更换肢体位置

E.局部热敷

5.在加压输液过程中患者出现大量空气栓塞时,应将患者安置的体位为(　　　)。

A.左侧头高足低位 　　　　　 B.左侧头低足高位

C.右侧头高足低位 　　　　　 D.右侧头低足高位

E.仰卧位

(邢爽)

8.7 静脉输血的护理

一、学习目标

知识目标

1.熟悉血液制品的种类。

2.掌握血型和交叉相容配血试验。

3.掌握输血的目的。

4.掌握输血前的准备工作。

5.掌握常见的输血反应,并能采取相应的护理措施。

能力目标

1.能正确实施静脉输血法。

2.密切观察输血患者,能及时发现输血反应并处理。

3.能够正确检查血液质量并做好输血准备工作。

4.能够和患者有效沟通,具有合作能力。

二、学习重点和难点

重　点:静脉输血的目的,常见输血反应及护理措施,血型和交叉相容配血试验。

难　点:血型和交叉相容配血试验,输血反应的鉴别和处理。

三、工作情境及任务

情境一:患者,男,30岁,因车祸大量出血,面色苍白,脉搏细弱,四肢厥冷,血压56/26mmHg。诊断为失血性休克,医嘱:全血400ml,静脉滴注。

任务一:进行血型和交叉相容配血试验。

任务二:完成输血前准备工作。

任务三:为患者实施静脉输血。

情境二：该患者在静脉输血过程中出现寒战，体温 39.5℃，伴有恶心、呕吐、头疼等症状。

任务四：鉴别输血反应并实施护理。

四、知识储备和理论学习

静脉输血是将全血或成分血通过静脉输入体内的方法，是临床治疗和抢救患者的重要措施之一。

（一）血液的种类和交叉相容配血试验

1. 血液制品的种类

（1）全血：输全血适用于各种原因引起的大出血。

①新鲜血保留了血液中原有的各种成分。

②库存血保存时间越长，血液成分变化越大，酸性也越大，且离子浓度也越高，故大量输血时要防止酸中毒和高血钾症。

③自体输血对手术过程中出血量较多者，如宫外孕、脾切除等手术，可事先做好回收自体血的准备，收集腹腔内的血液过滤后再经静脉输入。

（2）血浆：血浆是全血经分离后的液体部分，主要成分为血浆蛋白，不含细胞，无凝集原，因此不出现凝集反应，同时不必验血型，保存期长。常用的有：

①普通血浆：分新鲜血浆和保存血浆两种。前者在采血后立即分离输入，它除了红细胞外，基本上保留了血液的各种成分；后者除血浆蛋白外，其他成分逐渐破坏。

②冰冻血浆：普通血浆放在 −30℃低温下保存，应用时放在 37℃温水中溶化。

③干燥血浆：冰冻血浆放在真空装置下加以干燥而成，应用时可加适量等渗盐水或 0.1% 枸橼酸钠溶液。

（3）血细胞：

①红细胞：包括浓缩红细胞、红细胞悬液及洗涤红细胞等。

②白细胞：白细胞浓缩悬液适用于粒细胞缺乏症患者。

③血小板：血小板浓缩悬液适用于血小板减少或者血小板功能障碍所致的出血患者。

（4）白蛋白液：白蛋白液从血浆中提取制成。临床上常用的是稀释成 5% 白蛋白液，具有维持胶体渗透压、扩充血容量和增加血浆蛋白的作用。

（5）其他血液制品：如纤维蛋白原、凝血因子、抗血友病球蛋白等。

2. 血型和交叉相容配血试验

（1）血型：血型是指血液成分（包括红细胞、白细胞、血小板及血浆蛋白）表面的抗原类型。通常所说的血型是指红细胞膜上特异性抗原类型，而与临床关系最密切的是 ABO 血型系统及 Rh 血型系统。

① ABO 血型系统：ABO 血型是根据红细胞膜上是否存在抗原 A 与抗原 B 而将血液

分成 4 种血型。红细胞上仅有抗原 A 为 A 型，只有抗原 B 为 B 型，若同时存在 A 和 B 抗原则为 AB 型，这两种抗原俱无的为 O 型。不同血型的人血清含有不同的抗体，但不含有对抗自身红细胞抗原的抗体。

②Rh 血型系统：人的红细胞上具有与恒河猴同样的抗原称为 Rh 阳性血型，指含有 D 抗原者，不含有此种抗原则称为 Rh 阴性血型。在我国汉族和大部分少数民族的人民中，Rh 阳性血型约占 99%，Rh 阴性的人仅占 1% 左右。

（2）交叉相容配血试验：目的是检查受血者与献血者之间有无不相容的抗体，包括直接交叉相容配血试验和间接交叉相容配血试验。

具体方法见表 2-8-22。

表 2-8-22 交叉相容配血试验

试验对象	直接交叉配血试验	间接交叉配血试验
供血者	红细胞	血清
受血者	血清	红细胞

（二）静脉输血法

1. 输血目的

（1）补充血容量，增加排出量，提高血压，促进血液循环，常用于失血、失液所致的血容量减少或休克患者。

（2）增加血红蛋白，促进携氧功能，纠正贫血。

（3）补充各种凝血因子和血小板，有助于止血，用于凝血功能障碍者。

（4）补充白蛋白，维持渗透压，减轻组织渗出与水肿的目的，常用于低蛋白血症者。

（5）补充抗体、补体等血液成分，以增加机体免疫力，常用于严重感染的患者。

2. 输血前准备

（1）备血：填写输血申请单和配血单，抽取血标本 2ml，一并送交血库，做血型鉴定和交叉配血试验。禁忌同时采集两个患者的血标本，以免发生混淆。

（2）取血：根据医嘱，凭取血单到血库取血，应与血库人员共同认真做好"三查八对"。"三查"指查血的有效期、血的质量、输血装置是否完好，"八对"指对姓名、床号、住院号、血袋（瓶）号（储血号）、血型、交叉配血试验的结果、血液的种类、血量。正常库存血分为两层，上层为血浆呈淡黄色半透明，下层为红细胞呈均匀暗红色，两者界限清楚，且无凝块。如血浆呈紫红色混浊或血浆表面有泡沫，血浆与红细胞交界面界限不清，有明显血凝块，说明血液可能变质，不能使用。查对准确无误方可签字取回使用。

（3）血液从血库取后勿剧烈震荡，以免红细胞破坏而引起溶血。另外，血液不能加温，以免血红蛋白凝固变性而引起反应。如输血量较多，可在室温下放置 15 ～ 20min 后再输入。

（4）取血回病区后，应和另一名护士按"三查八对"再次核对无误方可输用。

3. 直接输血法

将供血者血液抽出后立即输给患者的方法，适用于无库存血而患者急需输血时，也适用于婴幼儿的少量输血。操作方法：

①备齐用物携至患者处，向供血者及患者做好解释工作。

②供血者和患者分别取仰卧位，并露出一侧上臂。

③在备好的注射器内加入一定量的抗凝剂（50ml血中加3.8％枸橼酸钠溶液5ml）。

④从供血者静脉抽出血液后，立即为患者行静脉穿刺输入血液。操作时需要三人合作，一人抽血，一人传递，另一个输血，如此连续进行。更换注射器时，不需拔出针头，仅用手指压住静脉远端即可减少出血。

⑤输血结束，拔出针头，用无菌纱布覆盖针眼并压迫片刻，然后固定纱布。

4. 间接输血法

将已抽出的血液按静脉输液法输入，分为密闭式和开放式输血两种。

（1）评估：评估患者病情、治疗情况，患者的血型、输血史及过敏史，心理状态及对输血知识的了解程度，穿刺部位皮肤、血管状况，向患者解释输血的目的、方法、注意事项及配合要点。

（2）准备：

①患者准备：了解输血的目的、方法、注意事项和配合要点；签写知情同意书；排空大小便，取舒适卧位。

②护士准备：着装整齐、洗手、戴口罩。

③用物准备：同密闭式静脉输液法，仅将一次性输液器更换为一次性输血器（滴管内有滤网）。根据医嘱准备血液制品。

④环境准备：环境安静、整洁，光线适中，温湿度适宜。

（3）实施：见2-8-23。

表 2-8-23　　　　　　　　　　　静脉输血实践过程及要点说明

实践过程		要点说明
核对检查	将用物携至患者床旁，与另一位护士一起核对检查	严格执行查对制度，避免差错事故按照取血时的"三查八对"内容逐一进行核对和检查，确认无误
建立静脉通道	按照静脉输液法建立静脉通道，输入少量生理盐水	在输入血液前先输入少量生理盐水，冲洗输血器管道
摇匀血液	以手腕转动动作将血袋内的血液轻轻摇匀	消毒范围直至瓶颈

（续表）

	实践过程	要点说明
连接血袋进行输血	打开储血袋封口,戴手套,常规消毒开口处塑料管,将输血器针头从等渗盐水瓶中拔出插入塑料管内,缓慢将血袋倒挂到输液架上	戴手套保护医务人员自身安全,插入时注意无菌
控制和调节滴速	开始时速度宜慢,少于 20 滴 /min,观察 15min 无不良反应,再按病情需要调节滴速,一般成人 40 ～ 60 滴 /min,儿童酌减	严格控制输血速度
操作后处理	协助患者取舒适卧位,整理床单位放呼叫器于患者易取处整理用物,洗手,记录	告知患者注意事项
血袋的更换	输入两袋以上血液时,应在上一袋血液即将滴尽时,常规消毒生理盐水瓶塞,然后从血袋拔出针头,插入生理盐水瓶中,输入少量生理盐水,然后连接血袋继续输血	输入生理盐水,避免两袋血之间发生反应输完血的血袋要保留,以备出现输血反应时查找原因
输血完毕后的处理	按照上述方法继续输注生理盐水,将输血器内血液全部输入体内再关紧输液器,除去胶布,按压穿刺点上方,拔除针头,按压片刻至无出血协助取舒适卧位,整理床单位,洗手,做好记录	输液完毕后及时拔针拔针时勿用力按压局部,以免引起疼痛

注意事项:

①严格执行无菌操作及查对制度;血液应在 4h 内输完,不可在室温下放置过久。

②输血过程中,一定要加强巡视,如有不适或发生输血反应,立即停止输血并及时处理,保留余血分析。

③输血前后及两袋血之间需要滴注少量生理盐水,血液内不可随意加入其他药品。

④加压输血时应有专人看护。

⑤输入成分血时还应注意:除红细胞外须在 24h 内输完（从采血开始计时）;除血浆、白蛋白制剂外均需做交叉配血相容试验;一次输入多个献血者的成分血时,按医嘱给予抗过敏药物;先输成分血再输全血,保证成分血新鲜输入;应严密监护输注成分血的全过程。

⑥记录内容:输血时间、种类、量、血型、血袋号,有无输血反应。

（4）评价:见表 2-8-24。

表 2-8-24　　　　　　　　　　间接静脉输血操作评价

项目	分值	操作要点	技术要点	扣分标准	扣分
仪表	5	按要求着护士装(主要包括护士服、帽子、鞋)	仪表端庄,服装整洁	一处不符合要求扣 2.5 分	
操作前准备	15	评估患者:年龄、病情、自理能力、合作程度、穿刺部位皮肤、血管状况。协助患者排尿后,取安全、舒适卧位	评估患者正确	①未评估扣 3 分②评估缺一项扣 1 分	
			告知患者注意事项	未告知扣 3 分	

（续表）

项目	分值	操作要点		技术要点	扣分标准	扣分
操作前准备	15	告知患者：操作目的、注意事项 操作准备：洗手、戴口罩 物品准备：输液架，治疗单；治疗车上放置消毒洗手液、消毒液、棉签、生理盐水、血液制品（根据医嘱准备）、纱布、治疗盘、输液卡、一次性输血器、输液贴、一次性治疗巾、一次性垫巾、止血带、弯盘，治疗车下放消毒桶、利器盒、医用垃圾桶、生活垃圾桶 环境：安静、清洁		洗手（六步洗手法，口述与示意，并说明时间要求，下同），戴口罩	①未洗手扣3分 ②一处不符合要求扣1分	
				备齐用物，放置合理 安全与舒适	①未协助患者排尿扣3分 ②未协助患者取安全、舒适卧位扣3分 ③一处不符合要求扣1分	
		准备药液	核对患者，检查输血器，撕开其外包装，按照无菌原则将针头插入0.9%氯化钠注射液袋口，关闭输血器上端的夹子	核对、检查方法正确 检查输血器、药液取用输血器不污染	①不核对扣3分 ②不检查扣3分 ③一处不符合要求扣2分	
操作过程	55	携物至患者床旁，与另一名护士一起认真核对受血者和供血者姓名、血型、交叉配血结果，并给患者解释		核对准确，并向患者解释	①未核对扣5分 ②一处不符合要求扣2分	
		按静脉输液法建立静脉通道，输入少量生理盐水		方法正确	方法不对每处扣3分	
		根据病情、年龄及药液性质或遵医嘱调节滴速。一般成人40～60滴/min，儿童20～40滴/min		合理调节滴速	①调节不合理扣5分 ②滴速误差大于5滴扣1分	
		取下止血带和一次性垫巾，将止血带浸泡在车下的消毒桶内，垫巾放入医用垃圾桶内		整理、处理用物方法正确	①处理用物的方法不正确扣4分 ②一处不符合要求扣1分	
		轻轻旋转血袋，将血液摇匀		避免剧烈震荡	方法不正确扣5分	
		戴手套，常规消毒开口处塑料管，将输血器针头从等渗盐水瓶中拔出插入塑料管内，缓慢将血袋倒挂到输液架上		方法正确，严格无菌	①未消毒或消毒方法不对扣3分 ②一处不符合要求扣2分	
		开始时速度宜慢，少于20滴/min、观察15min无不良反应，再按病情需要调节滴速，一般成人40～60滴/min，儿童酌减		合理调节滴速	①调节不合理扣5分 ②滴速误差大于5滴扣1分	
操作后	15	协助患者取舒适卧位		卧位舒适	未协助扣2分	
		询问患者的感受，向患者交代输血过程中的有关注意事项，将信号灯开关放置于患者伸手可及处		向患者交代输血中的注意事项	①未交代扣4分 ②告知不全一项扣1分 ③信号灯开关未置于适合处扣1分	

（续表）

项目	分值	操作要点	技术要点	扣分标准	扣分
操作后	15	洗手（消毒洗手液洗手），记录、签字	洗手、记录、签字正确	一处不符合要求扣1分	
		输血过程中加强巡视，待血液输完时再滴入少量生理盐水	密切观察患者病情变化	一处不符合要求扣1分	
		需要输入2袋以上血液时，应在上一袋血即将滴尽时常规消毒生理盐水瓶塞，将针头由储血袋中拔出插入生理盐水瓶中，再按与第一袋血相同的方法连接血袋继续输血	方法正确	①未消毒或消毒方法不对扣3分②一处不符合要求扣2分	
		输血器内的血液全部输入体内后，再次核对，轻揭输液贴，快速拔针。嘱患者按压穿刺部位2～3min至不出血为止	拔针方法正确	一处不符合要求扣1分	
		整理用物，按垃圾分类处理物品，（空血袋装入原塑料袋中，再置于纸盒内，置4℃冰箱内保存24h，患者无输血反应再放入有黄色标记的污物袋中集中焚烧处理）洗手（口述、示意，六步洗手法，时间要求）、记录、签字	整理、处理用物方法正确洗手、记录规范，签名清楚	①整理用物方法不正确扣4分②一处不符合要求扣1分	
质量评价	5	操作过程流畅、完整	动作熟练，无菌观念强，沟通有效，不浪费血液	一处不符合要求扣2分	
时间	5	从洗手到操作结束15min	动作熟练、流畅	时间每超过30s扣1分	
总分	100	实得分合计（　　　　　　）		实扣分合计（　　　　　　）	

（三）常见输血反应及护理

1. 溶血反应

溶血反应是输血中最严重的一种反应，通常输入10～15ml血后即可出现反应。

（1）原因：

①输入异型血，即供血者与受血者血型不符而造成血管内溶血。

②输血前红细胞已变质溶解。如血液贮存过久，血温过高或过低，输血时血液被加热或震荡过剧，血液内加入高渗或低渗溶液，影响pH变化的药物等因素，致使血液中红细胞大量破坏。

③Rh因子所致溶血。此种类型较少发生。

（2）临床表现：

①开始阶段：由于红细胞凝集成团，阻塞部分小血管，从而出现四肢麻木、头胀痛、

胸闷、腰背剧痛、恶心呕吐等。

②中间阶段：由于红细胞发生溶解，大量血红蛋白散布到血浆中，则出现黄疸和血红蛋白尿（酱油色），同时伴有寒战、发热、呼吸困难、血压下降。

③最后阶段：由于大量的血红蛋白从血浆进入肾小管，遇酸性物质而变成结晶体，临床出现急性肾功能衰竭症状，严重者可致死亡。

（3）护理措施：

①立即停止输血，并通知医生紧急处理，保留余血，采集患者血标本重做血型鉴定和交叉配血试验。

②安慰患者，缓解恐惧和焦虑。

③保留静脉通道，以备抢救时静脉给药。

④医嘱静脉滴注碳酸氢钠以碱化尿液，减少血红蛋白结晶，防止肾小管阻塞。

⑤侧腰部封闭用热水袋热敷双侧肾区，防止肾血管痉挛，保护肾脏。

⑥密切观察病情，尤其血压、尿量。一旦出现尿少、尿闭，按急性肾功能衰竭处理。如出现休克症状，立即配合抗休克抢救。

⑦预防：认真做好血型鉴定和交叉配血试验，严格执行查对制度和操作规程，杜绝差错。严格执行血液保存原则，不可采用变质血液。

2. 发热反应

发热是输血中最常见的反应，在输血过程中或者输血后 1 ~ 2h 内发生。

（1）原因：

①主要由致热原引起，若保养液或输血用具被致热原污染，输血后即可发生发热反应。

②患者原有疾病，输血后血液循环改善，导致病灶毒素扩散而发生发热反应。

③多次输血后，患者血液中产生一种白细胞抗体和血小板抗体，这两种不完全抗体易引起发热反应。

④快速输入低温的库存血。

（2）临床表现：多发生在输血过程中或者输血后 1 ~ 2h 内，患者有发冷或寒战，继而发热，体温升至 39℃ ~ 40℃ 以上，伴有头痛、恶心呕吐等。

（3）护理措施：

①反应轻者，减慢滴速，症状可自行缓解；症状严重者，立即停止输血，生理盐水静脉滴注，保留余血、输血器送检。

②对症处理，畏寒、寒战时可保暖，高热时给予物理降温。

③遵医嘱给予抗过敏药、退热药或肾上腺皮质激素。

④密切观察病情变化。

⑤预防：严格管理血液制品和输血器，严格无菌操作，减少污染。

3. 过敏反应

可发生在输血后期或即将结束时。

（1）原因：

①患者为过敏体质，平时对某些物质易引起过敏，血液中的异体蛋白质与过敏机体的组织细胞（蛋白质）结合，形成完全抗原而致敏。

②输入血液中含有致敏物质，如供血者在献血前用过可致敏的药物或食物。

③多次输血产生过敏性抗体，当再次输血时，这种抗体和抗原相互作用而发生过敏反应。

（2）临床表现：其表现轻重不一。轻者为皮肤瘙痒，局部或全身出现荨麻疹。重者可出现血管神经性水肿（多见于颜面，如眼睑、口唇高度水肿）、喉头水肿、支气管痉挛，严重者可发生过敏性休克。

（3）护理措施：

①轻者减慢输血速度；重者立即停止输血，维持静脉通路，保留余血待查。

②根据医嘱皮下注射 0.1% 盐酸肾上腺素 0.5～1ml，给予抗过敏药物（如苯海拉明）、异丙嗪和激素（如地塞米松）。

③密切观察病情变化。呼吸困难者，给予氧气吸入，喉头水肿严重时可做气管切开，有休克发生则协助抗休克治疗。

④预防：加强对供血者的管理，勿选用有过敏史的献血员。献血员在采血前 4h 内不宜吃高蛋白和高脂肪食物，宜用少量清淡饮食或糖水。

4. 大量输血后反应

大量输血是指 24h 内紧急输血量相当于或大于患者总血容量。

（1）循环负荷过重：心脏代偿功能减退的患者，如心脏病患者、老年或小儿输血量过多或速度过快，都可增加心脏负担，甚至引起心力衰竭。其临床表现，早期自觉胸部紧迫感，呼吸增快，静脉压增高，颈静脉怒张，脉搏增快，血压下降，以致出现紫绀、肺水肿。须立即停止输血，并按肺水肿处理。

（2）出血倾向：因大量失血者在短时间内大量快速输血，当输血量相当于患者的血容量时，则同时有大量的枸橼酸钠输入体内，以致来不及氧化，即与血液中的游离钙结合，使血钙下降，毛细血管张力减低，血管收缩不良，加之库血中的血小板数量和活性均减低，凝血因子不足，均可导致出血。其临床表现为皮肤出血。应及时进行有关检查，针对原因予以相应处理。大量输血时应间隔输入一个单位新鲜血液。

（3）枸橼酸钠中毒、低血钙：正常情况下枸橼酸钠在肝内很快代谢为碳酸氢钠，故缓慢输入不致引起中毒，但大量输入时，枸橼酸钠可与钙结合，导致血钙下降而抑制循环，出现脉压小、血压下降及低血钙所致的手足抽搐，所以每输库血 1000ml，静脉注射 10% 葡萄糖酸钙或者氯化钙 10ml。

（4）酸碱失衡：需大量输血者常有休克及代谢性酸中毒，可加入 5％碳酸氢钠。

（5）体温过低：大量输入冷藏的库血，使患者体温迅速下降，而发生心室纤颤（特别在低钙高钾的情况下更易发生）。故大量输血前将库血在室温下放置片刻，使其自然升温。

5. 其他

其他输血反应有空气栓塞、微血管栓塞、细菌污染反应以及因输血传染的疾病（如病毒性肝炎、疟疾、艾滋病）等。

五、知识技能应用

以小组为单位展示课前小组学习情况，通过自评、互评、老师点评、引导、分析、解惑、总结等方法进行学习。也可采用头脑风暴法、案例分析法、项目引导法等灵活运用，完成本次学习任务，实现学习目标。

情景模拟，以小组为单位完成下列任务：

案例一：患者，女，26 岁，擦窗户时不慎自二楼坠下，左侧身体着地，被立即送往医院。查体：血压 70/40mmHg，脉搏 110 次 /min，呼吸 20 次 /min，体温 37.8℃，面色苍白，唇干，色淡，腹胀，腹痛，触诊柔韧感，全腹肌紧张，压痛，以上腹部为甚，诊断性腹腔穿刺抽到不凝固血液。其他检查无异常。临床诊断：脾破裂，拟急诊手术。术前准备过程中，遵医嘱需要立即给该患者输血 400ml。请为该患者正确实施静脉输血。

案例二：患者，女，20 岁，因车祸开放性骨折急诊入院。医嘱：立即输血，准备手术。血液输入完毕，患者出现荨麻疹。值班护士马上采取了有效的护理措施，使患者的病情得到改善。该患者出现了什么问题？该如何处理？

六、课后练习

（一）A₁ 型题

1. 贫血的患者最适宜输（　　　）。

　　A. 白细胞　　　　　B. 红细胞　　　　C. 血小板　　　　D. 新鲜血液　　　E. 库血

2. 患者王某需输血。有关输血的准备工作错误的是（　　　）。

　　A. 做血型鉴定和交叉配血试验　　B. 两人进行"三查""八对"

　　C. 勿剧烈振荡血液　　　　　　　D. 输血前先静脉滴注生理盐水

　　E. 库血温度低，可放置在热水中加温后再输入

3. 关于直接输血，错误的叙述是（　　　）。

　　A. 常用于婴幼儿少量输血

　　B. 此过程由三位护士协作完成

C. 直接输血 150ml，需加 4% 枸橼酸钠 5ml

D. 需同时消毒供血者和患者皮肤

E. 更换注射器时不拔出针头

4. 哪项不是输血过敏反应的表现（　　　）。

　　A. 皮肤瘙痒，荨麻疹　　　　　　B. 血管性水肿

　　C. 手足抽搐，低血钙　　　　　　D. 呼吸困难

　　E. 喉头水肿

5. 在抢救溶血反应患者时，为增加血红蛋白在尿中的溶解度，避免肾小管阻塞，可选用的药物是（　　　）。

　　A. 枸橼酸钠　　　B. 氯化钠　　　C. 碳酸氢钠　　　D. 乳酸钠　　　E. 林格氏液

6. 关于输血，下列做法不正确的是（　　　）。

　　A. 每次只能为一名患者采血标本做血型鉴定及交叉配血试验

　　B. 取血时若发现血浆变红紫色，不可将血取回

　　C. 输血时必须经两个人核对，无误后方可输入

　　D. 两瓶血之间需输入少量的生理盐水

　　E. 为防止大量输血反应，血内应加入 10ml 葡萄糖酸钙

7. 大量输库存血时，为防止发生枸橼酸钠中毒反应可采用（　　　）。

　　A. 肌内注射异丙嗪　　　　　　B. 静脉注射 10% 葡萄糖酸钙

　　C. 静脉注射 5% 地塞米松　　　　D. 皮下注射盐酸肾上腺素

　　E. 两瓶血之间输入少量生理盐水

8. 在输注前应做血型鉴定和交叉试验的血制品是（　　　）。

　　A. 全血　　　　B. 血浆　　　　C. 代血浆　　　D. 自体血　　　E. 冰冻血浆

9. 大量输入库存血时，应注意防止发生（　　　）。

　　A. 过敏反应　　　　　　　B. 溶血反应　　　　　　　C. 空气栓塞

　　D. 酸中毒和高钾血症　　　E. 发热反应

10. 输血前后采用何种溶液滴注最佳（　　　）。

　　A. 0.9% 氯化钠溶液　　　　　B. 10% 葡萄糖溶液

　　C. 4% 碳酸氢钠溶液　　　　　D. 林格氏液

　　E. 5% 葡萄糖氯化钠

（二）A$_2$ 型题

1. 某患者输入大量库存血后，皮肤黏膜出现瘀点、瘀斑、伤口渗血。其原因是（　　　）。

　　A. 缺乏血小板、凝血因子　　　B. 皮肤穿刺太深

　　C. 穿刺时穿通血管　　　　　　D. 肺水肿

　　E. 溶血反应

2. 某患者输血过程中出现畏寒、寒战、伴头疼、恶心、呕吐，测体温 39.5℃。下列措施不妥的是（   ）。

A. 暂停输血   B. 畏寒时注意保暖

C. 高热时行物理降温   D. 给抗过敏药后继续输血

E. 密切观察病情

3. 患者，男，在输血过程中，皮肤出现瘙痒和荨麻疹。该患者可能发生（   ）。

A. 发热反应   B. 过敏反应   C. 出血倾向

D. 细菌污染反应   E. 溶血反应

4. 患者，男，消化道溃疡多年，今突然呕血约 800ml，入院后立即给予输血，输入 10ml 后患者主诉头痛、发热、四肢麻木，腰背部剧烈疼痛伴胸闷、气促。护士应首先考虑患者发生了（   ）。

A. 发热反应   B. 过敏反应   C. 溶血反应

D. 空气栓塞   E. 急性肺水肿

5. 患者，男，因再生障碍性贫血接受输血治疗，患者在输血过程中感到心慌、气促并出现手足抽搐，经检查，发现患者自行将滴速调整为 150 滴 /min。该患者可能出现了哪种输血反应（   ）。

A. 低血钙   B. 低血钠   C. 低血钾   D. 高血钙   E. 低血磷

（邢爽）

子项目（九）　排泄的护理

9.1　排尿的护理

一、学习目标

知识目标

1. 掌握排尿活动异常患者的护理。

2. 熟悉排尿活动的评估内容。

3. 了解与排尿有关的解剖生理。

能力目标

能正确实施导尿术、留置导尿术。

素质目标

1.关爱、体贴患者，保护其隐私。

2.能与患者及家属进行有效沟通，满足患者身心需要。

二、学习重点和难点

重　点：排尿活动异常患者的护理，导尿术、留置导尿术的实施。

难　点：导尿术、留置导尿术的实施。

三、工作情境及任务

情境一：患者刘某，男，44岁，近日来，排尿次数增加，每次尿量减少，排尿时有痛苦感，肉眼可见尿液混浊，偶尔可见洗肉水样。请对尿液进行分析。

任务一：排尿活动的评估。

情境二：患者刘某，男，44岁，行胃大部切除术后12h未排尿，主诉下腹胀痛，排不出尿。经查体，T 38.5℃，P 96次/min，R 20次/min，BP 130/90mmHg，下腹部有一囊性包块，叩诊实音。请分析该患者目前主要的护理问题，并采取相应的护理措施。

任务二：尿潴留患者的护理。

任务三：实施导尿术。

情境三：患者李某，男，74岁，因骨盆骨折致尿失禁。请提供相应的护理措施。

任务四：尿失禁患者的护理。

情境四：患者李某，男，45岁，因车祸致出血性休克。为观察尿量，现进行留置导尿，请执行此医嘱。

任务五：实施留置导尿术。

四、知识储备和理论学习

（一）与排尿有关的解剖与生理

1.泌尿系统的组成和功能

泌尿系统由肾脏、输尿管、膀胱、尿道组成。

（1）肾脏：主要排泄人体代谢的终末产物，如尿素、肌酐、尿酸等含氮物质及过剩盐类、有毒物质和药物；调节水、电解质及酸碱平衡，维持人体内环境的相对稳定；还有内分泌的功能，如分泌促红细胞生成素、前列腺素、肽类物质。

（2）输尿管：通过输尿管平滑肌蠕动，不断地将肾脏生成的尿液输送到膀胱。

（3）膀胱：贮存和排泄尿液。

（4）尿道：尿液从膀胱排出，经尿道排出体外。女性尿道长4～6cm，特点是短、直、粗、富于扩张性，尿道外口位于阴蒂下方，与阴道口、肛门邻近，易发生尿道的逆行感染。男性尿道长 18～20cm，有三个狭窄（即尿道内口、膜部和尿道外口）、两个弯曲（即耻骨下弯和耻骨前弯）。

2. 排尿的生理

肾脏生成尿液是一个连续不断的过程，而膀胱的排尿则是间歇进行的。只有尿液在膀胱内储存并达到一定量时，才能引起反射性的排尿，使尿液经尿道排出体外。

膀胱受副交感神经紧张性冲动的影响处于轻度收缩状态，其内压经常保持在 0.98kPa（10cmH$_2$O）。由于膀胱平滑肌具有较大的伸展性，故在尿量开始增加时，膀胱内压并无明显升高。当膀胱内尿量增至 400～500ml 时，膀胱内压才超过 0.98kPa（10cmH$_2$O），出现尿意。如果尿量增加至 700ml，膀胱内压随之升高至 3.43kPa（35cmH$_2$O），膀胱逼尿肌便出现节律性收缩，但此时还可有意识地控制排尿。膀胱内压达 6.86kPa（70cmH$_2$O）以上，便出现明显的痛感，产生强烈的尿意。

排尿活动是一种受大脑皮质控制的反射活动。当膀胱内尿量充盈至 400～500ml 时，膀胱壁的牵张感受器受压力的刺激而兴奋，冲动沿盆神经传入脊髓骶段的排尿反射初级中枢（S$_2$～S$_4$），同时也到达脑干（脑桥）和大脑皮质的排尿反射高级中枢，产生排尿欲。如果条件允许，排尿反射进行，冲动沿盆神经传出，引起逼尿肌收缩，内括约肌松弛，尿液进入后尿道。此时尿液刺激尿道感受器，冲动再次沿盆神经传至脊髓骶段初级排尿中枢，以加强排尿并反射性抑制阴部神经，使膀胱外括约肌松弛，于是尿液被强大的膀胱内压驱出。在排尿时，腹肌、膈肌、尿道海绵体肌的收缩均有助于尿液的排出。如果环境不适宜，排尿反射将受到抑制。小儿大脑发育不完善，对初级排尿中枢的控制能力较弱，所以小儿排尿次数多，且易发生夜间遗尿现象。

（二）尿液的评估

1. 尿量与次数

尿量是反映肾功能的重要指标之一。一般成人白天排尿 3～5 次，夜间 0～1 次，每次 200～400ml，24h 尿量 1000～2000ml，平均 1500ml 左右。

（1）多尿：指 24h 尿量经常超过 2500ml。常见于糖尿病、尿崩症、肾功能衰竭等患者。

（2）少尿：指 24h 尿量少于 400ml 或每小时尿量少于 17ml 者。常见于发热、液体摄入过少、休克等血容量不足患者及心、肾、肝功能衰竭等。

（3）无尿或尿闭：指 24h 尿量少于 100ml 或 12h 内无尿者。见于严重休克、急性肾功能衰竭、药物中毒等。

（4）膀胱刺激征：尿频、尿急、尿痛等症状同时出现，而且每次排尿量少，称为膀胱刺激征。尿频指单位时间内排尿次数增多。尿急指患者突然有强烈尿意，迫不及待地要排尿而不能自制。尿痛指排尿时膀胱区及尿道疼痛，由膀胱及尿道受炎症或机械性刺激引起。出现膀胱刺激征时常伴有血尿。见于膀胱及尿道炎症、结核性膀胱炎等。

2. 颜色

正常新鲜尿液呈淡黄色或深黄色，为尿胆原和尿色素所致。当尿液浓缩时，可见量少色深。尿液的颜色还受某些食物、药物的影响，如进食大量胡萝卜或服用核黄素，尿液的颜色呈深黄色。病理情况时，尿的颜色可有以下变化：

（1）血尿：尿液内含有一定量的红细胞称血尿。其颜色的深浅与尿液所含红细胞量多少有关，尿液含红细胞量多时呈洗肉水色。常见于急性肾小球肾炎、输尿管结石、泌尿系统肿瘤、结核及感染。

（2）血红蛋白尿：大量红细胞在血管内破坏，形成血红蛋白尿，呈浓红茶色、酱油色。常见于溶血、恶性疟疾和阵发性睡眠性血红蛋白尿。

（3）胆红素尿：尿呈深黄或黄褐色，振荡后尿液泡沫亦呈黄色。常见于阻塞性黄疸和肝细胞性黄疸。

（4）乳糜尿：因尿液含有淋巴液，故呈乳白色。见于丝虫病。

3. 透明度

正常新鲜尿液清澈透明，放置后可出现微量絮状沉淀物，系粘蛋白、核蛋白、盐类及上皮细胞凝结而成。尿液含蛋白时不影响其透明度，但振荡时可产生较多且不易消失的泡沫。

（1）正常情况：尿液含有大量尿盐，冷却后可出现微量絮状沉淀物使尿液混浊，但加热、加酸或加碱后，尿盐溶解，尿液即变澄清。

（2）异常情况：尿液含大量脓细胞、红细胞、上皮细胞、细菌或炎性渗出物时，排出的新鲜尿液即呈白色絮状混浊，加热、加酸或加碱后，其浑浊度不变。常见于泌尿系统感染。

4. 气味

正常尿液气味来自尿中的挥发性酸。尿液久置后，因尿素分解产生氨，故有氨臭味。若新鲜尿有氨臭味，应疑有泌尿道感染。糖尿病酮症酸中毒时，因尿中含有丙酮，故有烂苹果气味。

5. 酸碱反应

正常人尿液一般为弱酸性，pH4.5 ～ 7.5，平均为 6。尿液酸碱性受饮食种类的影响，如进食大量蔬菜、水果时尿呈碱性，进食大量肉类时尿则呈酸性。酸中毒患者的尿液呈强酸性，而严重呕吐患者的尿液呈强碱性。

6. 比重

正常情况下成人的尿比重波动于 1.015 ～ 1.025 之间。一般尿比重与尿量呈反比，尿比重的高低可反映肾脏的浓缩功能。若尿比重经常为 1.010 左右，提示肾功能严重障碍。

（三）影响排尿的因素

正常情况下，排尿受意识控制，无痛苦，无障碍。诸多因素可以影响排尿的进行。

1. 生理状况下影响排尿的因素

（1）心理因素：心理因素可影响会阴部肌肉和膀胱括约肌的放松或收缩，当个体处于过度焦虑和紧张时，有时会出现尿频、尿急，有时会抑制排尿导致尿潴留。排尿还受暗示的影响，任何听觉、视觉或其他身体感觉的刺激均可诱发排尿，如有的人听见流水声就会产生尿意。

（2）社会文化教育：文化教育使人们形成了一种社会规范，即排尿应该在隐蔽的场所进行，故个体缺乏隐蔽的环境时就会产生压力从而影响正常的排尿。

（3）个人习惯：大多数人在潜意识里会建立一些排尿的习惯，如晨起第一件事是排尿，晚上入睡前也要排空膀胱。儿童期的排尿训练对成年后的排尿形态也有影响，排尿姿势、时间是否充裕及环境是否合适等都会影响排尿。

（4）液体和饮食的摄入：如果影响体液的其他因素不变，液体的摄入量将直接影响尿量和排尿的次数，摄入多则尿量多。此外，液体的种类和某些食物亦可影响排尿量，如咖啡、茶、酒类饮料有利尿作用；一些含水量多的水果、蔬菜等可增加液体摄入量，使尿量增多；饮用含钠较高的饮料或食物则会引起水钠潴留，使尿量减少。

（5）性别和年龄：妇女在妊娠时，可因子宫增大压迫膀胱使排尿次数增加；女性在月经周期中排尿形态也有改变，行经前大多数妇女有液体潴留、尿量减少的现象，行经开始，尿量增加；老年人因膀胱肌肉张力减弱，出现尿频；老年男性由于前列腺肥大压迫尿道，可引起排尿困难；婴幼儿因大脑发育不完善，对排尿初级中枢的抑制能力较弱，故其排尿不受意识控制，2～3岁后才能形成自我控制。

（6）气候因素：夏季炎热，身体大量出汗，体内水分减少，血浆晶体渗透压升高，可引起抗利尿激素分泌增多，促进肾脏的重吸收，导致尿液浓缩和尿量减少；冬季寒冷，身体外周血管收缩，循环血量增加，体内水分相对增加，反射性地抑制抗利尿激素的分泌，而使尿量增加。

2. 病理状态下影响排尿的因素

（1）疾病：神经系统的损伤和病变，使排尿反射的神经传导和排尿的意识控制障碍，导致尿失禁；肾脏的病变使尿液生成障碍，出现少尿或无尿；泌尿系统肿瘤、结石或狭窄也可导致排尿障碍，出现尿潴留。

（2）治疗及检查：外科手术、外伤可导致失血、失液，若补液不足，机体处于脱水状态，尿量减少。手术中使用麻醉药可干扰排尿反射，改变患者的排尿形态，导致尿潴留。因外科手术或外伤使输尿管、膀胱、尿道肌肉损伤而失去正常功能，不能控制排尿，发生尿潴留或尿失禁。某些诊断性检查前要求患者禁食禁水，因体液减少而影响尿量。有些检查（如膀胱镜检查）可能造成尿道损伤、水肿与不适，导致排尿形态的改变。某些药物直接影响排尿，如利尿药可使尿量增加，止痛药、镇静药影响神经传导而干扰排尿。

（四）排尿异常的护理

1.排尿活动的异常

（1）尿潴留：指尿液大量存留在膀胱内而不能自主排出。当尿潴留时，膀胱容积可增至3000～4000ml，膀胱高度膨胀，可至脐部。患者主诉下腹胀痛，排尿困难。体检可见耻骨上膨隆，扪及囊样包块，叩诊呈实音，有压痛。产生尿潴留的常见原因：

①机械性梗阻：膀胱颈部或尿道有梗阻性病变，如前列腺肥大或肿瘤压迫尿道，造成排尿受阻。

②动力性梗阻：由排尿功能障碍引起，而膀胱、尿道并无器质性梗阻病变，如外伤、疾病或使用麻醉药所致脊髓初级排尿中枢活动障碍或抑制，不能形成排尿反射。

③其他各种原因引起的不能用力排尿或不习惯卧床排尿，包括某些心理因素，如焦虑、窘迫等使得排尿不能及时进行。由于尿液存留过多，膀胱过度充盈，致使膀胱收缩无力，造成尿潴留。

（2）尿失禁：指排尿失去意识控制或不受意识控制，尿液不自主地流出。尿失禁可分为：

①真性尿失禁（完全性尿失禁）：膀胱稍有一些存尿便会不自主地流出，膀胱处于空虚状态。

原因：脊髓初级排尿中枢与大脑皮质之间联系受损，如昏迷、截瘫。排尿反射活动失去大脑皮质的控制，膀胱逼尿肌出现无抑制性收缩；还见于因手术、分娩所致的膀胱括约肌损伤或支配括约肌的神经损伤，病变所致膀胱括约肌功能不良，膀胱与阴道之间有瘘道等原因。

②假性尿失禁（充溢性尿失禁）：膀胱内贮存部分尿液，当膀胱充盈达到一定压力时，即可不自主溢出少量尿液。当膀胱内压力降低时，排尿立即停止，但膀胱仍呈胀满状态而不能排空。

原因：脊髓初级排尿中枢活动受抑制，当膀胱充满尿液、内压增高时，迫使少量尿液流出。

③压力性尿失禁（不完全性尿失禁）：当咳嗽、打喷嚏或运动时腹肌收缩，腹内压升高，以致不自主地排出少量尿液。

原因：膀胱括约肌张力减低、骨盆底部肌肉及韧带松弛、肥胖等。多见于中老年女性。

2.排尿活动异常的护理

（1）尿潴留患者的护理：

①心理护理：安慰患者，消除其焦虑和紧张情绪。

②提供隐蔽的排尿环境：关闭门窗，屏风遮挡，请无关人员回避，适当调整治疗和护理时间，使患者安心排尿。

③调整体位和姿势：酌情协助卧床患者取适当体位，如扶卧床患者略抬高上身或坐

起，尽可能以习惯姿势排尿。

④诱导排尿：听流水声；用温水缓缓冲洗会阴；针刺中极、曲骨、三阴交穴，或艾灸关元、中极穴，刺激排尿；下腹部热敷。如果患者病情允许，可用手按压膀胱协助排尿。切记不可强力按压，以防膀胱破裂。

⑤健康教育：指导患者养成定时排尿的习惯；教会患者或家属利用条件反射诱导排尿；对需绝对卧床休息或某些手术患者，应事先有计划地训练床上排尿，以免因不适应排尿姿势的改变而导致尿潴留。

⑥必要时根据医嘱肌内注射氯化卡巴胆碱等。

⑦经上述处理仍不能解除尿潴留时，可采用导尿术。

（2）尿失禁患者的护理：

①皮肤护理：注意保持皮肤清洁干燥。床上铺橡胶单和中单，也可使用尿垫或一次性纸尿裤；经常用温水清洗会阴部皮肤，勤换衣裤、床单、尿垫；根据皮肤情况，定时按摩受压部位，防止压疮的发生。

②外部引流：必要时应用接尿装置引流尿液。女患者可用女式尿壶紧贴外阴部接取尿液；男患者可用尿壶接尿，也可用阴茎套连接集尿袋接取尿液，但此方法不宜长时间使用，每天要定时取下阴茎套和尿壶，清洗会阴部和阴茎，并将局部暴露于空气中。

③重建正常的排尿功能：如病情允许，指导患者每日白天摄入液体2000～3000ml，因多饮水可以促进排尿反射，还可预防泌尿系统的感染。入睡前限制饮水，减少夜间尿量，以免影响患者休息；观察排尿反应，定时使用便器，建立规则的排尿习惯，刚开始时每1～2h使用便器一次，以后间隔时间可以逐渐延长，以促进排尿功能的恢复。使用便器时，用手按压膀胱，协助排尿，注意用力要适度。指导患者进行骨盆底部肌肉的锻炼，以增强控制排尿的能力，具体方法：患者取立、坐或卧位，试作排尿（排便）动作，先慢慢收紧盆底肌肉，再缓缓放松，每次10s左右，连续10次，每日进行数次，以不觉疲乏为宜。

④对长期尿失禁的患者，可行导尿术留置导尿，避免尿液浸渍皮肤，发生皮肤破溃。并定时夹闭和引流尿液，锻炼膀胱壁肌肉张力，重建膀胱储存尿液的功能。

⑤心理护理：无论什么原因引起的尿失禁，都会给患者造成很大的心理压力，如精神苦闷、忧郁、丧失自尊等。患者期望得到他人的理解和帮助，同时尿失禁也给患者的生活带来许多不便。医护人员应尊重和理解患者，给予安慰、开导和鼓励，使其树立恢复健康的信心，积极配合治疗和护理。

（五）导尿术

导尿术是指在严格无菌操作下，用导尿管经尿道插入膀胱引流尿液的方法。导尿术是解除患者排尿困难的重要护理措施，也是临床许多诊断和治疗的必要手段。

1. 目的

（1）为尿潴留患者引流出尿液，以减轻患者痛苦。

（2）协助临床诊断，如留取未受污染的尿标本作细菌培养，测量膀胱容量、压力，检查残余尿液，进行尿道或膀胱造影等。

（3）为膀胱肿瘤患者进行膀胱化疗。

2. 评估

（1）患者对导尿的理解、合作程度。

（2）患者病情、心理反应、会阴部皮肤黏膜情况。

（3）病室环境是否适合患者导尿。

3. 准备

（1）护士准备：衣帽整洁，修剪指甲，洗手，戴口罩。

（2）患者准备：患者和家属了解导尿的目的、意义、过程、注意事项及配合操作的要点；根据情况清洁外阴，做好导尿的准备。

（3）用物准备：

①治疗车上层：一次性导尿包（包括初步消毒、再次消毒和导尿用物。初步消毒用物：小方盘，内盛数个消毒液棉球袋，镊子，纱布，手套。再次消毒及导尿用物：弯盘，气囊导尿管，内盛4个消毒液棉球袋，镊子2把，自带无菌溶液的10ml注射器，润滑油棉球袋，标本瓶，纱布，集尿袋，方盘，孔巾，手套，外包治疗巾），手消毒剂，弯盘，一次性垫巾或小橡胶单和治疗巾1套，浴巾。

导尿管：一般分为单腔导尿管（用于一次性导尿）、双腔导尿管（用于留置导尿）、三腔导尿管（用于膀胱冲洗或向膀胱内滴药）三种。双腔导尿管和三腔导尿管均有一个气囊，以达到将尿管头端固定在膀胱内防止脱落的目的。

②治疗车下层：便盆及便盆巾，生活垃圾桶、医疗垃圾桶。

③其他：根据环境情况酌情准备屏风。

（4）环境准备：酌情关闭门窗，用屏风遮挡患者。保持合适的室温。光线充足或有足够的照明。

4. 实施

（1）女患者导尿术：见表2-9-1。

表2-9-1　　　　　　　　女患者导尿术实践过程及要点说明

实践过程	要点说明
核对解释	备齐用物携至床旁，核对患者床号、姓名，再次解释。关闭门窗，用屏风遮挡患者，请无关人员回避 护士立于患者一侧，移床尾椅至操作同侧床尾，将便盆放在床尾床旁椅上，打开便盆巾

（续表）

实践过程	要点说明
移床尾椅	松开床尾盖被，脱去对侧裤腿，盖于近侧腿上，并盖上浴巾，上身和对侧用盖被遮盖。患者取屈膝仰卧位，嘱患者两腿自然分开，暴露外阴
安置卧位、垫巾	将小橡胶单和治疗巾垫于臀下，弯盘置于近外阴处，核对、检查并打开导尿包，取出初步消毒用物，操作者一只手戴上手套，将消毒液棉球倒入小方盘内
初步消毒	操作者一手持镊子夹取消毒液棉球消毒阴阜和大阴唇，另一戴手套的手分开大阴唇，消毒小阴唇及尿道口。顺序由外向内，自上而下，先对侧后近侧。每个棉球限用一次，污棉球置于弯盘内。消毒完毕脱去手套置弯盘内，将弯盘及小方盘移至床尾处
开包铺巾	将导尿包放在患者两腿之间，按无菌技术操作原则戴好无菌手套，取出孔巾，使孔巾和导尿包包布内面连接形成一无菌区。按操作顺序排列无菌用物，取出导尿管，用润滑液棉球润滑导尿管前端后置弯盘内备用，根据需要将导尿管和集尿袋的引流管连接，取消毒液棉球放于弯盘内
再次消毒	弯盘置于外阴处，一手分开并固定小阴唇，一手持镊子夹取消毒液棉球分别消毒尿道口、双侧小阴唇、尿道口。消毒顺序内—外—内，自上而下。每个棉球限用一次。用过的镊子、污棉球置于床尾弯盘内
插导尿管	将方盘置于孔巾口旁，嘱患者张口呼吸，用另一镊子夹导尿管对准尿道口轻轻插入4～6cm（图2-9-1），见尿液流出再插入1cm左右，松开固定小阴唇的手下移固定导尿管，将尿液引入集尿袋或方盘内。方盘内尿液需倾倒时，夹闭导尿管尾端，将尿液倒入便盆内，再打开导尿管继续放尿；或将尿液引流入集尿袋内至合适量。如需留取尿培养标本，用标本瓶接取中段尿液5ml盖严、放妥
拔导尿管	导尿毕，拔出导尿管，撤下孔巾，擦净外阴，收拾导尿用物弃于医疗垃圾桶内，撤出患者臀下的小橡胶单和治疗巾放治疗车下层。脱去手套，放于医疗垃圾桶，用手消毒液消毒双手
整理记录	协助患者穿好裤子，整理床单位，清理用物，测量尿量，将尿标瓶贴标签后送检，洗手，记录

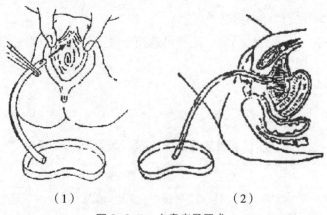

（1）　　　　　　　　　　（2）

图2-9-1　女患者导尿术

（2）男患者导尿术：见表2-9-2。

表2-9-2　　　　　　　　　　男患者导尿术实践过程及要点说明

实践过程	要点说明
核对解释	备齐用物携至床旁，核对患者床号、姓名，再次解释。关闭门窗，并用屏风遮挡患者，请无关人员回避
移床尾椅	护士立于患者一侧，移床尾椅至操作同侧床尾，将便盆放在床尾床旁椅上，打开便盆巾
安置卧位	松开床尾盖被，操作者站在患者右侧。患者取仰卧位，脱裤至膝关节下，垫橡胶单及治疗巾于臀下，两腿放平伸直略外旋
初步消毒	操作者一手持镊子夹取消毒液棉球，依次消毒阴阜、阴茎、阴囊。另一戴手套的手取无菌纱布裹住阴茎，将包皮向后推，自尿道口处向外旋擦拭龟头及冠状沟数次。一个棉球限用一次，污棉球、纱布置于弯盘内，消毒完毕后脱去手套置弯盘内，将弯盘及小方盘移至床尾处 将导尿包放在患者两腿之间，按无菌技术操作原则打开治疗巾，取出无菌手套，按无菌技术操作原则戴好手套，取出孔巾，铺在患者的外阴处并暴露阴茎。按操作顺序排列无菌用物，取出导尿管，用润滑液棉球润滑导尿管前端后置于弯盘内备用，根据需要将导尿管和集尿袋的引流管连接，取消毒液棉球放于弯盘内
开包铺巾	弯盘置于近外阴处。一手用纱布包住阴茎将包皮向后推，暴露尿道口。另一手持镊子夹取消毒液棉球再次消毒尿道口、龟头及冠状沟。消毒顺序由内至外。每个棉球限用一次。用过的镊子、污棉球置于床尾弯盘内
再次消毒	一手继续持无菌纱布固定阴茎并提起，使之与腹壁呈60°角（图2-9-2，可使耻骨前弯消失，便于插管），将力盘置于孔巾口旁。嘱患者张口呼吸，用另一镊子夹持导尿管对准尿道口轻轻插入20～22cm，见尿液流出再插入1～2cm，将尿液引入集尿袋或方盘内。如膀胱颈肌肉收缩而产生阻力，可稍停片刻，嘱患者张口呼吸，再徐徐插入，切忌暴力。方盘内尿液需倾倒，夹闭导尿管尾端，将尿液倒入便盆内，再打开导尿管继续放尿；或将尿液引流入集尿袋内至合适量。如需留取尿培养标本，用标本瓶接取中段尿液5ml盖严、放妥
插导尿管	导尿毕，拔出导尿管，撤下孔巾，擦净外阴，收拾导尿用物弃于医疗垃圾桶内，撤出患者臀下的小橡胶单和治疗巾放治疗车下层。脱去手套，用手消毒液消毒双手
整理记录	协助患者穿好裤子，整理床单位，清理用物，测量尿量，将尿标瓶贴标签后送检，洗手，记录

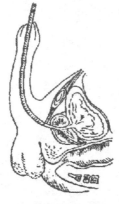

图2-9-2　对男患者导尿提起阴茎与腹壁成60°角

5. 评价

见表 2-9-3。

表 2-9-3 女患者导尿术操作评价

项目	分数	操作要点	考核要点	扣分要点	扣分
仪表	5	按要求着护士装（主要包括护士服、帽子、鞋）	仪表端庄，服装整洁	一处不符合要求扣2.5分	
操作前准备	15	评估：了解患者意识状态及合作程度，倾听患者的需要和反应	了解病情，评估全面	①未评估扣3分 ②评估缺一项扣1分	
		回答患者或家属的问题：导尿的适用与不适用。告知患者操作目的及配合方法，能自理者让患者清洗会阴	告知内容准确	①插管前不告知配合方法扣3分 ②告知不全一项扣1分	
		操作护士：洗手、戴口罩 用物准备：大治疗盘有弯盘1个、治疗碗内新洁尔灭棉球数个、血管钳1个、纱布2块、手套一只、无菌导尿包有弯盘1个、治疗碗1个、导尿管2个、止血钳2个、孔巾1块、纱布2块、试管1个、石蜡油棉球小瓶、小药杯内盛干棉球、无菌持物钳、无菌手套包、橡皮布、治疗巾、洗手消毒液 环境：安静、清洁	洗手（六步洗手法，口述与示意，并说明时间要求，下同）、戴口罩	①未洗手扣3分 ②一处不符合要求扣1分	
			备齐用物、放置合理	①少一件或一件不符合要求扣1分 ②一处不符合要求扣1分	
操作过程	40	**插管** 备物于治疗车上，查对，解释，摆体位，铺橡皮布、治疗巾 移治疗碗、弯盘至治疗巾上，左手戴无菌手套，右手持镊清洗外阴部，原则是上、下、外、内，顺序是阴阜、大阴唇、小阴唇、尿道口，撤污弯盘至车下，脱污手套于车下将导尿包移于床上打开，倒消毒液至小药杯内，双手戴手套，铺孔巾，滑润尿管，左手分开大阴唇，暴露尿道口，消毒顺序为尿道口、小阴唇、尿道口，撤弯盘治疗碗至床尾，右手持导尿管插入尿道（4~6cm），见尿流出，再进1cm，左手捏住管末端，以止血钳夹闭管末端，按无菌法留取尿标本（5ml左右），试管妥放	核对、体位正确	①未核对扣5分 ②体位不正确扣2分	
			滑润尿管长度适宜	未润滑扣3分	
			消毒方法正确	消毒方法不正确扣8分	
			插管方法正确	①插入方法不正确扣4分 ②误插入阴道扣4分 ③误入阴道而未换另一尿管扣4分	
	15	**拔管** 取一无菌纱布拔除导尿管，擦净尿道外口，脱去手套放于车下层，整理床上用物，撤去橡皮布、治疗巾于车下层，协助患者穿好裤子，整理床铺，洗手、交代	拔管方法正确	①拔管的方法不正确扣5分 ②告知不全一项扣1分	

（续表）

项目	分数	操作要点	考核要点	扣分要点	扣分
操作后	15	妥善安置患者，整理床单位。将信号灯开关放置于患者伸手可及处 回答家属问题 按垃圾分类处理用物 洗手（六步洗手法）、记录、签字	患者舒适	体位不舒适扣3分	
			沟通解答问题正确、清楚	不正确或不清楚扣2分	
			处理用物方法正确	处理用物方法不正确扣6分	
			洗手、记录规范，签名清楚	一处不符合要求扣1分	
时间	5	从洗手到操作结束15min	动作熟练、操作流畅	时间每超过30s扣1分	
质量评价	5	操作流畅、完整，无菌观念强	动作轻快有效，尊重患者，无污染	一处不符合要求扣2分	
总分	100	实得分合计（　　　　）		实扣分合计（　　　　）	

注意事项：

（1）用物必须严格消毒灭菌，按无菌操作进行，以防尿路感染。

（2）维护患者自尊，耐心解释，操作环境要遮挡。

（3）为女患者导尿时，如导尿管误入阴道，应更换导尿管重新插入。

（4）导尿管粗细适宜，插管动作轻柔。插入导尿管时，动作要轻稳，切勿用力过重。遇有阻力，可稍待片刻，嘱患者张口做深呼吸，再徐徐插入，以免损伤尿道黏膜。

（5）对膀胱高度充盈且极度虚弱的患者，第一次放尿不应超过1000ml。大量放尿，使腹腔内压力突然降低，血液大量滞留在腹腔血管内，导致血压下降而虚脱，也可能因膀胱内突然减压，引起黏膜急剧充血而发生血尿。

（六）留置导尿术

留置导尿术是导尿后，将导尿管保留在膀胱内，持续引流出尿液的方法。

1.目的

（1）抢救危重、休克患者时正确记录尿量，测尿比重，以观察病情变化。

（2）盆腔脏器手术前，为患者引流尿液，排空膀胱，避免手术中误损伤。

（3）为尿失禁或会阴部有伤口的患者引流尿液，保持会阴部的清洁干燥，并训练膀胱功能。

（4）某些泌尿系统疾病手术后留置导尿管，便于引流和冲洗，并减轻手术切口的张力，促进切口的愈合。

2.评估

（1）患者病情、心理反应、合作程度。

（2）患者尿道口和会阴部皮肤、黏膜情况。

（3）患者及家属对留置导尿目的的理解和配合。

（4）病室环境是否适合患者做留置导尿术。

3. 准备

（1）护士准备：衣帽整洁，修剪指甲，洗手，戴口罩。

（2）患者准备：患者及家属了解留置导尿的目的、过程和注意事项，学会在活动时防止导管脱落的方法等。

（3）用物准备：同导尿术用物，另备无菌双腔气囊导尿管 1 根、10ml 或 20ml 无菌注射器 1 副，无菌生理盐水 10 ~ 40ml，无菌集尿袋 1 只，橡皮圈 1 个，安全别针 1 个。普通导尿管需备宽胶布一段。

（4）环境准备：同导尿术。

4. 实施

见表 2-9-4。

表 2-9-4　　　　　　　　　　　导尿管留置术实践过程及要点说明

实践过程	要点说明
核对、解释	备齐用物推至床边，核对床号、姓名，再次解释。关闭门窗，并用屏风遮挡，请无关人员回避
消毒、插管	同导尿术初步消毒，再次消毒会阴部及尿道口，插入导尿管
固定尿管	见尿液后再插入 7 ~ 10cm。夹住导尿管尾端或连接集尿袋，连接注射器，根据导尿管上注明的气囊容积向气囊注入等量的无菌溶液，轻拉导尿管有阻力感，即证实导尿管固定于膀胱内（图 2-9-3）
固定集尿袋	导尿成功后，夹闭引流管，撤去孔巾，擦净外阴，用安全别针将集尿袋的引流管固定在床单上，集尿袋一定要低于膀胱的高度，开放导尿管
操作后处理	整理导尿用物弃于医疗垃圾桶内，撤去患者臀下的小橡胶单和治疗巾放治疗车下层，脱去手套。协助患者穿好裤子，取舒适的卧位。整理床单位，洗手，记录

注意事项：

（1）使用带气囊导尿管时，插管后向气囊内注入 10ml 无菌生理盐水或空气，即可固定尿管，不致滑脱（图 2-9-3）。

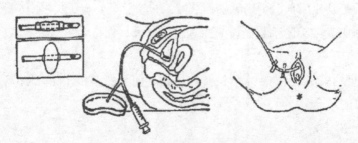

图 2-9-3　气囊导尿管固定法

（2）固定后，将导尿管末端与无菌集尿袋相连（图 2-9-4）。引流管应留出患者足以翻身的长度用别针固定在床单上，以免翻身时不慎将导尿管拉出。

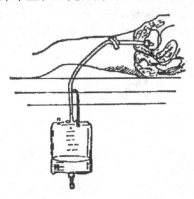

图 2-9-4　集尿袋的应用

5. 评价

见表 2-9-5。

表 2-9-5　　　　　　　　　　　　　**留置导尿术操作评价**

项目	分数	操作要点		考核要点	扣分要点	扣分
仪表	5	按要求着护士装（主要包括护士服、帽子、鞋）		仪表端庄，服装整洁	一处不符合要求扣2.5分	
操作前准备	15	评估：了解患者意识状态及合作程度，倾听患者的需要和反应 回答患者或家属的问题：导尿的适用与不适用，告知患者操作目的及配合方法 操作护士：洗手、戴口罩 用物准备：气囊导尿管（硅胶、橡胶），另备贮尿袋、无菌 5ml 和 10ml（内有等渗盐水）注射器、系带、别针，大治疗盘（弯盘 1 个、治疗碗内新洁尔灭棉球 12 个、血管钳 1 个、纱布 2 块、手套一只），无菌导尿包（弯盘 1 个、治疗碗 1 个、导尿管 2 根、止血钳 2 个、孔巾 1 块、纱布 2 块、试管 1 个、石蜡油棉球小瓶、小药杯内盛干棉球），无菌持物钳，无菌手套包，橡皮布、治疗巾，洗手消毒液 环境：安静、清洁		了解病情，评估全面，评估全面	①未评估扣 3 分 ②评估缺一项扣 1 分	
				告知内容准确	①插管前不告知配合方法扣 3 分 ②告知不全一项扣 1 分	
				洗手（六步洗手法，口述与示意，并说明时间要求，下同）、戴口罩	①未洗手扣 3 分 ②一处不符合要求扣 1 分	
				备齐用物、放置合理	①少一件或一件不符合要求扣 1 分 ②一处不符合要求扣 1 分	
操作过程	40	插管	备物于治疗车上，查对，解释，摆体位，铺橡皮布、治疗巾 左手戴手套，右手持镊清洗外阴部，原则是上、下、外、内，顺序是阴阜、大阴唇、小阴唇、尿道口，撤污弯盘至车下，脱污手套于车下。打开导尿包，	核对、体位正确	①未核对扣 5 分 ②体位不正确扣 2 分	

项目	分数		操作要点	考核要点	扣分要点	扣分
操作过程	40	插管	撕开气囊导尿管包装袋少许，用注射器注气检查气囊是否完好，用无菌持物镊夹出尿管放于弯盘内，双手戴手套，铺孔巾，选择润滑导尿管。左手分开大小阴唇，暴露尿道外口，右手持镊消毒尿道口、小阴唇、尿道口，撤弯盘治疗碗至床尾，右手持导尿管插入尿道（4～6cm），见尿流出，再插入7～10cm，止血钳夹住导尿管末端，从注气管注入6～10ml等渗盐水，轻轻向外拉管检查是否牢固，夹紧，撤盛尿液之弯盘至车下层，脱去手套放于车下层，撤孔巾，整理用物至车下层连接贮尿袋并挂于床沿，协助患者穿好裤子，整理床铺，交代	滑润尿管长度适宜	未润滑扣3分	
				消毒方法正确	消毒方法不正确扣8分	
				插管方法正确	①插入方法不正确扣4分 ②误插入阴道扣4分 ③误入阴道而未换另一尿管扣4分	
	15	拔管	注射器连接尿管末端，抽出气囊内生理盐水，取一无菌纱布拔除导尿管，擦净尿道外口，脱去手套放于车下层，撤去橡皮布、治疗巾于车下层，协助患者穿裤子，整理床铺，洗手、交代	拔管方法正确	①拔管方法不正确扣5分 ②其他一项不符合要求扣1分	
操作后	15		妥善安置患者，整理床单位。将信号灯开关放置于患者伸手可及处。回答家属问题 按垃圾分类处理用物 洗手（六步洗手法）、记录、签字	患者舒适	体位不舒适扣3分	
				沟通解答问题正确、清楚	不正确或不清楚扣2分	
				处理用物方法正确	一处不符合要求扣3分	
时间	5		从洗手到操作结束15min	动作熟练、操作流畅	时间每超过30s扣1分	
质量评价	5		操作流畅、完整，无菌观念强	动作轻快，沟通有效，无污染	一处不符合要求扣2分	
总分	100		实得分合计（　　　　）		实扣分合计（　　　　）	

注意事项：

（1）保持引流通畅。引流管应放置妥当，避免导管受压、扭曲、堵塞。

（2）防止逆行感染。①保持尿道口清洁，每日用0.1%新洁尔灭棉球擦拭尿道口1～2次。②及时放出集尿袋内尿液，记录尿量，引流管及集尿袋均不可高于耻骨联合，切忌尿液逆流。③每日更换集尿袋，每周更换导尿管1次。

（3）鼓励患者多饮水，常更换卧位，若发现尿液混浊、沉淀或出现结晶，应及时进行膀胱冲洗。每周查尿常规 1 次。

（4）训练膀胱功能。可采用间歇性阻断引流，使膀胱定时充盈、排空，促进膀胱功能的恢复。

（5）患者离床活动或做检查时，可携集尿袋前往。其方法：将导尿管固定于下腹部，保持集尿袋低于耻骨联合。亦可将导尿管与集尿袋分离，用无菌纱布包裹导尿管末端反折后以胶布扎紧，固定于下腹部，而集尿袋开口端用无菌纱布包裹或套入无菌试管内，固定于床单上，患者返回卧床时，常规消毒两管开口端后接上。

五、知识技能应用

（一）评估正常与异常尿液

正常尿液		异常尿液	
量		量	
颜色		颜色	
气味		气味	
比重		透明度	
次数		次数	

（二）小组成员情景模拟，角色扮演

案例一：患者李某，女，24 岁，产后一天未排尿，下腹部胀痛，烦躁不安。检查：耻骨联合上可触及一囊性包块。请解释患者出现什么问题，并帮助患者解除痛苦。

案例二：患者李某，男，74 岁，因骨盆骨折致尿失禁。请提供相应的护理措施。

案例三：患者李某，女，25 岁，产后一天未排尿，烦躁不安。查体见耻骨联合上有一囊性包块，诱导排尿无效。请帮助患者解除痛苦。

案例四：患者李某，男，45 岁，因车祸致出血性休克。为观察尿量，现进行留置导尿，请执行此医嘱。

六、课后练习

（一）A_1 型题

1. 少尿是指每小时尿量少于（　　　）。

　　A. 15ml 　　　　B. 16ml 　　　　C. 17ml 　　　　D. 18ml 　　　　E. 19ml

2. 下列哪一种疾病的患者排出的尿液为烂苹果味（　　　）。

　　A. 前列腺 　　　　　　　B. 尿道炎 　　　　　　　C. 膀胱炎

　　D. 糖尿病酸中毒 　　　　E. 急性肾炎

3. 解除术后尿潴留不宜首先应用（　　　）。

A. 导尿   B. 针刺   C. 药治疗

D. 下腹部热敷   E. 流水声刺激条件反射

4. 手术后 12h 患者排尿仍困难时应（　　　）。

     A. 导尿   B. 给利尿剂

     C. 热水袋敷下腹部   D. 挤压膀胱底部

     E. 安置合适的体位

5. 产生尿潴留原因错误的是（　　　）。

     A. 尿道阻塞   B. 前列腺肥大   C. 尿道狭窄

     D. 膀胱括约肌功能损害   E. 排尿神经反射性障碍

6. 解除尿潴留的措施中错误的一项是（　　　）。

     A. 让患者听流水声   B. 轻轻按摩下腹部

     C. 用温水冲洗会阴   D. 口服双氢克尿塞   E. 导尿术

7. 少尿是指 24h 尿量少于（　　　）。

     A. 50ml   B. 100ml   C. 200ml   D. 300ml   E. 400ml

8. 膀胱刺激征的表现是（　　　）。

     A. 尿频、尿急、尿多   B. 尿多、尿急、尿痛

     C. 尿频、尿多、尿急   D. 尿急、腰痛、尿频

     E. 尿频、尿急、尿痛

9. 为解除非尿路阻塞引起的尿潴留，用温水冲洗会阴部，其目的是（　　　）。

     A. 分散注意力，减轻紧张心理   B. 利用条件反射促进排尿

     C. 清洁会阴部，防止尿路感染   D. 利用温热作用缓解尿道痉挛

     E. 使患者感觉舒适

10. 正常尿液为（　　　）。

     A. 中性   B. 酸性   C. 碱性

     D. 弱酸性   E. 弱碱性

11. 尿潴留患者首次导尿放出的尿量不应超过（　　　）。

     A. 500ml   B. 800ml   C. 1000ml   D. 1500ml   E. 2000ml

12. 男患者导尿时出现膀胱颈部肌肉收缩，阻碍导尿管插入，此时应（　　　）。

     A. 拔出导尿管重新插入   B. 嘱患者忍耐，用力插入

     C. 让患者稍停片刻，嘱其深呼吸，再缓缓插入

     D. 更换金属导尿管   E. 行局麻后，再插导尿管

13. 不需要留置导尿的患者是（　　　）。

     A. 休克者   B. 昏迷者   C. 尿道损伤者

     D. 膀胱炎患者   E. 会阴部有伤口者

14. 给男患者导尿时，提起阴茎与腹部成 60° 角，可使（　　　）。

　　A. 尿道 3 个狭窄部消失　　　　B. 尿道膜部消失　　　　　　　C. 耻骨下弯消失

　　D. 耻骨前弯消失　　　　　　　E. 耻骨下弯、耻骨前弯均消失

15. 护理留置导尿的患者，以下护理措施错误的是（　　　）。

　　A. 集尿袋需每两天更换一次　　B. 每日定时更换集尿袋

　　C. 每周更换导尿管一次　　　　D. 需记录每次倾倒的尿量

　　E. 集尿袋位置应低于耻骨联合

16. 多尿是指 24h 尿量超过（　　　）。

　　A. 2000ml　　　　B. 1800ml　　　　C. 1600ml　　　　D. 400ml　　　　E. 2500ml

17. 成年女性导尿时，导尿管插入长度是（　　　）。

　　A. 2 ～ 3cm　　　　　　　　　　B. 4 ～ 6cm　　　　　　　　　　C. 7 ～ 8cm

　　D. 7 ～ 9cm　　　　　　　　　　E. 9 ～ 10cm

（二）A₂ 型题

1. 某患者，女，58 岁，因尿失禁留置导尿管，引流通畅，但尿色黄、尿液混浊。护理中应注意（　　　）。

　　A. 让患者多饮水并进行膀胱冲洗　　　　　B. 让患者更换卧位

　　C. 膀胱内滴药　　　　　　　　　　　　　D. 热敷下腹部

　　E. 经常清洁患者尿道口

2. 刘某，女，25 岁，因行子宫肌瘤切除术，术前医嘱进行留置导尿术。此患者术前需要导尿的主要目的是（　　　）。

　　A. 测量膀胱容量　　　　　　　B. 鉴别有无尿闭　　　　　　　C. 减轻患者痛苦

　　D. 排空膀胱，避免术中误伤　　E. 记录尿量，观察肾功能

3. 王某，女，38 岁，休克，留置导尿后 12h 尿量 130ml。该患者的排尿状况为（　　　）。

　　A. 少尿　　　　　　　　　　　B. 正常　　　　　　　　　　　C. 无尿

　　D. 尿量偏少　　　　　　　　　E. 尿潴留

4. 患者李某，28 岁，顺产后 8h 未排尿，主诉下腹部胀痛难忍。查体发现膀胱高度膨胀。对其采取措施不妥的是（　　　）。

　　A. 让其听流水声　　　　　　　B. 协助其坐起自行排尿

　　C. 用手轻轻按摩下腹部　　　　D. 用生理盐水冲洗会阴部

　　E. 诱导排尿无效可行导尿术

5. 患者李某，男，47 岁，诊断为尿毒症，给予留置导尿 12h 后引流出尿液 75ml。请估计该患者的排尿状况是（　　　）。

　　A. 正常　　　　　　　　　　　B. 少尿　　　　　　　　　　　C. 尿闭

　　D. 排尿困难　　　　　　　　　E. 尿潴留

6. 马某，男，44 岁，因"血尿待查"入院，主诉下腹部胀痛难忍，排尿困难。B 超提示尿道结石。护士应采取（　　　）。

   A. 耐心鼓励患者自行排尿　　　　　B. 注射利尿剂

   C. 轻轻按摩、热敷下腹部　　　　　D. 立即导尿

   E. 立即与医生联系，给予对症处理

7. 张某，女，38 岁，在输血过程中出现了溶血反应，排出酱油色尿，因为尿中含有（　　　）。

   A. 胆红素　　　　　　B. 淋巴液　　　　　　C. 血红蛋白

   D. 红细胞　　　　　　E. 白细胞

8. 杨某，男，46 岁，患尿毒症，精神萎靡，下腹不胀满，患者 24h 尿量为 60ml。请评估患者的排尿状况是（　　　）。

   A. 正常　　　　　　　B. 尿闭　　　　　　　C. 少尿

   D. 尿量偏少　　　　　E. 尿潴留

9. 张某，女，25 岁，以急性心肌梗死急诊收住院治疗。患者绝对卧床休息，一天未排尿，自述下腹胀疼，患者烦躁不安。查体见下腹膨隆，耻骨联合上有一囊性包块。请分析原因（　　　）。

   A. 尿潴留　　　　　　B. 尿失禁　　　　　　C. 消化不良

   D. 腹部肿瘤　　　　　E. 以上均不是

10. 张某，女，25 岁，以急性心肌梗死急诊收住院治疗。患者绝对卧床休息，一天未排尿，自述下腹胀疼，患者烦躁不安。查体见下腹膨隆，耻骨联合上有一囊性包块。护士应首先采取的措施是（　　　）。

   A. 导尿　　　　　　　B. 诱导排尿　　　　　C. 接尿

   D. 注射利尿剂　　　　E. 教患者进行膀胱功能锻炼

（解红）

9.2　排便的护理

一、学习目标

知识目标

1. 掌握排便活动异常患者的护理。

2. 熟悉排便活动的评估内容。

3. 了解与排便有关的解剖生理。

技能目标

能正确实施灌肠术。

素质目标

1. 关爱、体贴患者，保护其隐私。

2. 能与患者及家属进行有效沟通，满足患者身心需要。

二、学习重点和难点

重　点：排便活动异常患者的护理，灌肠术的实施。

难　点：灌肠术的实施。

三、工作情境及任务

情境一：患者张某，男，15 岁，突然腹痛，逐渐加剧的中上腹阵发性绞痛，伴腹泻果酱样便，恶心、呕吐，全身无力，发热，以急腹症收入院。请正确评估粪便，为治疗护理提供可靠的信息。

入院后，经观察确诊坏死性肠炎，择期手术。护士做好手术前的准备。

任务一：粪便的评估。

任务二：进行大量不保留灌肠。

情境二：患者肖某，55 岁，急性心肌梗死，绝对卧床，便秘。请帮助患者解除痛苦，减轻心脏负担。

任务三：便秘患者的护理。

情境三：患者王某，65 岁，昏迷数天，大便失禁。请提供正确的护理措施，预防并发症的发生。

任务四：大便失禁患者的护理。

情境四：李某，19 岁，细菌性痢疾住院。除输液给药治疗外，还采取肠道给药治疗。

任务五：进行保留灌肠。

四、知识储备和理论学习

（一）与排便有关的解剖与生理

1. 大肠的解剖

人体参与排便运动的主要器官是大肠。大肠全长 1.5 米，起自回肠末端，止于肛门，分盲肠、结肠、直肠和肛管四个部分。

（1）盲肠：盲肠为大肠与小肠的衔接部分，内有回盲瓣，起括约肌的作用，既可控制回肠内容物进入盲肠的速度，又可防止大肠内容物逆流。

（2）结肠：结肠分升结肠、横结肠、降结肠和乙状结肠，围绕在小肠周围。

（3）直肠：直肠全长约16cm，从矢状面上看，有两个弯曲，即骶曲和会阴曲。会阴曲是直肠绕过尾骨尖形成的凸向前方的弯曲，骶曲是直肠在骶尾骨前面下降形成的凸向后方的弯曲。

（4）肛管：肛管上续直肠、下止于肛门，长约4cm，为肛门内外括约肌包绕。肛门内括约肌为平滑肌，有协助排便的作用；肛门外括约肌为骨骼肌，是控制排便的重要肌束。

2. 大肠的生理功能

（1）吸收水分、电解质和维生素。

（2）形成粪便并排出体外。

（3）利用肠内细菌制造维生素。

3. 大肠的运动

大肠的运动少而慢，对刺激的反应也较迟缓。这些特点符合大肠的生理功能。大肠的运动形式有以下几种：

（1）袋状往返运动是空腹时最常见的一种运动形式，主要由环行肌无规律的收缩引起，使结肠袋中内容物向前后两个方向作短距离移动，并不向前推进。

（2）分节或多袋推进运动是进食后较多见的一种运动形式，由一个结肠袋或一段结肠收缩推移肠内容物至下一结肠段。

（3）蠕动是一种推进运动，由一些稳定的收缩波组成，波前面的肌肉舒张，波后面的肌肉则保持收缩状态，使肠管闭合排空。蠕动对肠道排泄起重要作用。

（4）集团蠕动是一种行进很快、向前推进距离很长的强烈蠕动。起源于横结肠，强烈的蠕动波可将肠内容物从横结肠推至乙状结肠和直肠。此蠕动每天发生3～4次，最常发生在早餐后的60min内。它由两种反射刺激引起：胃—结肠反射，十二指肠—结肠反射。当食物进入胃、十二指肠后，通过内在神经丛的传递，反射性地引起结肠的集团蠕动而推动大肠内容物至乙状结肠和直肠，引发排便反射。胃—结肠反射和十二指肠—结肠反射对于肠道排泄有重要的意义，可利用此反射来训练排便习惯。

4. 排便

从大肠排出废物的过程称为排便。

正常人的直肠腔除排便前和排便时通常无粪便。当肠蠕动将粪便推入直肠时，刺激直肠壁内的感受器，其兴奋冲动经盆神经和腹下神经传至脊髓腰骶段的初级排便中枢，同时上传到大脑皮质，引起便意和排便反射。如果环境许可，皮层发出下行冲动到脊髓初级排便中枢，通过盆神经传出冲动，使降结肠、乙状结肠和直肠收缩，肛门内括约肌不自主地舒张，同时，阴部神经冲动减少，提肛肌收缩，肛门外括约肌舒张。此外，由于支配腹肌和膈肌的神经兴奋，腹肌、膈肌收缩，腹内压增加，共同促进粪便排出体外。

排便活动受大脑皮质的控制，意识可以促进或抑制排便。个体经过一段时间的排便训练后，便可以自主地控制排便。正常人的直肠对粪便的压力刺激有一定的阈值，达到此阈值时即可产生便意。如果个体经常有意识遏制便意，则会使直肠渐渐失去对粪便压力刺激的敏感性，加之粪便在大肠内停留过久，水分被吸收过多而干结，造成排便困难，这是产生便秘最常见的原因之一。

（二）对粪便的观察与评估

1. 量与次数

正常成人每天排便 1 ～ 3 次，婴幼儿每天 3 ～ 5 次，成人每天排便若超过 3 次或每周少于 3 次应考虑为排便异常。排便平均量为 150 ～ 300g，粪便量的多少与食物种类、数量及消化器官功能状况有关，进食肉类蛋白质者较素食者量少。消化不良者因食物未完全消化吸收，粪中可见大量脂肪滴、淀粉粒或未完全消化的食物纤维，致使量和次数增加。

2. 性状

正常人粪便为成形软便。消化不良或患急性肠炎时，因肠蠕动快，吸收水分少，排便可为稀便或水样便；便秘时因粪便滞留在肠内时间过久，水分被吸收，使粪便干结有时呈栗子样；直肠、肛门狭窄或部分肠梗阻时，粪便常呈扁条形或带状。

3. 颜色

正常成人的粪便颜色呈黄褐色或棕黄色。婴儿的粪便呈黄色或金黄色。由于摄入的食物和药物种类不同，颜色可发生不同的变化。食叶绿素丰富的蔬菜，粪便呈暗绿色；摄入动物血、肝类食物或服含铁剂的药物，粪便呈无光样黑色。在病理情况下，如上消化道出血，粪便呈柏油样；下消化道出血粪便呈暗红色；胆道完全阻塞时，因胆汁不能进入胆道，缺乏粪胆元，粪便呈陶土色；阿米巴痢疾或肠套叠时，可出现果酱样便；排便后有鲜血滴出者，多见于直肠息肉或痔疮出血者。白色"米泔水"样便见于霍乱、副霍乱。

4. 气味

粪便的气味是由食物残渣与结肠中的细菌发酵而产生的，并和食物种类及肠道疾病有关。消化不良者的大便呈酸臭味，柏油样便呈腥臭味，直肠溃疡或肠癌者的大便呈腐臭味。

5. 黏液和脓

正常粪便含有极少量混匀的黏液，有润滑肠道、保护肠黏膜的作用。大量的黏液则常见于肠道炎症，伴有血液者常见于痢疾、肠套叠等，脓血便则常见于痢疾、肛门周围脓疡及直肠癌等。

6. 内容物

粪便的内容物主要为食物的残渣、细菌、大量脱落的肠上皮细胞及机体代谢后的废物，如胆色素衍生物和钙、镁、汞等盐类。粪便中混入的少量黏液，肉眼不易查见。若粪便中混入或粪便表面附有血液、脓液或肉眼可见的黏液，往往提示消化道感染或出血。

肠道寄生虫感染的患者其粪便中可查见蛔虫、绦虫节片等。

（三）影响排便的因素

1. 生理状况下影响排便的因素

（1）年龄：年龄可影响人对排便的控制。2～3岁以下的婴幼儿，神经肌肉系统发育不够完善，不能控制排便。老年人随年龄增加，腹壁肌肉张力下降、胃肠蠕动减慢、肛门括约肌松弛等原因导致肠道控制能力下降而出现排便功能的异常。

（2）个人排泄习惯：在日常生活中，许多人都有自己固定的排便时间，或使用某种固定的便具，排便时从事某些活动如阅读等，这些生活习惯由于环境的改变无法维持时，就可能影响正常排便。

（3）心理因素：心理因素是影响排便的重要因素。精神抑郁时，身体活动减少，肠蠕动减少，可导致便秘。而情绪紧张、焦虑可导致迷走神经兴奋，肠蠕动增加，而引起吸收不良、腹泻的发生。

（4）社会文化因素：社会的文化教育影响个人的排便观念和习惯。现代社会，排便是个人隐私的观念已被大多数社会文化所接受，故当个体因排便问题需要医务人员帮助而丧失隐私时，个体就可能压抑排便的需要而造成排便功能异常。

（5）饮食与活动：

①食物与液体摄入：均衡饮食与足量的液体摄入是维持正常排便的重要条件。富含纤维的食物可提供必要的粪便容积，加速食糜通过肠道，减少水分在大肠内的再吸收，使大便柔软而易于排出。每日摄入足量液体，可以液化肠内容物使食物能顺利通过肠道。若摄食量过少、食物中缺少纤维或水分不足，无法产生足够的粪便容积和液化食糜，食糜通过回肠速度减慢、时间延长，水分的再吸收增加，导致粪便变硬、排便减少而发生便秘。

②活动：活动可维持肌肉的张力，刺激肠道蠕动，有助于维持正常的排便功能。各种原因所致长期卧床、缺乏活动的患者，可因肌肉张力减退而导致排便困难。

2. 病理状况下影响排尿的因素

（1）疾病：肠道本身的疾病或身体其他系统的病变均可影响正常排便。如大肠癌、结肠炎可使排便次数增加，脊髓损伤、脑卒中等可致排便失禁。

（2）药物：有些药物能治疗或预防便秘和腹泻，如缓泻药可刺激肠蠕动，减少肠道水分吸收，促使排便；有些药物则可能干扰排便的正常形态，如长时间服用抗生素，可抑制肠道正常菌群生长而导致腹泻；麻醉药或止痛药，也可使肠运动能力减弱而导致便秘。

（3）治疗和检查：某些治疗和检查会影响个体的排便活动。例如腹部、肛门部位手术，会因为肠壁肌肉的暂时麻痹或伤口疼痛而造成排便困难；胃肠 X 线检查常需灌肠或服用钡剂，也可影响排便。

（四）排便异常的护理

1.排便活动的异常

（1）便秘：是指正常的排便形态改变，排便次数减少，排出过干过硬的粪便，且排出不畅、困难。

①原因：某些器质性病变，排便习惯不良，中枢神经系统功能障碍，排便时间或活动受限制，强烈的情绪反应，各类直肠肛门手术，某些药物的不合理使用，饮食结构不合理、饮水量不足，滥用缓泻药、栓剂、灌肠，长期卧床或活动减少等，均可抑制肠道功能而导致便秘的发生。

②症状和体征：腹胀、腹痛、食欲不佳、消化不良、乏力、舌苔变厚、头痛等。另外，便秘者粪便干硬，触诊腹部较硬实且紧张，有时可触及包块，肛诊可触及粪块。

（2）粪便嵌塞：是指粪便持久滞留堆积在直肠内，坚硬不能排出。常发生于慢性便秘的患者。

①原因：便秘未能及时解除，粪便滞留在直肠内，水分被持续吸收而乙状结肠排下的粪便又不断加入，最终使粪块变得又大又硬不能排出，发生粪便嵌塞。

②症状和体征：患者有排便冲动，腹部胀痛，直肠肛门疼痛，肛门处有少量液化的粪便渗出，但不能排出粪便。

（3）腹泻：指正常排便形态改变，频繁排出松散稀薄的粪便甚至水样便。

①原因：饮食不当或使用泻剂不当，情绪紧张焦虑，消化系统发育不成熟，胃肠道疾患，某些内分泌疾病如甲亢等，均可导致肠蠕动增加，发生腹泻。

②症状和体征：腹痛、肠痉挛、疲乏、恶心、呕吐、肠鸣、有急于排便的需要和难以控制的感觉。粪便松散或呈液体样。

（4）排便失禁：是指肛门括约肌不受意识的控制而不自主地排便。

①原因：神经肌肉系统的病变或损伤如瘫痪，胃肠道疾患，精神障碍、情绪失调等。

②症状和体征：患者不自主地排出粪便。

（5）肠胀气：是指胃肠道内有过量气体积聚，不能排出。一般情况下，胃肠道内的气体只有150ml左右。胃内的气体可通过口腔嗝出，肠道内的气体部分在小肠被吸收，其余的可通过肛门排出，不会产生不适。

①原因：食入过多产气性食物，吞入大量空气，肠蠕动减少，肠道梗阻及肠道手术后。

②症状和体征：患者表现为腹部膨隆，叩诊呈鼓音，腹胀，痉挛性疼痛，呃逆，肛门排气过多。当肠胀气压迫膈肌和胸腔时，可出现气急和呼吸困难。

2.排便异常的护理

（1）便秘患者的护理：

①心理护理：针对患者紧张不安的情绪给予解释和指导，减轻顾虑。

②帮助患者重建正常的排便习惯：指导患者选择适合自身情况的排便时间（一般以早餐后最佳，因为此时胃结肠反射最强），每天固定在此时间排便，不随意使用缓泻剂、栓剂及灌肠等方法。

③合理安排膳食：多吃蔬菜、水果、粗粮等含膳食纤维多的食物，每日饮水 2000ml以上，适当食用油脂类食物。

④鼓励患者适当运动：按个人需要拟订有规律的活动计划并协助患者进行运动，如散步、做操、打太极拳等。卧床患者可进行床上活动。此外，还应指导患者进行增强腹肌和盆底部肌肉的运动，以增加肠蠕动和肌张力，促进排便。

⑤提供适当的排便环境：提供单独隐蔽的环境和充足的排便时间。

⑥选取适当的排便姿势：坐位或蹲位，仰卧位时患者可适当抬高床头。对需绝对卧床或术前患者，应有计划地训练床上使用便盆。

⑦腹部环形按摩：排便时用手沿结肠解剖位置自右向左环行按摩，可促使降结肠的内容物向下移动，并可增加腹内压，促进排便。指端轻压肛门后端也可促进排便。

⑧遵医嘱给予口服缓泻药物：缓泻剂可使粪便中的水分含量增加，刺激肠蠕动，加速肠内容物的运行而起导泻作用。使用缓泻剂可暂时解除便秘，但不可长期使用或滥用，否则可使个体形成对缓泻剂的依赖，导致慢性便秘的发生。

⑨使用简易通便剂：如开塞露、甘油栓，以软化粪便、润滑肠壁、刺激肠蠕动。

⑩以上方法均无效时，可遵医嘱给予灌肠。

（2）粪便嵌塞患者的护理：

①早期可使用栓剂、口服缓泻剂来润肠通便。

②必要时可先行油类保留灌肠，2～3h 后再做清洁灌肠。

③人工取便：人工取便通常在清洁灌肠无效后按医嘱执行，术者戴上手套，将涂润滑剂的食指慢慢插入直肠内取出粪块。

④健康教育：向患者及家属讲解有关排便的知识，形成合理的膳食结构。协助患者建立并维持正常的排便习惯，防止便秘的发生。

（3）腹泻患者的护理：

①去除原因，如肠道感染者，应遵医嘱给予抗生素治疗。

②卧床休息，减少肠蠕动，注意腹部保暖。对不能自理的患者，应及时给予便器，消除焦虑不安的情绪，使之达到身心充分休息的目的。

③膳食调理，酌情给予清淡的流质或半流质食物，避免油腻、辛辣、高纤维食物。严重腹泻时可暂禁食。

④防治水和电解质紊乱，鼓励患者饮水，按医嘱给予止泻药、口服补盐液或静脉输液。

⑤维持皮肤完整性，特别是婴幼儿、老人、身体衰弱者，每次便后用软纸轻擦肛门，

温水清洗，并在肛门周围涂油膏以保护皮肤。

⑥密切观察病情，记录排便的性质、次数等，必要时留取标本送检。对病情危重者，注意生命体征变化。如疑为传染病，则按肠道隔离原则护理。

⑦心理支持：给予患者安慰和支持。粪便异味及沾污的衣裤、床单、被套、便器均会给患者带来不适，因此要协助患者更换衣裤、床单、被套和清洗沐浴，使患者感到舒适。便器清洗干净后，置于易取处，以方便患者取用。

⑧健康教育：指导患者注意饮食卫生，养成良好的卫生习惯。

（4）排便失禁患者的护理：

①心理护理：排便失禁的患者心情紧张而窘迫，常感到自卑和忧郁，期望得到理解和帮助。护理人员应尊重和理解患者，给予心理安慰与支持，帮助其树立信心，配合治疗和护理。

②保护皮肤：床上铺橡胶单和中单或一次性尿布，每次便后用温水洗净肛门周围及臀部皮肤，保持皮肤清洁干燥。必要时，肛门周围涂搽油膏保护皮肤，避免破损感染。注意观察骶尾部皮肤变化，定时按摩受压部位，预防压疮的发生。

③帮助患者重建控制排便的能力：了解患者排便时间，掌握排便规律，定时给予便器，促使患者按时自己排便；与医生协调定时应用导泻栓剂或灌肠，以刺激定时排便；教会患者进行肛门括约肌及盆底部肌肉收缩锻炼。指导患者取立、坐或卧位，试做排便动作，先慢慢收缩肌肉，再慢慢放松，每次 10s 左右，连续 10 次，每次锻炼 20 ～ 30min，每日数次，以患者感觉不疲乏为宜。

④如无禁忌，保证患者每天摄入足量的液体。适当增加食物纤维和适当运动。

⑤保持床褥、衣服清洁，室内空气清新，及时更换污湿的衣裤被单，定时开窗通风，除去不良气味。

（5）肠胀气患者的护理：

①指导患者养成良好的饮食习惯（细嚼慢咽）。

②去除引起肠胀气的原因。如勿食产气食物和饮料，积极治疗肠道疾患等。

③鼓励患者适当活动。协助患者下床活动如散步，卧床患者可做床上活动或变换体位，以促进肠蠕动，减轻肠胀气。

④轻微胀气时，可行腹部热敷或腹部按摩、针刺疗法。严重胀气时，遵医嘱给予药物治疗或行肛管排气。

（五）简易通便法

通过采用简单易行、经济有效的措施，协助患者排便，解除便秘。常用于老年、体弱及久病的便秘患者。所用的通便剂为高渗和润滑剂所制成，具有吸出组织水分、稀释、软化粪便和润滑肠壁刺激肠蠕动的作用。

1. 开塞露通便法

开塞露由 50％甘油或小量山梨醇制成，装于密闭的塑料胶壳内。用量：成人20ml，小儿 10ml。用时将顶端剪去（图 2-9-5），先挤出药液少许起润滑作用，然后轻轻插入肛门，将药液全部挤入，嘱患者忍耐 5 ～ 10min，以刺激肠蠕动，软化粪便，达到通便目的。

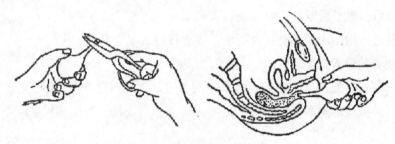

图 2-9-5　开塞露使用方法

2. 甘油栓通便法

甘油栓由甘油明胶制成，为无色透明或半透明栓剂，呈圆锥形，具有润滑作用。使用时将甘油栓取出，操作者戴手套或手垫纱布，捏住栓剂较粗的一端，将尖端插入肛门内 6 ～ 7cm，用纱布抵住肛门口轻揉数分钟，利用机械刺激和润滑作用达到通便目的（图 2-9-6）。

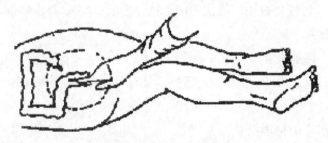

图 2-9-6　旋转甘油栓

3. 肥皂栓通便法

将普通肥皂削成底部直径 1cm、长 3 ～ 4cm 圆锥形，蘸热水后插入肛门（方法同甘油栓通便法），由肥皂的化学性和机械性刺激作用引起自动排便。

禁忌：肛门黏膜溃疡、肛裂及肛门有剧疼痛者，均不宜使用简易通便法。

4. 按摩

用右手食、中、无名指深深按在腹部，自右下腹盲肠部开始，沿结肠蠕动方向，即由升结肠、横结肠、降结肠、乙状结肠进行推压，如此反复按摩。或在乙状结肠部，由近心端向远心端作环状按摩，每次 5 ～ 10min，每日 2 次，可帮助排便。

5. 人工取便法

人工取便法是用手指取出嵌顿在直肠内的粪便。由于较长时间的便秘，大量的粪便淤积在直肠内，加之肠腔吸收水分过多，而使粪便形成粪石，久之嵌顿在肠内，经灌肠或通便后仍无效时，可采取人工取便法以解除患者的痛苦。

（1）用物准备：治疗盘内备无菌手套1只，弯盘，小橡胶单及治疗巾各1块（或一次性尿布垫），肥皂液，卫生纸，便盆。

（2）操作方法：向患者说明目的，消除紧张、恐惧心理，以取得合作。嘱患者左侧卧位，右手戴手套，左手分开患者臀部，右手食指涂肥皂液后，伸入直肠内，慢慢将粪便掏出，放于便盆内。取便完毕后，给予热水坐浴，以促进血液循环，减轻疼痛。整理用物，洗手，做好记录。

（3）注意事项：

①动作轻柔，避免损伤肠黏膜或引起肛门周围水肿。

②勿使用器械掏取粪便，以避免误伤肠黏膜而造成损伤。

③取便时，注意观察患者，如发现其面色苍白、出冷汗、疲倦等反应，必须暂停，休息片刻后再操作。

（六）灌肠法

灌肠法是将一定量的溶液通过肛管，由肛门经直肠灌入结肠，以帮助患者清洁肠道、排便、排气，或由肠道供给药物，达到缓解症状、协助诊断和治疗疾病的目的的方法。

根据灌肠的目的可分为保留灌肠和不保留灌肠，不保留灌肠又根据灌入的液体量分为大量不保留灌肠和小量不保留灌肠。如果为了达到清洁肠道的目的，而反复使用大量不保留灌肠，则为清洁灌肠。

1. 大量不保留灌肠

（1）目的：解除便秘、肠胀气；清洁肠道，为肠道手术、检查或分娩作准备；稀释并清除肠道内的有害物质，减轻中毒；灌入低温液体，为高热患者降温。

（2）评估：

①核对、解释：核对患者床号、姓名，解释大量不保留灌肠的目的、过程、注意事项和配合方法。

②评估患者：患者的年龄、病情、治疗情况，患者的意识状态、生命体征，患者的肛周皮肤黏膜情况，患者的合作程度、心理状况、排便习惯、生活自理能力。

（3）计划：

①护士准备：衣帽整洁，修剪指甲，洗手，戴口罩。

②患者准备：患者及家属了解大量不保留灌肠目的、过程和注意事项，配合操作。

③用物准备：一次性灌肠包、一次性治疗巾、弯盘、水温计、手消毒液、纸巾数张、棉签、润滑剂、手套，根据医嘱准备灌肠液，另备便盆及便盆巾、输液架，必要时准备屏风。

常用灌肠溶液：0.1%～0.2%肥皂水，生理盐水。成人每次用量500～1000ml，小儿 200 ~ 500ml，溶液温度以 39℃ ~ 41℃为宜，降温用 28℃ ~ 32℃，中暑患者用 4℃生理盐水。

④环境准备：关闭门窗，屏风遮挡，保持合适的室温，光线充足。

（4）实施：见表 2-9-6。

表 2-9-6　　　　　　　　　　大量不保留灌肠实践过程及要点说明

实践过程	要点说明
核对、解释	备齐用物携至床旁，核对患者床号、姓名，向患者及家属解释操作目的及配合事项，取得患者合作。并关闭门窗，用屏风遮挡患者，请无关人员回避
安置卧位	协助患者取左侧卧位（根据肠道解剖位置，借助重力作用使溶液顺利流入肠腔），脱裤至膝部，双腿屈膝，臀部移至床边，将治疗巾垫于臀下，弯盘置于臀边。如患者肛门括约肌失去控制能力，可取仰卧位，臀下置便盆，仅暴露臀部，注意保暖
挂灌肠袋	取出灌肠袋，关闭引流管上的开关，将灌肠液倒入灌肠袋内，并挂于输液架上，使液面至肛门的距离为 40 ~ 60cm
润管排气	戴手套，排净管内空气，关闭开关，润滑肛管前端
插管灌注	左手持卫生纸分开患者臀部，显露肛门，嘱患者深呼吸，使肛门括约肌放松，轻轻插入直肠 7 ~ 10cm，固定肛管，打开开关，使溶液缓缓流入（图 2-9-7）
拔出肛管	待溶液即将流尽时，关闭调节器，用卫生纸包住肛管拔出，分离放入弯盘内，擦净肛门。嘱患者平卧尽可能保留 5 ~ 10min 后排便，以利粪便软化
协助排便	不能下床的患者，给予便盆，将卫生纸放在患者易取处。便毕，协助虚弱患者揩净肛门，取出便盆、橡胶单和治疗巾。帮助患者洗手
整理、记录	整理床单位，开窗通风。观察大便情况，必要时留取标本送检 洗净灌肠用物，并消毒备用 记录结果，在当天体温单的大便栏内记录。1/E 表示灌肠后排便一次；0/E 表示灌肠后无排便；11/E 表示自行排便一次，灌肠后又排便一次

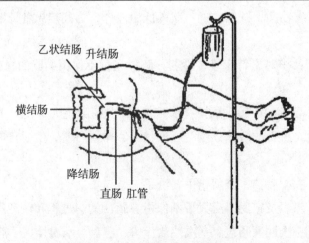

图 2-9-7　大量不保留灌肠

（5）评价：见表2-9-7。

表 2-9-7　　　　　　　　　　　　　　大量不保留灌肠法操作评价

项目	分数	操作要点	考核要点	扣分要点	扣分
仪表	5	按要求着护士装（主要包括护士服、帽子、鞋）	仪表端庄，服装整洁	一处不符合要求扣2.5分	
操作前准备	15	评估：了解患者意识状态及合作程度，倾听患者的需要和反应	了解病情，评估全面	①未评估扣3分 ②评估缺一项扣1分	
		回答患者或家属的问题：灌肠的适用与不适用。告知患者操作目的及配合方法 操作护士：洗手、戴口罩 用物准备：治疗盘内有灌肠筒、弯盘、肛管、纱布、卫生纸、便盆、橡皮布、治疗巾（置车下层），另备水温计、温开水、软皂、石蜡油、搅棒 环境：安静、清洁	告知内容准确	①操作前不告知配合方法扣3分 ②告知不全一项扣1分	
			洗手，戴口罩备齐用物，放置合理	①未洗手扣3分 ②一处不符合要求扣1分	
操作过程	50	配灌肠液，测温，查对，解释。取左侧卧位、暴露臀部 体位：左侧卧位，对不能侧卧者可取仰卧位 垫橡皮布、治疗巾于臀下，并将便盆放于患者臀边，可略抬高床头（≤30℃）。挂灌肠筒（筒底距床面45～60cm），连接肛管，润滑肛管前端，排气，以卫生纸分开臀部，插管（7～10cm），手扶肛管，松开止血钳，灌溶液，并注意观察溶液流入情况，及时处理相应问题，如流入不畅、患者有便意、心慌、面色苍白、剧烈腹痛等	核对、体位正确	①未核对扣5分 ②体位不正确扣2分	
			插管方法正确处理问题恰当	①插入方法不正确扣4分 ②一处处理不当扣5分	
		以止血钳夹闭管下端，拔出肛管置于弯盘内，管下段挂于输液架上，撤弯盘、治疗巾、橡皮布于车下层，协助患者平卧（尽量保持5～10min），交代注意事项，取下灌肠筒，整理用物，洗手	拔管方法正确	①拔管方法不正确扣5分 ②告知不全一项扣1分	
操作后	20	妥善安置患者，整理床单位。将信号灯开关放置于患者伸手可及处，回答家属问题 按垃圾分类处理用物 洗手（六步洗手法）、记录、签字	患者舒适	患者体位不舒适扣3分	
			沟通解答问题正确、清楚	沟通解答问题不正确或不清楚扣2分	
			处理用物方法正确	处理用物方法不正确扣6分	
			洗手、记录规范，签名清楚	一处不符合要求扣1分	

（续表）

项目	分数	操作要点	考核要点	扣分要点	扣分
时间	5	从洗手到操作结束 15min	动作熟练、操作流畅	时间每超过 30s 扣 1 分	
质量评价	5	操作流畅、完整，患者安全	动作轻快、有效，患者安全，指导解释清楚	一项不符合要求扣 2 分	
总分	100	实得分合计（　　　　）		实扣分合计（　　　　）	

（6）注意事项：

①维护患者的自尊，尽量少暴露患者。

②正确选择灌肠溶液。对肝昏迷患者禁用肥皂液灌肠，对充血性心力衰竭和水钠潴留患者禁用生理盐水灌肠。

③正确掌握溶液的量、温度、浓度和压力，为伤寒患者灌肠液量不得超过 500ml，压力要低（即液面不得高于肛门 30cm）。

④降温灌肠应保留 30min 后再排出，排便后 30min 测体温，并记录。

⑤灌肠过程中注意观察病情。如患者感觉腹胀或有便意，可适当降低灌肠液面高度以减慢灌速或暂停片刻，嘱患者张口呼吸以放松腹肌，减低腹压。如患者出现脉速、面色苍白、出冷汗、剧烈腹痛、心慌气急，应立即停止灌肠，与医生联系给予处理。

⑥对妊娠、急腹症、消化道出血和各种严重疾病晚期患者禁忌灌肠。

2. 小量不保留灌肠

（1）目的：软化粪便，为保胎孕妇、病重、年老体弱、小儿等患者解除便秘；排出积气，为腹部及盆腔手术后肠胀气患者排除肠道积存气体，减轻腹胀。

（2）评估：

①核对、解释：核对患者床号、姓名，解释小量不保留灌肠的目的、过程、注意事项和配合方法。

②评估患者：患者的年龄、病情、治疗情况，患者的意识状态、生命体征；患者的肛周皮肤黏膜情况，患者的合作程度、心理状况、排便习惯、生活自理能力。

（3）计划：

①护士准备：衣帽整洁，修剪指甲，洗手，戴口罩。

②患者准备：患者及家属了解小量不保留灌肠目的、过程和注意事项，配合操作。

③用物准备：一次性灌肠包或注洗器、肛管、温开水 5～10ml、血管钳、润滑剂、棉签、弯盘、卫生纸、橡胶单、一次性治疗巾、手套、手消毒液，根据医嘱准备灌肠液，另备便盆、便盆巾，必要时准备屏风。

常用溶液："1.2.3"溶液（50% 硫酸镁 30ml、甘油 60ml、温开水 90ml），甘油或液体石蜡 60ml 及等量温开水，各种植物油 120 ～ 180ml。溶液温度为 38℃。

④环境准备：关闭门窗，屏风遮挡，保持合适的室温，光线充足。

（4）实施：见表 2-9-8。

表 2-9-8　　　　　　　　　小量不保留灌肠实践过程及要点说明

实践过程	要点说明
核对、解释	备齐用物携至床旁，核对患者床号、姓名，向患者及家属解释操作目的及配合事项，取得患者合作。并关闭门窗，用屏风遮挡患者，请无关人员回避
安置卧位	协助患者取左侧卧位，双膝屈曲，裤脱至膝部，臀部移至床沿，垫治疗巾于臀下
润管排气	将弯盘置于臀边，戴手套，用注洗器抽吸灌肠液，连接肛管，润滑肛管前端，排气夹管
插管、灌注	一手持卫生纸分开臀部，暴露肛门口，嘱患者深呼吸，另一手将肛管轻轻插入直肠 7 ～ 10cm（图 2-9-8） 固定肛管，放开血管钳，缓缓注入溶液，注毕夹管，取下注洗器再吸取灌洗液注入，如此反复直至灌洗液注完。最后注入温开水 5 ～ 10ml，抬高肛管尾端，使管内溶液全部流入
拔出肛管	夹管或反折肛管后，用手纸包住肛管轻轻拔出，放入弯盘内 擦净肛门，协助患者取舒适卧位，嘱其尽量保留溶液 10 ～ 20min 再排便
整理记录	协助患者排便，整理床单位，清理用物，洗手记录

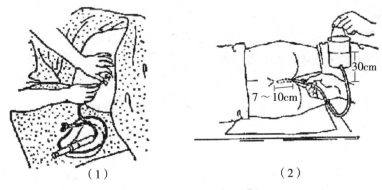

（1）　　　　　　　　　（2）

图 2-9-8　小量不保留灌肠

（5）评价：护患沟通有效，患者能主动配合；操作熟练、方法正确，达到小量不保留灌肠的目的，患者无不适。

（6）注意事项：灌肠时压力宜低，灌肠液注入的速度不得过快；每次抽吸灌肠液时应夹住肛管，防止空气进入肠道，引起腹胀。

3.清洁灌肠

（1）目的：彻底清除滞留在结肠内的粪便，为直肠、结肠检查和术前做准备；稀释肠内毒素，促其排出。

（2）评估：

①核对、解释：核对患者床号、姓名，解释保留灌肠的目的、过程、注意事项和配合方法。

②评估患者：患者的年龄、病情、治疗情况，患者的意识状态、生命体征，患者的肛周皮肤黏膜情况，患者的合作程度、心理状况、排便习惯、生活自理能力。

（3）计划：

①护士准备：衣帽整洁，修剪指甲，洗手，戴口罩。

②患者准备：患者及家属了解清洁灌肠目的、过程和注意事项，配合操作。

③用物准备：同大量不保留灌肠。

常用溶液：1%肥皂液，等渗盐水。

④环境准备：关闭门窗，屏风遮挡，保持合适的室温，光线充足。

（4）实施操作步骤：反复多次进行大量不保留灌肠，第一次用肥皂水灌肠，排便后，再用生理盐水灌肠，至排出液清洁无粪块为止。注意灌肠时压力要低（液面距肛门不超过40cm）。灌肠应在检查或手术前1h完成，禁用清水反复多次灌洗，以防水与电解质紊乱。

（5）评价：护患沟通有效，患者能主动配合；操作熟练、方法正确，达到清洁灌肠的目的，患者无不适。

4. 保留灌肠

将药液灌入到直肠或结肠内，通过肠黏膜吸收达到治疗的目的。

（1）目的：镇静、催眠及治疗肠道感染。

（2）评估：

①核对、解释：核对患者床号、姓名，解释保留灌肠的目的、过程、注意事项和配合方法。

②评估患者：患者的年龄、病情、治疗情况，患者的意识状态、生命体征，患者的肛周皮肤黏膜情况，患者的合作程度、心理状况、排便习惯、生活自理能力。

（3）计划：

①护士准备：衣帽整洁，修剪指甲，洗手，戴口罩。

②患者准备：理解灌肠的目的与过程，愿意配合。

③用物准备：治疗盘内用物同小量不保留灌肠。

常用溶液：药物及剂量遵医嘱准备，一般镇静催眠用10%水合氯醛，肠道抗感染用2%小檗碱、0.5%～1%新霉素或其他抗生素。灌肠溶液不超过200ml，溶液温度38℃。

④环境准备：关闭门窗，屏风遮挡，保持合适的室温，光线充足。

（4）实施：见表2-9-9。

表 2-9-9　　　　　　　　　　　**保留灌肠实践过程及要点说明**

实践过程	要点说明
核对、解释	备齐用物携至床旁，核对患者床号、姓名，向患者及家属解释操作目的及配合事项，取得患者合作。并关闭门窗，用屏风遮挡患者，请无关人员回避。嘱患者排尿、排便
安置卧位	根据病情选择不同的卧位：慢性细菌性痢疾取左侧卧位，阿米巴痢疾取右侧卧位。双膝屈曲，褪裤至膝部，臀部移至床沿。垫治疗巾于臀下，用小枕垫高臀部约10cm
润管、排气	将弯盘置于臀边，用注洗器抽吸药液，连接肛管，润滑肛管前端，排气夹管
插管、灌注	一手持卫生纸分开臀部，暴露肛门口，嘱患者深呼吸，另一手将肛管轻轻插入直肠15～20cm。固定肛管，松夹，缓慢注入药液 药液注入完毕，再注入温开水5～10ml，并抬高肛管尾端夹管
拔出肛管	拔出肛管，用手纸在肛门处轻揉，嘱患者尽量忍耐，保留药液在1h以上，以利药物吸收
整理记录	整理床单位，清理用物洗手。观察患者反应，并做好记录

（5）评价：见表2-9-10。

表 2-9-10　　　　　　　　　　　**保留灌肠法操作评价**

项目	分数	操作要点		考核要点	扣分要点	扣分
仪表	5	按要求着护士装（主要包括护士服、帽子、鞋）		仪表端庄，服装整洁	一处不符合要求扣2.5分	
操作前准备	15	评估：了解患者意识状态及合作程度，倾听患者的需要和反应		了解病情，评估全面	①未评估扣3分 ②评估缺一项扣1分	
		回答患者或家属的问题：灌肠的适用与不适用。告知患者操作目的及配合方法 操作护士：洗手、戴口罩		告知内容准确	①操作前不告知配合方法扣3分 ②告知不全一项扣1分	
		用物准备：治疗盘内有灌肠筒、弯盘、肛管、纱布、卫生纸、便盆、橡皮布、治疗巾（置车下层），另备水温计、温开水、石蜡油、搅棒 环境：安静、清洁		洗手（六步洗手法，口述与示意，并说明时间要求，下同）、戴口罩	①未洗手扣3分 ②一处不符合要求扣1分	
操作过程	50	插管	配灌肠液，测温，查对，解释，取左侧或右侧卧位，臀部应抬高10cm，暴露臀部，垫橡皮布、治疗巾于臀下，弯盘放于臀边	核对、体位正确	①未核对扣5分 ②体位不正确扣2分	
			挂灌肠筒（筒底距床面30cm），连接肛管，润滑肛管前端，排气。以卫生纸分开臀部，插管入肛管要深约15～20cm，溶液流速宜慢，以便于药液保留。手扶肛管，松开止血钳，灌液，观察	插管方法正确	①插入方法不正确扣4分 ②一处不符合要求扣1分	

（续表）

项目	分数		操作要点	考核要点	扣分要点	扣分
操作过程	50	拔管	折管拔出后，以卫生纸在肛门处轻轻按揉，嘱患者保留 1h 以上，以利药物吸收，并做好记录	拔管方法正确	①拔管方法不正确扣 5 分 ②其他一项不合要求扣 1 分	
操作后	15		妥善安置患者，整理床单位。将信号灯开关放置于患者伸手可及处。回答家属问题 按垃圾分类处理用物 洗手（六步洗手法）、记录、签字	患者舒适	患者体位不舒适扣 3 分	
				沟通、解答问题正确、清楚	①沟通、解答问题不正确或不清楚 2 分 ②一处不符合要求扣 1 分	
时间	5		从洗手到操作结束 10min	动作熟练、操作流畅	时间每超过 30s 扣 1 分	
质量评价	5		操作流畅、完整，患者安全	动作轻快、有效，患者安全	一项不符合要求扣 2 分	
总分	100		实得分合计（　　　　）		实扣分合计（　　　　　）	

（6）注意事项：

①了解病变部位，以便选用适当的卧位和插入肛管的深度。

②为提高疗效，操作中护士应掌握"细、深、少、慢、温、静"的操作原则：肛管细，插入深，液量少，流速慢，温度适宜，灌后静卧。

③肛门、直肠、结肠等手术后患者，排便失禁者，均不宜做保留灌肠。

④保留灌肠前嘱患者排便或给予排便性灌肠一次，以减轻腹压及清洁肠道，便于药物吸收。

⑤对肠道病患者在晚间睡眠前灌入为宜，灌肠时臀部应抬高 10cm，利于药液保留。卧位根据病变部位而定，如慢性痢疾病变多在乙状结肠和直肠，故采用左侧卧位为宜；阿米巴痢疾病变多见于回盲部，应采取右侧卧位，以提高治疗效果。

5. 肛管排气法

将肛管由肛门插入直肠，排除肠腔内积气，减轻腹胀。

（1）目的：排出肠腔积气，减轻腹胀。

（2）评估：

①核对、解释：核对患者床号、姓名，解释肛管排气的目的、过程、注意事项和配合方法。

②评估患者：患者的年龄、病情、治疗情况，患者的意识状态、生命体征，患者的肛周皮肤黏膜情况，患者的合作程度、心理状况、排便习惯、生活自理能力。

（3）计划：

①护士准备：衣帽整洁、洗手、戴口罩。

②患者准备：理解肛管排气的目的，愿意配合。

③用物准备：肛管、玻璃接头、橡胶管、玻璃瓶（内盛水 3/4 容积）、瓶颈系带、润滑油、棉签、胶布、橡皮圈及别针、卫生纸、弯盘、手套、手消毒液，屏风。

④环境准备：关闭门窗，屏风遮挡，保持合适的室温，光线充足。

（4）实施：见表 2-9-11。

表 2-9-11　　　　　肛管排气法实践过程及要点说明

实践过程	要点说明
核对解释	备齐用物携至患者床边，核对并解释；酌情关闭门窗，屏风遮挡
安置卧位	协助患者取左侧卧位或平卧位，注意减少暴露
系瓶连管	将玻璃瓶系于床边，橡胶管一端插入玻璃瓶液面下，另一端用玻璃接头与肛管相连
插管固定	润滑肛管前端，嘱患者张口呼吸，将肛管轻轻插入直肠 15～18cm，用胶布固定肛管，橡胶管留出足够长度用别针固定在床单上（图 2-9-9）
观察处理	观察和记录排气情况，如排气不畅，帮助患者更换体位或按摩腹部，以助气体排出
拔出肛管	保留肛管不超过 20min，拔出肛管，清洁肛门。协助患者取舒适的体位，询问患者腹胀有无减轻，整理床单位
整理记录	清理用物、洗手、记录

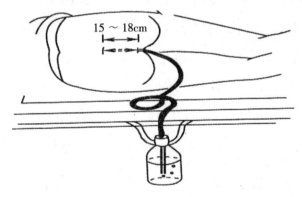

图 2-9-9　肛管排气法

（5）评价：护患沟通有效，患者能主动配合；操作熟练、方法正确，达到排气的目的，患者无不适。

（6）注意事项：长时间留置肛管，会减少肛门括约肌的反应，甚至导致括约肌永久性松弛，必要时可隔几小时后再重复插管排气。

五、知识技能应用

（一）评估正常与异常粪便

正常排便		异常粪便	
量		量	
颜色		颜色	
气味		气味	
混合物		混合物	

（二）小组成员情景模拟，角色扮演

案例一：患者王某，65 岁，昏迷数天，大便失禁。请提供正确的护理措施，预防并发症的发生。

案例二：患者刘某，3 岁，消化不良性腹泻。请提供正确的护理措施。促进疾病痊愈。

案例三：患者肖某，55 岁，急性心肌梗死，绝对卧床，便秘。请帮助患者解除痛苦，减轻心脏负担。

案例四：患者张某，45 岁，中暑住院，体温 40.0℃～40.5℃。医嘱：4℃盐水，500ml 灌肠降温。

案例五：患者李某，19 岁，细菌性痢疾住院。除输液给药治疗外，还采取保留灌肠法给药治疗。

六、课后练习

（一）A₁ 型题

1. 排便后有鲜红色血液滴下，一般见于以下哪一部位出血（　　）。

  A. 十二指肠　　　　　B. 小肠　　　　　　C. 横结肠

  D. 乙状结肠　　　　　E. 肛管

2. 大便失禁的护理不包括（　　）。

  A. 床上铺橡胶布及中单　　　　　　B. 按摩腹部

  C. 观察排便反应　　　　　　　　　D. 教患者进行盆底肌收缩运动

  E. 做好肛周护理

3. 重型腹泻与轻型腹泻的主要区别是（　　）。

  A. 发热　　　　　　　B. 粪便水分很多　　　C. 食欲低下、呕吐

  D. 每天大便 10 余次　　E. 有水、电解质紊乱

4. 对异常粪便的描述，错误的一项是（　　）。

A. 上消化道出血者为柏油样便　　　　　B. 肛门狭窄者呈扁平状或带状

C. 胆道梗阻者呈陶土色便　　　　　　　D. 消化不良者呈腐臭味

E. 痢疾患者粪便中伴有脓血

5. 预防便秘的方法不正确的是（　　　）。

A. 定时排便　　　　　　　　　　　　　B. 定时使用开塞露

C. 多食富含膳食纤维的食品　　　　　　D. 安排适量的运动

E. 对卧床患者按时给予便器

6. 当患者下消化道出血时，其粪便呈（　　　）。

A. 鲜红色　　　　　B. 暗红色　　　　　C. 柏油样便

D. 陶土色　　　　　E. 果酱样便

7. 当患者胆道完全阻塞时，因胆汁不能进入肠道，粪便呈（　　　）。

A. 鲜红色　　　　　B. 暗红色　　　　　C. 柏油样便

D. 陶土色　　　　　E. 果酱样便

8. 当患者患有阿米巴痢疾或肠套叠时，其粪便为（　　　）。

A. 暗红色　　　　　B. 鲜红色　　　　　C. 柏油样便

D. 陶土色　　　　　E. 果酱样便

9. 大量不保留灌肠，液量和液面至肛门的距离分别是（　　　）。

A. 200ml，不超过 50cm　　　　　　　B. 300ml，不超过 40cm

C. 500 ～ 1000ml，不超过 40 ～ 60cm　D. 800ml，不超过 20cm

E. 100ml，不超过 20cm

10. 体温 39.8℃的成年患者灌肠降温时，错误的一项是（　　　）。

A. 用 0.1% 肥皂水灌肠　　　　　　　　B. 液温为 4℃

C. 液量 1000ml　　　　　　　　　　　D. 灌肠后保留 30min

E. 排便 30min 后测体温

11. 肝昏迷患者灌肠禁用：（　　　）。

A. 1.2.3 溶液　　　B. 温开水　　　　　C. 等渗盐水

D. 0.1%肥皂水　　　E. 甘油

12. 对肝昏迷患者灌肠时，不宜选用肥皂水溶液，其原因是（　　　）。

A. 防止腹胀　　　　　　　　　　　　　B. 防止对肠黏膜刺激

C. 减少氨的产生及吸收　　　　　　　　D. 防止引起顽固性腹泻

E. 防止发生酸中毒

13. 大量不保留灌肠的目的不包括（　　　）。

A. 软化和清除粪便　　B. 减轻腹胀　　　C. 孕妇解除便秘

D. 初步清洁肠道　　　E. 高热降温

14. 充血性心力衰竭的患者不能使用下列何种溶液灌肠（　　　）。

    A. 肥皂水　　　　　　　B. 温开水　　　　　　　C. 1.2.3 溶液

    D. 甘油　　　　　　　　E. 等渗盐水

15. 行大量不保留灌肠，灌肠时肛管插入直肠内（　　　）。

    A. 5 ～ 10cm　　　　　　B. 7 ～ 10cm　　　　　　C. 15 ～ 20cm

    D. 10 ～ 15cm　　　　　E. 20 ～ 25cm

16. 小量不保留灌肠适用于（　　　）。

    A. 镇静催眠　　　　　　B. 肠道感染　　　　　　C. 消化道出血

    D. 降温　　　　　　　　E. 腹部术后肠胀气

17. 保留灌肠的溶液量不宜超过（　　　）。

    A. 50ml　　　　　　　　B. 100ml　　　　　　　C. 150ml

    D. 200ml　　　　　　　E. 500ml

18. 保留灌肠液应保留的时间是（　　　）。

    A. 10min　　　　　　　B. 20min　　　　　　　C. 30min

    D. 40min　　　　　　　E. 60min 以上

19. 肛管排气的操作不妥的是（　　　）。

    A. 肛管插入 15 ～ 18cm

    B. 与肛管连接的橡胶管插入盛水瓶中

    C. 帮助患者更换体位

    D. 在患者腹部作离心按摩

    E. 保留肛管 1h

20. 为阿米巴痢疾患者进行保留灌肠采取的卧位是（　　　）。

    A. 左侧卧位　　　　　　B. 右侧卧位　　　　　　C. 俯卧位

    D. 头低足高位　　　　　E. 仰卧位

（二）A$_2$ 型题

1. 王某，男，34 岁，腹部手术前实施大量不保留灌肠时，灌肠溶液的温度及量应控制在多少最为适宜（　　　）。

    A. 42℃～ 45℃，500 ～ 1000ml　　　　　　B. 39℃～ 43℃，500 ～ 1000ml

    C. 39℃～ 42℃，200ml　　　　　　　　　D. 35℃～ 40℃，1000 ～ 1500ml

    E. 39℃～ 41℃，1000ml

2. 刘某，4 岁，三天未大便。实施大量不保留灌肠时灌肠液的量应控制在多少最为适宜（　　　）。

    A. 400 ～ 800ml　　　　B. 200 ～ 500ml　　　　C. 800 ～ 1000ml

    D. 800 ～ 1500ml　　　　E. 1000 ～ 1500ml

3. 某伤寒患者入院数天来，体温持续在 39℃～40℃。现按医嘱灌肠降温，液量和液面至肛门的距离分别是（　　　）。

 A. 200ml，不超过 50cm   B. 300ml，不超过 40cm

 C. 500ml，不超过 30cm   D. 800ml，不超过 20cm

 E. 100ml，不超过 20cm

4. 刘某，女，38 岁，患细菌性痢疾住院。医嘱：1% 新霉素保留灌肠。以下卧位正确的是（　　　）。

 A. 左侧卧位   B. 右侧卧位   C. 平卧位

 D. 俯卧位   E. 左侧卧位，臀部抬高 10cm

5. 刘某，男，60 岁，三天未大便，护理诊断为便秘。如何给患者必要的保健指导（　　　）。

 A. 定时排便

 B. 建立合理食谱：多吃蔬菜、小米、粗粮等含纤维素多食物，多饮水，适当摄取油脂类食物

 C. 安排适量的活动，如散步、体操、打太极拳等

 D. 床上使用便盆。若需要绝对卧床或术前，应有计划地训练其床上使用便盆，以逐渐适应卧床排便的需要

 E. 使用通便剂：教会患者或家属使用简易通便剂，如开塞露

 F. 灌肠：上述方法无效时，按医嘱给予灌肠

6. 张某，女性，35 岁，体温 38.5℃，粪便伴有脓血，腹痛，排便里急后重症状，其原因是（　　　）。

 A. 痢疾   B. 肛门周围脓肿   C. 脱水

 D. 痔疮   E. 肛裂

7. 患者刘某，偏瘫 2 年，因粪便嵌塞急诊入院。护士为其人工取便，不妥的是（　　　）。

 A. 戴上手套，润滑食指，慢慢插入直肠内

 B. 用手指机械性地破碎粪块，一块一块取出

 C. 动作轻柔，避免损伤直肠黏膜

 D. 用血管钳轻轻破碎粪块一块一块取出

 E. 如有心悸、头晕等不适立即停止

8. 王某，女，35 岁，阑尾炎术后 2 天，患者出现肠胀气，腹胀，呃逆，痉挛性疼痛，叩诊成鼓音，肛门无排气。护士采取的措施中不妥的是（　　　）。

 A. 鼓励下床活动   B. 腹部热敷   C. 腹部按摩

 D. 肛管排气   E. 卧床休息

（解红）

子项目（十） 标本采集

一、学习目标

知识目标

1. 掌握标本采集的原则。

2. 掌握各种标本采集方法的注意事项。

3. 掌握尿液防腐剂的用法。

能力目标

1. 能指导一般患者正确留取尿标本和粪便标本。

2. 能遵医嘱正确采集各种标本。

素质目标

1. 培养仔细、认真、一丝不苟的工作作风。

2. 树立爱伤观念。

3. 能与患者及家属进行有效沟通，满足患者身心需要。

二、学习重点和难点

重　点：各种标本的采集方法。

难　点：血标本的采集。

三、工作情境及任务

情　境：患者，女，56 岁，农民，经医生初步诊断为乳腺癌需手术治疗，有家属陪伴。医嘱：血常规、尿常规、大便常规、肝功能检查。请正确执行医嘱。

任务一：血标本的采集。

任务二：尿标本的采集。

任务三：粪便标本的采集。

四、知识储备和理论学习

（一）标本采集的意义

在临床护理工作中，经常要采集患者的血液、排泄物（尿、大便）、分泌物（粪、鼻腔分泌物）、呕吐物、体液（胸水、腹水）或组织等标本送检，旨在通过实验室的检查方法来鉴定病原，了解疾病的性质及病情的进展情况。标本的检验结果可反映机体的正常生理现象和病理改变，与临床其他检查相配合，对观察病情、疾病诊断、制定防治措施起着重要作用，同时也是评估患者健康状态及确定护理诊断的客观依据。因此，护士必须了解各种检验的临床意义，掌握采集标本的正确方法，以确保检验标本的质量。

（二）标本采集的原则

1. 遵照医嘱

采集各种标本均应按医嘱执行。医生填写检验申请单，字迹要清楚，目的明确，医生应签全名。根据检验目的选择合适容器，外贴标签，标明科别、床号、姓名、性别、检验目的和送检日期。

2. 充分准备

采集前应评估患者的病情、检验的目的、心理反应及合作程度，向患者解释检验的目的和要求，并使其消除顾虑，取得信任和合作。根据检验目的选择适当的容器，容器外贴上标签。

3. 认真核对

采集前、收集毕及送检前均应认真核对申请项目、患者姓名和床号等信息，以确保标本采集准确无误。

4. 正确采集

采集方法、采集量和采集时间要正确，以保证标本的质量。如做尿妊娠试验时，要留晨尿，因晨尿内绒毛膜促性腺激素的含量高，容易获得阳性结果。培养标本的采集应在患者使用抗生素之前采集，如已使用，应在检验单上注明。采集时严格按照执行无菌操作，标本须放入无菌容器内，不可混入防腐剂、消毒剂及其他药物。培养基应足量，无混浊及变质，以保证检验结果的准确性。

5. 及时送检

标本要按时采集，及时送检，不可放置时间过久，以免影响检验结果。特殊标本需注明采集时间。

（三）痰标本采集

痰液系气管、支气管和肺泡的分泌物（不包括唾液和鼻咽分泌物）。正常人痰液很少，呈清晰水样，不引起咳嗽（正常人一般不咳痰或仅咳少量泡沫痰或黏液样痰）。呼吸道黏膜受刺激时分泌物增多，痰量增加。痰主要由黏液和炎性渗出物组成。唾液和鼻咽分泌物虽可混入痰内，却非痰的组成成分。痰液检查的主要目的是协助诊断某些呼吸系统疾病，如呼吸道炎症、支气管扩张、肺结核、肺癌、肺吸虫病等（细菌、血液、肿瘤细胞、寄生虫）。

1. 目的

（1）常规标本：检查痰的一般形状，涂片查细胞、细菌、虫卵，协助诊断某些呼吸系统疾病。

（2）痰培养标本：检查痰液中的致病菌，确定病菌的类型。

（3）24h痰标本：检查24h痰液的量及形状，协助诊断。

2. 评估

（1）核对并解释：核对检验项目、标本容器及患者床号、姓名，确认容器选择正确、容器完好、标签信息与医嘱相符。

（2）评估患者：年龄、病情、意识状态、治疗和用药情况，生命体征、自理能力、咳嗽、咳痰情况，患者心理状况、需求、沟通理解及合作能力。

3. 计划

（1）患者准备：理解痰标本采集的目的、方法、临床意义和配合要点，能配合漱口清洁的口腔。

（2）护士准备：着装整洁，修剪指甲，洗手，戴口罩、手套，必要时穿隔离衣、戴防护目镜。

（3）用物准备：根据采集标本种类及评估资料准备蜡纸盒、痰杯或广口玻璃瓶。培养标本备漱口溶液、无菌培养瓶（盒），并贴好标签。

（4）环境准备：病室整洁安静，光线明亮，温湿度适宜。

4. 实施

见表2-10-1。

表2-10-1　　　　　　　　　　痰标本采集实践过程及要点说明

实践过程	要点说明
填检验单	按医嘱填写检验单，在检验单附联上注明病室、床号、姓名
贴标签	根据检验目的选择适当容器，将检验单附联贴于标本容器或集痰器上，认真核对
查对	洗手、戴口罩，携用物至病床旁。核对患者及项目，解释留取痰液的目的和方法
常规痰液标本	患者能自行留痰：嘱患者晨起后先清水漱口，数次深呼吸，用力咳出气管深处的痰液（晨起后第一口痰液），收集于痰盒内，盖好送检 患者无法咳痰或不合作：协助患者取适当卧位，叩背使痰液松脱，集痰器分别连接吸引器和吸痰管。按吸痰法吸入集痰器内，加盖
痰培养标本	患者能自行留痰：嘱患者晨起后先用漱口溶液漱口，再用清水漱口，数次深呼吸后用力咳出气管深处的痰液于无菌容器内，加盖送检 患者无法咳痰或不合作：协助患者取适当卧位，叩背使痰液松脱，将集痰器分别连接中吸引器及吸痰器管，按吸痰法将痰液吸于无菌集痰器内，加盖
24h痰标本	注明留痰起止时间 嘱患者将24h的痰全部留于指定容器内
记录	根据患者需要给予漱口或口腔护理，整理床单位。洗手，记录，及时送检，保持原有细菌数、痰液的形状

5. 评价

（1）护患沟通有效，患者主动配合，操作过程不污染环境。

（2）标本留取方法正确，送检及时。

（四）咽拭子标本采集

1. 目的

咽拭子标本采集从咽部和扁桃体取分泌物作细菌培养或病毒分离，检查致病菌，协助诊断。

2. 评估

（1）核对并解释：核对检验项目、标本容器及患者床号、姓名，确认容器选择正确、容器完好、标签信息与医嘱相符。

（2）评估患者：年龄、病情、意识状态、治疗和用药情况，生命体征、自理能力、咳嗽、咳痰情况，患者心理状况、需求、沟通理解及合作能力。

3. 计划

（1）患者准备：理解采集标本的目的、方法、临床意义和配合要点。

（2）护士准备：着装整洁，修剪指甲，洗手，戴口罩、手套，必要时穿隔离衣、戴防护目镜。

（3）用物准备：无菌咽拭子培养管、酒精灯、火柴、压舌板及无菌生理盐水。

（4）环境准备：病室整洁安静，光线明亮，温湿度适宜。

4. 实施

见表 2-10-2。

表 2-10-2　　　　　　　　　　咽拭子标本采集实践过程及要点说明

实践过程	要点说明
贴标签	查对医嘱，贴化验单附联于咽拭子培养管上
查对	洗手、戴口罩。携用物至病床旁，核对患者并解释
准备	点燃乙醇灯，嘱患者张口发"啊"音，露出咽喉
采集标本	用培养管内的无菌长棉签擦拭两侧腭弓、咽、扁桃体上分泌物
消毒	在乙醇火焰上消毒试管口，棉签插入试管塞紧
送检	及时送检，洗手，记录

5. 评价

（1）护患沟通有效，患者积极配合。

（2）患者在留取标本过程中安全、无不适。

（3）护士操作熟练、规范，标本留取方法正确，无菌观念强。

（五）血液标本采集

1. 目的

（1）静脉血液标本：

①全血标本：用作红细胞沉降率、血常规检查及测定血液中某些物质的含量，如血糖、肌酐、血氨等。

②血清培养：测定肝功能、血清酶、脂类、电解质等。

③血培养标本：培养检测血液中的病原菌。

（2）动脉血标本：常用于做血液气体分析。

2. 评估

（1）核对并解释：双人核对检验项目、标本容器及患者床号、姓名，确认容器选择正确、容器完好、标签信息与医嘱相符。

（2）评估患者：病情、意识状态、治疗情况、进食情况及其他特殊需要准备情况，肢体活动能力、静脉充盈度及管壁弹性等，穿刺部位及皮肤情况（有无水肿、结节、瘢痕、伤口等）患者心理状况、需求、沟通理解及合作能力。

3. 计划

（1）患者准备：了解静脉血标本采集的目的、方法、临床意义和配合要点，取舒适卧位并暴露穿刺部位。

（2）护士准备：着装整洁，修剪指甲，洗手，戴口罩、手套。

（3）用物准备：治疗车上层有注射盘、一次性注射器、针头或头皮针、标本容器（干燥试管、抗凝管、血培养瓶）或真空采血系统（包括真空采血管、真空采血针、持针器）、止血带、治疗巾、手套、小垫枕，需要时加乙醇灯、火柴。

采集动脉血另备肝素、无菌纱布、无菌软木塞，必要时备无菌手套。

（4）环境准备：病室整洁安静，光线明亮，温湿度适宜。

4. 实施

见表 2-10-3。

表 2-10-3　　　　　　　　　　　　血标本采集实践过程及要点说明

实践过程	要点说明
准备容器	根据检验目的选择适当容器，在容器外贴检验单附联，认真核对
核对、解释	洗手，戴口罩，携用物至病床旁，核对患者并解释
静脉血标本采集法	
选择静脉	选择合适静脉及穿刺点，在穿刺点上方约 6cm 处系止血带，常规消毒皮肤嘱患者握拳
穿刺抽血	戴手套。按静脉注射法穿刺静脉，见回血后抽取所需血量
拔针按压	抽血毕，松止血带，嘱患者松拳，用干棉签按压局部，迅速拔针

（续表）

实践过程	要点说明
注入容器	血清标本：取下针头，将血液沿管壁缓慢注入干燥试管内，勿将泡沫注入，勿震荡，以防红细胞破裂而造成溶血 全血标本：将血液如上法注入盛有抗凝剂的试管内，立即轻轻摇动，使血液和抗凝剂混匀，以防血液凝固 血培养标本：注入密封瓶时，先除去铝盖中心部，常规消毒瓶塞，更换针头后将血液注入瓶内，轻轻摇匀。注入三角烧瓶时，先松开瓶口纱布，取出瓶塞，迅速在乙醇灯焰上消毒瓶口，取下针头，将血液注入瓶内，轻轻摇匀，再将瓶口、瓶塞消毒后塞好。扎紧封瓶纱布
动脉血标本采集法	
安置体位	协助患者取适当体位，显露穿刺部位
常规消毒	常规消毒皮肤，直径范围大于 5cm
固定动脉	戴无菌手套或常规消毒左手食指和中指，在欲穿刺动脉的搏动最明显处固定动脉于两指间
穿刺抽血	右手持注射器，在两指间与皮肤垂直或沿动脉走向呈 40° 角刺入动脉，见有鲜血涌进注射器，即以右手固定穿刺针，左手抽血至所需量
加压止血	采血毕，拔出针头，局部用无菌纱布加压止血 5～10min
整理	安置患者，再次核对，清理用物。洗手，必要时记录
送检	将标本连同化验单及时送检

5. 评价

（1）患者采集部位无血肿、无感染发生。

（2）护士无菌观念强，标本留取方法正确，操作规范，保证质量。

（3）护患沟通有效，患者积极配合，彼此需要得到满足。

6. 注意事项

（1）作生化检验，应事先通知患者在空腹时采集血标本，以免因进食影响检验结果。

（2）根据不同的检验目的准备标本容器，并计算采血量。一般血培养取血 5ml。亚急性细菌性心内膜炎患者，为提高培养阳性率，采血量需增至 10～15ml。

（3）严禁在输液、输血的针头处采集血标本，以免影响检验结果。

（4）同时抽取几个项目标本，应先注入血培养瓶，其次注入抗凝管，最后注入干燥试管，动作需迅速、准确。

（5）对有出血倾向的患者，谨慎使用动脉血标本采集法。

（六）尿标本采集

尿液由肾脏产生（肾小球滤过、肾小管和集合管的排泄及重吸收的终末代谢产物），是机体代谢的产物。其理化性质和有形成分的改变，不仅与泌尿系统疾病直接相关，而且受机体各系统功能状态的影响。

尿标本分三种：常规标本、12h 或 24h 标本、培养标本。

1. 目的

了解病情，协助诊断，观察疗效。

2. 评估

（1）核对并解释：核对检验项目、标本容器及患者床号、姓名，确认容器选择正确、容器完好、标签信息与医嘱相符。

（2）评估患者：病情、检验目的、正在进行的治疗尤其是抗生素使用的情况，意识状态、自理能力、排尿情况，患者心理状况、需求、沟通理解及合作能力。

3. 计划

（1）患者准备：了解采集标本的目的、方法、临床意义和配合要点。

（2）护士准备：着装整洁，修剪指甲，洗手，戴口罩、手套。

（3）用物准备：根据检验目的的不同准备。

尿常规标本：一次性尿常规标本容器（容量在 100ml 以上）。

尿培养标本：无菌培养试管、无菌手套、消毒外阴用物（无菌棉球、消毒液等）、长柄试管夹、便盆、火柴、酒精灯、屏风、无菌导尿包（必要时用）。

12h 或 24h 尿标本：洁净、干燥、带盖的集尿瓶（容量 3000 ~ 5000ml），防腐剂。

（4）环境准备：病室整洁安静，光线明亮，温湿度适宜。

4. 实施

见表 2-10-4。

表 2-10-4 尿标本采集实践过程及要点说明

实践过程	要点说明
备容器	根据检验目的选择适当容器，在检验单附联上注明病室、床号、姓名并贴于容器上，认真核对
查对	备齐用物携至患者床旁，核对、解释与指导
常规标本	嘱患者将晨起第一次尿留于标本容器内。除测定尿比重需留尿 100ml 以外，其余检验留尿 50ml 即可 对不能自理的患者应协助其留尿
培养标本	①中段尿留取法 消毒外阴按导尿术清洁、消毒外阴，但不铺巾 留取标本：嘱患者排尿。弃去前段尿，用试管夹夹住试管于乙醇灯上消毒试管口后接取中段尿 5 ~ 10ml 采集后处理：用乙醇灯消毒试管口和盖子，随即盖紧试管放试管架上，熄灭乙醇灯 整理：协助患者穿裤，整理床单，清理用物，送检标本 ②导尿术留取法 按无菌技术插入导尿管引出尿液，留取尿标本送检

（续表）

实践过程	要点说明
12h 或 24h 标本	取用加盖容器，贴上检验单附联，注明起止日期、时间 嘱患者于晨起 7 时或晚上 7 时排空膀胱，弃去尿液后开始留尿，至次日晨 7 时留最后一次尿，将 24h 或 12h 的全部尿液留于容器中。按检验要求加入防腐剂（表2-10-5），避免尿液久放变质
送检标本	及时送检

表 2-10-5   **常用防腐剂的作用及方法**

名称	作用	用法	举例
甲醛	固定尿中有机成分，防腐	24h 尿液中加 40% 甲醛 1～2ml	艾迪计数
浓盐酸	防止尿中激素被氧化，防腐	24h 尿液中加 5～10ml	17-酮类固醇、17-羟类固醇
甲苯	保持尿液的化学成分不变，防腐	每 100ml 尿中加 0.5%～1% 甲苯 2ml，应在第一次尿液倒入后再加；尿生化检验需加 10ml	尿蛋白定量，尿糖定量，尿钠、钾、氯、肌肝、肌酸的定量检查

5. 评价

（1）护患沟通有效，患者积极配合，彼此需要得到满足。

（2）标本留取方法正确，未被粪便、消毒液等污染，送检及时。

6. 注意事项

（1）留取尿培养标本时，应严格执行无菌操作，防止标本污染而影响检验结果。

（2）对昏迷或尿潴留患者可通过导尿术留取标本。

（3）女患者在月经期间不宜留取尿标本。

（4）严格无菌操作以防尿液污染，采集中段尿时，必须在膀胱充盈情况下进行。

（5）尿内勿混入消毒液，以免产生抑菌作用而影响检验结果。

（七）粪便标本采集

正常粪便由已消化和未消化的食物残渣、消化道分泌物、大量细菌、无机盐和水分组成。粪便标本分四种：常规标本、细菌培养标本、隐血标本、寄生虫、虫卵标本。常规标本用于粪便性状、颜色、细胞等检查。培养标本用于检查粪便中的致病菌。隐血标本用于查粪便内肉眼不能观察到的微量血液。寄生虫标本则用于粪便中的寄生虫、幼虫及虫卵计数检查。

1. 目的

临床上常通过检查粪便判断消化道有无炎症、出血和寄生虫感染，并根据粪便的性状和组成了解消化功能。

2. 评估

（1）核对并解释：核对检验项目、标本容器及患者床号、姓名，确认容器选择正确、容器完好、标签信息与医嘱相符。

（2）评估患者：病情、临床诊断、检验目的，意识状态、自理能力、排便情况，患者心理状况、需求、沟通理解及合作能力。

3. 计划

（1）患者准备：了解采集标本的目的、方法、临床意义和配合要点。

（2）护士准备：着装整洁，修剪指甲，洗手，戴口罩、手套。

（3）用物准备：根据检验目的的不同准备。

常规标本：检验盒（内附棉签或检便匙）、清洁便盆。

培养标本：无菌培养瓶、无菌棉签、消毒便盆。

潜血标本：检验盒（内附棉签或检便匙）、清洁便盆。

寄生虫标本：检验盒（内附棉签或检便匙）、透明胶带或载玻片、清洁便盆。

（4）环境准备：病室整洁安静，光线明亮，温湿度适宜。

4. 实施

见表 2-10-6。

表 2-10-6　　　　　　　　　　　　粪便标本采集实践过程及要点说明

实践过程	要点说明
备容器	根据检验单选择适当的标本容器，并贴上检验单附联，认真核对
查对	携用物至床旁，核对患者，解释并指导
排尿	屏风遮挡，嘱患者排空膀胱
常规标本	嘱患者排便于清洁便盆中 用检便匙或清洁竹签取中央部分或黏液脓血部分约 5g，置于检验盒内
培养标本	嘱患者排便于消毒便盆中 用无菌棉签取中央部分粪便或脓血黏液部分 2～5g，置于培养管或无菌蜡纸盒中 患者无便意时，用长无菌棉签蘸无菌生理盐水，由肛门插入 6～7cm，顺一方向轻轻旋转后退出，将棉签置于培养管内
隐血标本	按常规标本留取
寄生虫标本	检查寄生虫卵：嘱患者排便于清洁便盆中，取不同部位带血或黏液部分 5～10g，置于检便盒内 检查蛲虫：嘱患者睡觉或清晨未起床前，将透明胶带粘在肛门周围。取下粘有虫卵的透明胶带，粘在玻璃片上或将透明胶带对折，立即送检 检查阿米巴原虫：将便盆加温至接近患者体温。标本制作 30min 内连同便盆送检
消毒	清洁、消毒便盆，放回原处
送检	洗手、记录、及时送检

5. 评价

（1）护患沟通有效，患者积极配合，操作过程不污染环境。

（2）标本留取方法正确，送检及时。

6. 注意事项

（1）采集粪便标本时不可混入尿液，容器应洁净干燥。

（2）标本采集后应立即送检，以免影响检验结果。

五、知识技能应用

（一）小组成员讨论

1. 静脉血标本的种类及目的

名称	目的
全血标本	
血清标本	
血培养标本	

2. 尿标本采集常用防腐剂的作用及用法

防腐剂	作用	临床应用
甲醛		
浓盐酸		
甲苯		

3. 粪便标本的种类及目的

名称	目的
常规标本	
培养标本	
寄生虫标本	

4. 三种粪便标本的采集方法

名称	采集方法	注意事项
粪便常规标本		
粪便培养标本		
寄生虫及虫卵标本		

5. 三种痰标本的采集方法

名称	采集方法	注意事项
常规痰标本		
痰培养标本		
24h 痰标本		

6. 采集咽拭子标本的目的及方法

（二）情景模拟，角色扮演

案例：患者，女，56岁，农民，经医生初步诊断为乳腺癌需手术治疗，有家属陪伴。医嘱：血常规、尿常规、大便常规、肝功能检查。请正确执行医嘱。

六、课后练习

（一）A_1 型题

1. 不属于尿常规检查目的的是（   ）。

    A. 尿的颜色、透明度   B. 比重   C. 细胞和管型

    D. 尿糖定量   E. 尿蛋白和尿糖定性

2. 留取 24h 尿标本作内分泌系统检查，应选用的防腐剂是（   ）。

    A. 甲苯   B. 浓盐酸   C. 甲醛

    D. 10%福尔马林   E. 麝香草酚

3. 留取中段尿主要检查（   ）。

    A. 糖   B. 红细胞   C. 蛋白

    D. 肌酐、肌酸   E. 细菌

4. 测定 17-酮类固醇的尿标本中应加入防腐剂（   ）。

    A. 浓盐酸   B. 甲醛   C. 甲苯

    D. 乙醇   E. 稀盐酸

5. 做爱迪计数时尿标本中加甲醛的作用是（   ）。

    A. 固定尿中的有机成分   B. 防止尿液改变颜色

    C. 保持尿液化学成分不变   D. 防止尿中激素被氧化

    E. 避免尿液被污染

6. 检查粪便中的寄生虫体应（   ）。

    A. 取不同部位的粪便   B. 留取全部粪便   C. 取少许粪便

    D. 取脓血及黏液部分粪便   E. 粪便置于加温容器中立即送检

7. 查阿米巴原虫，留取粪便标本的正确方法是（   ）。

    A. 清晨留取少许   B. 留新鲜粪便，注意保暖，立即送检

    C. 取粪便表面的部位   D. 取粪便的不同部位

    E. 取粪便异常部位

8. 尿常规检查应在何时留取标本最合适（   ）。

    A. 饭前半小时   B. 全天尿液   C. 早晨第一次尿

    D. 随时收集尿液   E. 饭后半小时

9. 留取 24h 尿标本的目的不是（   ）。

A. 检查尿中的钾钠氯　　　　　　B. 做尿糖定量或尿浓缩试验

C. 作细菌学检查　　　　　　　　D. 作尿 17- 羟类固醇、17- 酮类固醇检查

E. 检查结核杆菌

10. 血清标本除下列哪项外都可测定（　　　）。

　　A. 血清酶　　　　　　　　　B. 脂类　　　　　　　　　　C. 电解质

　　D. 血气　　　　　　　　　　E. 肝功能

（二）A₂ 型题

1. 患者张某，男，40 岁，拟诊血丝虫病。作为护士，你何时采血阳性率较高（　　　）。

　　A. 晨起空腹时　　　　　　　B. 临睡前　　　　　　　　　C. 发热时

　　D. 活动后　　　　　　　　　E. 夜间熟睡时

2. 患者王某，男，47 岁，有胃溃疡病史，近日上腹部疼痛加剧，医嘱做粪便隐血试验。你应该给患者的菜谱是（　　　）。

　　A. 卷心菜、五香牛肉　　　　B. 菠菜、红烧青鱼　　　　　C. 茭白、鸡蛋

　　D. 油豆腐、鸡血汤　　　　　E. 青菜、炒猪肝

（解红）

子项目 十一　冷热疗法

一、学习目标

知识目标

1. 掌握冷、热疗的禁忌证。

2. 说出冷、热疗的目的及注意事项。

3. 描述实施冷、热疗的方法。

4. 阐述影响冷、热疗效果的因素。

能力目标

1. 能根据患者不同病情正确实施冷、热疗措施。

2. 具有严谨求实的工作态度，对患者关心体贴，确保安全。

二、学习重点和难点

重　点：冷、热疗法的作用及禁忌。

难　点：各种冷、热疗法的实施及注意事项。

三、工作情境及任务

情　境：患者，男，25岁，打篮球时不慎摔倒，造成急性踝关节扭伤来院就诊，检查发现：踝关节肿胀，活动受限，X线检查无骨折表现。

任务一：判断对该患者实施冷疗法还是热疗法并分析原因？

任务二：冷、热疗的作用分别是什么？

任务三：影响冷热疗效果的因素有哪些？

四、知识储备和理论学习

（一）冷疗

1. 冷疗的作用

（1）控制炎症扩散

冷可使皮肤血管收缩，局部血流减少、减慢，降低细胞新陈代谢和微生物的活力，限制炎症的扩散。适用于炎症早期的患者，如鼻部软组织发炎早期，可采用鼻部冰敷以控制炎症扩散。

（2）减轻疼痛

冷可抑制细胞活动，降低神经末梢的敏感性而减轻疼痛。冷也可使血管收缩，血管壁的通透性降低，减轻组织充血、肿胀而压迫神经末梢导致的疼痛。临床上常用于牙痛、烫伤等患者。

（3）减轻局部充血或出血

冷可使毛细血管收缩，血流量减少，血流速减慢，从而减轻局部组织的充血、出血。常用于扁桃体摘除术后、鼻出血、局部软组织损伤早期的患者。

（4）降低体温

冷直接与皮肤接触，通过传导、蒸发等物理作用降低体温。临床上常用于高热、中暑等患者。对脑外伤、脑缺氧患者，可利用局部或全身用冷，降低脑细胞的代谢，减少脑细胞耗氧量，以利于脑细胞功能的恢复。

2. 影响冷疗的因素

（1）方法

冷疗的方式有干冷和湿冷两种，干冷疗法的温度通过空气或媒介物传导，湿冷疗法的温度通过水传导。因水的传导性能比空气好，渗透力强，速度快，所以湿冷疗法的效果优于干冷疗法。

（2）部位

因皮肤的厚薄不同，冷疗作用于不同部位，效果也不同，一般皮肤较薄的部位对冷更为敏感。另外，冷疗效果还受血液循环情况的影响，如在颈部、腋下、腹股沟等体表较大的血管流经处置冷，因血液循环良好，冷疗效果更好。

（3）面积

冷疗的效果与用冷面积大小成正比，冷疗面积大则反应强；冷疗面积小，则反应弱。但需要注意的是，冷疗面积越大，机体的耐受性越差，越易引起全身反应。

（4）时间

冷疗的效应需要一定的时间才能产生，并随着时间的延长而增强，一般用冷时间为15～30分钟。时间过长会引起继发性效应，不但抵消治疗效果，还可导致不良反应，出现冻伤等，甚至造成组织细胞死亡。

（5）温度差

冷疗的温度与体表皮肤的温度相差越大，机体对冷刺激的反应越强，反之则越弱；另外，环境温度也会影响冷疗效果，如在冷环境中用冷，冷效应会增强。

（6）个体差异

患者机体状况、精神状态、年龄及性别不同，对冷疗的耐受力不同，反应也不相同。如年老患者，因感觉功能减退，对冷疗刺激反应比较迟钝；婴幼儿因体温调节中枢未发育完善，对冷疗反应较为强烈；女性患者对冷较男性敏感等。

3. 冷疗法的禁忌

（1）局部血液循环明显不良

冷疗可使局部血管收缩，继续加重血液循环障碍，导致组织缺血、缺氧而变性坏死，因此对休克、大面积受损、微循环明显障碍的患者，不宜用冷疗。

（2）慢性炎症或深部有化脓病灶

冷疗可使局部血流量减少，影响炎症吸收。

（3）对冷过敏

对冷过敏的患者冷疗后可出现皮疹、关节疼痛、肌肉痉挛等现象。

（4）组织破损

冷使血液循环障碍加重，增加组织损伤，且影响伤口愈合。尤其大范围组织损伤，应绝对禁止。

（5）忌用冷的部位

①枕后、耳廓、阴囊处：用冷易引起冻伤。

②心前区：用冷可反射性引起心率减慢、心房或心室纤颤、房室传导阻滞。

③腹部：用冷易引起腹泻。

④足底：用冷可反射性引起末梢血管收缩，影响散热；还可引起一过性的冠状动脉收缩。

4.冷疗技术的实施

（1）冰袋、冰囊、冰帽等的使用（图2-11-1，2-11-2，2-11-3）

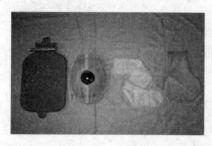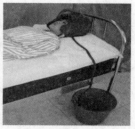

图2-11-1　冰袋、冰囊与冰帽

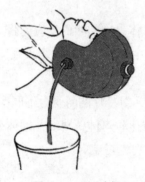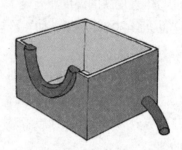

图2-11-2　冰帽　　　　　　　　　图2-11-3　冰槽

准备：

①目的：多用于降低体温、减少出血及减轻局部疼痛。头部降温多用来减轻头部充血带来的头痛，并有助于降温。

②患者准备：患者了解冰袋、冰囊、冰帽的使用方法及作用，能够配合护士进行冷疗。

③护士准备：着装整齐，洗手，戴口罩，关心体贴患者，做好解释工作。

④用物准备：冰袋（冰囊、冰帽）及布套、帆布袋（木箱）、冰、木槌、盆及冷水、毛巾、勺。

⑤环境准备：无对流风直吹患者或关闭门窗。

实施：见表2-11-1。

表2-11-1　　　　　　　　　冰袋、冰囊、冰帽的使用实践过程及要点说明

	实践过程	要点说明
备冰	将冰块装入帆布袋，用木槌敲成小碎块，放入盆中，用冷水冲去棱角	避免其棱角损坏冰袋而漏水，造成患者不适
装冰	将小冰块装入冰袋或冰囊内约1/2～2/3满，排尽空气，扎紧袋口后擦干，然后倒提抖动，检查无漏水后装入布套	

（续表）

实践过程		要点说明
查对冷敷	携冰袋至床旁，核对解释后，将冰袋放于患者需要部位	给高热患者降温，可放在其前额、头顶、颈部、腋下、腹股沟等部位；扁桃体摘除术后，冰囊可放在患者颈前颌下；鼻部冷敷时，应将冰囊吊起，仅使冰囊底部接触鼻根，以减轻患者压力
严密观察	使用中观察局部血液循环和体温变化情况，注意冰袋有无漏水	
记录	记录使用部位、时间、效果、反应等	
整理	用毕整理用物，安置患者，整理床单位	
冰袋保管	将冰袋倒空，倒挂晾干后，吹入少许空气，拧紧袋口存放于干燥阴凉处，以免两层橡胶粘连	

注意事项：

①注意观察冷疗部位血液循环情况，如局部皮肤出现苍白、青紫、麻木感等，需立即停止用冷。

②冷疗过程中，应注意随时观察冰袋有无漏水，冰块是否融化，以便及时更换或添加。

③用冷时间要准确，最长不超过 30 分钟，如需再用应间隔 60 分钟。

④用于降温时，应在冰袋使用后 30 分钟测体温，并记录。当体温降至 39℃以下时，可取下冰袋。

⑤使用冰帽时，注意观察头部皮肤的变化，尤其是耳廓部位，应注意防止发生青紫、麻木及冻伤。

（2）冷湿敷法

准备：

①目的：多用于降温、止痛、止血及早期扭伤、挫伤的水肿。

②患者准备：了解用冷的意义，并接受使用冷湿敷（见图 2-11-4）进行局部治疗，知道正确使用冷湿敷的方法。

③护士准备：着装整齐，洗手，关心体贴患者，做好解释工作。

④用物准备：脸盆（内放冰水）、长钳两把、敷布（大于患处面积）2 块、橡胶单、纱布、凡士林、棉签、治疗巾，必要时备屏风。

⑤环境准备：无对流风直吹患者或关闭门窗。

实施：见表 2-11-2。

表 2-11-2 冷湿敷的实践过程及要点说明

	实践过程	要点说明
核对解释	备齐用物至床旁，核对床号、姓名，再次解释，取舒适卧位	确认患者，卧位舒适
冷湿敷	在冷敷部位下面垫橡胶单及治疗巾，局部涂凡士林，上面盖一层纱布。将敷布浸于冰水或冷水中，用长钳拧敷布至不滴水为度（图 2-11-4），抖开折好，敷于患处。及时更换敷布，每 3～5 分钟一次，冷敷时间为 15～20 分钟	
观察记录	观察局部皮肤变化及全身反应并记录	记录冷敷部位、时间、效果，降温后 30min 测体温并记录于体温单上
整理安置	冷敷完毕，用纱布擦净患处，整理用物。安置患者，整理床单位	

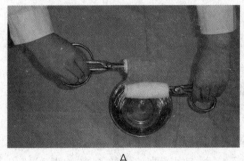 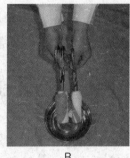 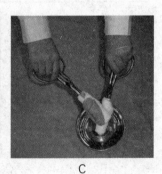

A B C

图 2-11-4 敷布拧干方法

注意事项：

①敷布需浸透，按时更换，确保冷敷效果，以防继发反应。

②冷敷部位为开放性伤口，须按无菌技术操作，敷后换药。

（3）温水（乙醇）擦浴

准备：

①目的：全身用冷，为高热患者降温。

②患者准备：了解用冷的意义，并接受使用温水（乙醇）擦浴进行全身治疗，知道正确使用温水（乙醇）擦浴的方法。

③护士准备：着装整齐，洗手，戴口罩，关心体贴患者，做好解释工作。

④用物准备：治疗盘内放小盆（32℃～34℃温水 2/3 满）、小毛巾或纱布 2 块，大毛巾，冰袋及套，热水袋及套，必要时备便器、清洁衣裤 1 套及屏风。（乙醇擦浴时另备 30℃的 25%～35% 乙醇 200～300ml）

⑤环境准备：无对流风直吹患者或关闭门窗，必要时用床帘或屏风遮挡患者。

实施：操作步骤及要点说明见表 2-11-3。

表 2-11-3   **温水擦浴的实践过程及要点说明**

	实践过程	要点说明
核对解释	备齐用物至床旁，核对床号、姓名，再次解释，询问患者有无乙醇过敏史，取舒适卧位	确认患者，取得合作
环境准备	关闭门窗，用屏风遮挡，松开床尾盖被，协助排便，松解衣服	
放置冰袋及热水袋	将冰袋放置于头部，将热水袋放置于足底	头部放置冰袋，以助降温，并可防止拭浴时全身表皮血管收缩，引起头部充血。足底放置热水袋，使患者感觉舒适，可促进足底血管扩张，有利于散热
擦浴观察	将浸湿并拧至半干的小毛巾缠于手上成手套式（图2-11-5），以离心方向拍拭，每侧3分钟，再用大毛巾擦干皮肤 拭浴顺序： ①双侧上肢：先擦拭颈部外侧面、上臂外侧、手背，再擦拭侧胸部、腋窝、上臂内侧、手心；以同法擦拭另一上肢 ②背部：患者侧卧，从颈部向下擦拭整个背、腰部，穿好上衣 ③双侧下肢：先擦拭髋部、大腿外侧、足背，再擦拭腹股沟、大腿内侧、踝部 ④最后擦拭股下、腘窝、足跟；以同法擦拭另一下肢，穿好裤子	擦浴中注意观察患者的反应，异常时应立即停止擦浴
整理	撤去大毛巾及热水袋，盖好被子，取舒适卧位整理床单位	
记录	洗手，记录	擦浴后30分钟测量体温并记录

注意事项：

①因全身用冷面积较大，擦浴中应注意观察患者的反应，如有面色苍白、寒战，或脉搏、呼吸异常时，应立即停止擦浴，并报告医生。

②在擦至腋窝、肘部、腹股沟、腘窝等血管丰富处，应稍用力擦拭，并将停留时间适当延长，以利于散热。

③一般擦浴时间为 15 ～ 20 分钟，否则患者易着凉。

④禁擦拭后颈部、心前区、腹部和足底。

⑤新生儿、血液病患者等禁使用乙醇擦浴。

⑥擦浴后 30 分钟测量并记录体温，如体温降至 39℃ 以下，应取下冰袋。

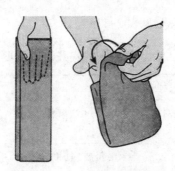

图 2-11-5　小毛巾使用方法

（二）热疗

1. 热疗的作用

（1）促进炎症的消散和局限

热疗使局部血管扩张，血液循环速度加快，可促进组织中毒素、废物的排出；使白细胞吞噬能力增强、新陈代谢增加，使机体局部或全身的抵抗力和修复力增强。炎症早期用热，可促进炎症吸收与消散；炎症后期用热，可促进炎症局限。

（2）减轻疼痛

热疗可降低痛觉神经兴奋性；改善血液循环，加速致痛物质排出和炎性渗出物吸收，解除对神经末梢的刺激和压迫，减轻疼痛；热疗可使肌肉松弛，增强结缔组织伸展性，扩大关节的活动范围，减少肌肉痉挛、僵硬，关节强直所致疼痛。

（3）减轻深部组织充血

热疗时皮肤血管扩张，使平时大量呈闭锁状态的动静脉吻合支开放，皮肤血流量增大。全身循环血量的重新分布，可减轻深部组织的充血。

（4）保暖与舒适

热疗可使局部血管扩张，促进血液循环，将热带至全身，使体温升高，并使患者感到舒适。适用于年老体弱、早产儿、危重、末梢循环不良者。

2. 热疗的影响因素

（1）方法

用热方法不同，效果不同，通常有湿热法与干热法两种。由于水是热的良导体，传导性优于空气，因此湿热法效果优于干热法。

（2）时间

用热需要一定的时间才能达到预期效果。在一定时间内，时间越长，效果越强。但若应用时间过长，敏感性降低，且会发生继发性效应，甚至还会引起不良反应，如烫伤等，用热时间 20 ～ 30 分钟为宜。

（3）温度

用热的温度与体表的温度相差越大，机体对热刺激的反应越强烈，反之，则越小。其次，环境温度也会影响热效应，如室温越高，则散热越慢，热效应增加，反之，热效应降低。

（4）面积

用热产生的效果与应用面积有关。用热面积越大，产生的反应越强，效果越显著。反之，用热面积越小，效果就会越弱。

（5）部位

血管粗大、血流较丰富的体表部位，热疗的效果较好；皮肤较薄或不经常暴露的部位对热刺激的反应较明显，效果较好。

（6）个体差异

由于机体的状态、年龄、性别、神经系统的调节功能以及过去的经验等不同，因而对热的耐受力会有所差异，同一温度的刺激会产生不同的效应。

3. 热疗法的禁忌证

（1）急性炎症反应

如牙龈炎、中耳炎等，用热可使局部温度升高，有利于细菌繁殖，加重病情。

（2）未明确诊断的急腹症

用热可减轻疼痛，但容易掩盖病情真相，而贻误诊断和治疗。

（3）面部危险三角区感染

因该处血管丰富，且面部静脉无静脉瓣，又与颅内海绵窦相通，热疗会使该处血管扩张，血流量增多，易造成严重的颅内感染和败血症。

（4）各种出血性疾病

用热可使局部血管扩张而加重出血倾向。

（5）软组织损伤早期

软组织损伤处 24～48 小时内用热可加重出血和肿胀，加重疼痛。

（6）治疗部位有恶性肿瘤

由于用热会加速细胞新陈代谢，加速肿胀，加快血液循环，因而加速恶性肿瘤转移。

（7）人体有金属移植物部位

因为金属是热的良导体，易造成烫伤。

（8）皮肤疾病

如湿疹、开放性引流伤口处，用热会加重皮肤受损，增加患者不适感。非炎症性水肿时不用热，用热会加重水肿。

4. 热疗技术的实施

（1）热水袋

准备：

①目的：保暖、解痉、镇痛。

②患者准备：患者了解热水袋的应用及作用，能够配合护士进行热疗。

③护士准备：着装整齐，洗手，关心体贴患者，做好解释工作。

④用物准备：热水袋及套、水温计、大毛巾、水罐内盛热水。

⑤环境准备：酌情调节室温，如需要暴露患者，用屏风或床帘遮挡。热源置于安全处。

实施：见表2-11-4。

表2-11-4　　　　　　　　　　　　热水袋的使用实践过程及要点说明

	实践过程	要点说明
灌袋	检查热水袋有无破损，塞子配套，调节水温60℃～70℃，放平热水袋，一手持热水袋边缘，边灌边提高袋口，灌入热水袋容积的1/2～2/3（图2-11-6）	注意用水温计测量水的温度
排气	灌毕，逐渐放平以驱气（图2-11-7），拧紧塞子，擦干倒提，无漏水后装入布套，系带	
核对解释	携热水袋于床旁，尊称，核对患者姓名，解释	
放置热水袋	置热水袋于所需位置，袋口于身体外侧，告知注意事项，计时，治疗时间少于30min	热敷的时间少于30min
整理记录	敷毕，取下热水袋，整理床单位并记录。将热水袋内水倒净，倒挂晾干（图2-11-8），向袋内吹气，旋紧塞子放于阴凉处，布套送洗	

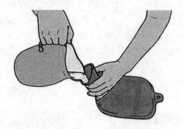
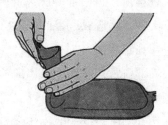

图2-11-6　灌袋　排气

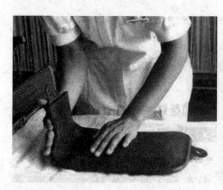
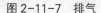
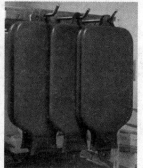

图2-11-7　排气　　　　　　　图2-11-8　倒挂晾干

注意事项：

①使用热水袋时要经常巡视，必须列为交班内容，观察患者局部的皮肤变化，防止

烫伤。如果发现局部皮肤潮红或患者感到疼痛，应立即停止使用，并在局部涂凡士林以保护皮肤。使用中如需要保持一定温度，应及时更换热水。

②小儿、老年人、昏迷、麻醉未清醒、末梢循环不良、感觉迟钝等患者，使用热水袋时，水温应调节在50℃以内，热水袋套外再包大毛巾，以免烫伤。

（2）红外线灯

准备：

①目的：消炎、解痉、镇痛，促进创面干燥结痂，保护上皮，利于伤口愈合。

②患者准备：了解烤灯的热疗作用，同意使用烤灯治疗。

③护士准备：同热水袋的使用。

④用物准备：红外线灯，必要时备屏风。

⑤环境准备：室内无对流风直吹患者，必要时用屏风遮挡。

实施：见表2-11-5。

表2-11-5　　　　　　　　　　红外线灯的使用实践过程及要点说明

	实践过程	要点说明
备灯	根据治疗部位选择适当功率的灯泡	
核对解释	携灯至床旁，核对患者信息，向患者解释说明治疗目的及注意事项，取舒适卧位	协助患者取舒适卧位
烤疗	暴露治疗部位，将灯头移至治疗部位的斜上方或侧方，有保护罩的灯头可垂直照射，灯距一般为30～50cm，以温热为宜，照射时间一般为20～30min	注意灯距及照射时间
整理记录	治疗结束后，关闭电源整理用物并记录，嘱患者休息15min后离开，以防感冒	

注意事项：

①照射面颈及前胸部时，应注意保护眼睛，可用湿纱布遮盖眼部或戴有色眼镜。

②照射过程中随时观察患者局部皮肤反应，以皮肤出现桃红色的均匀红斑为合适剂量，如出现紫红色，应立即停止照射，并在局部涂凡士林以保护皮肤。

（3）热湿敷法

准备：

①目的：促进局部血液循环、消炎、消肿、减轻疼痛。

②患者准备：了解热湿敷的热疗作用，同意采取热湿敷法。

③护士准备：同热水袋法。

④用物准备：小水盆（内盛热水）、水温计、热水瓶或热源；治疗盘内放：弯盘、纱布、敷布2块、长把钳子2把，凡士林，棉签，油布治疗巾，毛巾；必要时备热水袋、

屏风，有伤口的需准备换药用物。

⑤环境准备：室内无对流风直吹患者，必要时用屏风遮挡。

实施：见表2-11-6。

表 2-11-6　　　　　　　　　　　热湿敷的实践过程及要点说明

实践过程		要点说明
准备核对解释	携用物至床旁，核对，解释，取舒适卧位，必要时用屏风遮挡患者	
垫巾	暴露治疗部位，下垫橡胶单和治疗巾	局部涂凡士林，盖单层纱布以保护皮肤
敷布准备	敷布放入热水盆中，调节水温至50℃～60℃	
热敷	用敷布钳拧干敷布（以不滴水为宜），抖开，以手腕掌部测试温，将敷布敷于局部，盖上棉垫或大毛巾	可用热源维持水温或及时更换盆内热水，若热敷部位不忌压，可用热水袋放置在敷布上再盖以大毛巾，以保持温度
及时更换敷布	敷布每3～5min更换一次，热敷时间一般为15～20min	
整理记录	治疗结束，揭开纱布，擦去凡士林，整理床单位并记录，清理用物	

注意事项：

①注意观察局部皮肤的颜色变化及全身情况，以免烫伤。

②可用热源维持水温或及时更换盆内热水，若热敷部位不忌压可用热水袋放置在敷布上再盖以大毛巾，以维持温度。

③伤口部位作热敷，应按无菌操作，热敷结束后，按换药方法处理伤口。

④面部湿热敷者，热敷完15分钟后方能外出，以防感冒。

⑤操作时随时了解患者的感受及需要并给予及时处理。如感觉过热，可揭起敷布一角，局部散热。

（4）热水坐浴

准备：

①目的：减轻局部疼痛、水肿、炎症，使患者清洁、感觉舒适。用于会阴、肛门、外生殖器疾患及盆腔充血、水肿、炎症及疼痛。

②患者准备：了解热水坐浴的治疗作用，同意采用热水坐浴，并知晓正确的坐浴方法；清洗热水坐浴局部皮肤，排空二便。

③护士准备：同热水袋的使用。

④用物准备：坐浴椅（图2-11-9）上置无菌坐浴盆，内盛38℃～41℃热水（根据医嘱加药）1/2满，无菌纱布、水温计、毛巾，必要时备屏风。

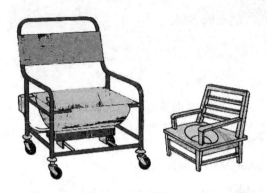

图 2-11-9　坐浴椅

⑤环境准备：室内无对流风直吹患者，必要时用屏风遮挡。

实施：见表 2-11-7。

表 2-11-7　　　　　　　　　　　　热水坐浴实践过程及要点说明

	实践过程	要点说明
准备 核对解释	携用物至床旁，核对，解释，协助排空二便，洗手。将坐浴溶液倒入盆内 1/2 满	
协助坐浴	屏风遮挡，协助患者褪裤至膝部，先用纱布蘸拭，使臀部皮肤适应水温后再坐入盆中，坐浴时间 15～20min	随时调节水温，加热水时嘱患者偏离浴盆
整理记录	治疗结束后，擦干臀部，协助患者穿裤，清理用物并记录	

注意事项：

①坐浴过程中，应注意患者安全，随时观察患者的面色和脉搏，如诉乏力、头晕等，应立即停止坐浴。

②若有伤口，按无菌技术处理伤口。

③女患者月经期、妊娠后期、产后两周内、阴道出血和盆腔急性炎症均不宜坐浴，以免引起感染。

④冬天注意室温和保暖，以免患者受凉。

（5）温水浸泡法

准备：

①目的：消炎、镇痛、清洁、消毒伤口。用于手、足、前臂、小腿部位的感染早期，使炎症局限；感染晚期伤口破溃，促进伤口愈合。

②患者准备：了解温水浸泡的治疗作用，同意采取温水浸泡治疗，并知晓正确的浸泡方法；清洗浸泡局部皮肤，排空膀胱内尿液。

③护士准备：同热水袋的使用。

④用物准备：盆内盛 43℃～46℃热水（根据医嘱添加药物）1/2 满，纱布 2 块，弯

盘内放镊子一把，纱布数块，必要时备屏风。

⑤环境准备：安静、整洁，温、湿度适宜，必要时用屏风遮挡。

实施：见表 2-11-8。

表 2-11-8　　　　　　　　　　　　温水浸泡实践过程及要点说明

	实践过程	要点说明
准备	携用物至床旁，核对，解释，取舒适体位	
协助浸泡	嘱患者将浸泡肢体慢慢放入盆内浸泡液中，护士可酌情调节水温	必要时用镊子夹纱布轻擦创面，使之清洁，浸泡 30min
整理记录	治疗结束后，擦干浸泡部位，清理用物并记录	

注意事项：

①浸泡过程中，注意观察患者局部皮肤有无发红、疼痛等反应，有异常及时处理。如需添加温水，应先将肢体移出盆外，以免烫伤。

②浸泡的肢体有伤口时，按无菌技术处理。

五、知识技能应用

以小组为单位展示课前小组学习情况，通过自评、互评，老师点评、引导、分析、解惑、总结等方法进行学习。也可采用头脑风暴法、案例分析法、项目引导法等灵活学习，完成本次学习任务，实现学习目标。

以小组为单位完成下面的任务：

案例一：患者，男，40 岁，在工地上干活时因中暑高热入院。入院时 T：40℃，P：124 次 / 分，R：24 次 / 分，请正确为患者实施温水拭浴，进行物理降温。

案例二：患者，男，35 岁，痔疮术后第二天，主诉切口轻度疼痛，经查切口敷料干燥，无渗血，于 15 时自行排便 1 次，质软成形，便后准备用高锰酸钾坐浴。请正确指导患者进行坐浴。

六、课后练习

（一）A₁ 型题

1.冷疗减轻疼痛的机制是（　　　）。

　　A.减少局部血流，降低细菌的活力

　　B.降低组织的新陈代谢

　　C.扩张血管，降低肌肉组织的紧张性

　　D.改善血循环，加速对致痛物质的排出

E. 降低神经末梢的敏感性

2. 使用冰袋时哪项操作不妥（　　　）。

　A. 将冰块砸成小块，用水冲去棱角

　B. 将小冰块装满水袋，扎紧袋口

　C. 擦干袋外水渍，检查有无漏水

　D. 将冰袋装入布袋

　E. 置于患者需要部位

3. 踝关节扭伤 24h 内应如何处理（　　　）。

　A. 热敷　　　　　　　　　　B. 冷敷　　　　　　　　　　C. 局部浸泡

　D. 冷热敷交替　　　　　　　E. 夹板固定

4. 酒精擦浴时，禁擦的部位是（　　　）。

　A. 侧颈、上肢　　　　　　　B. 腋窝、腹股沟　　　　　　C. 前胸、腹部

　D. 臀部、下肢　　　　　　　E. 背部、肘窝

5. 热疗法的局部生理效应为（　　　）。

　A. 血管收缩　　　　　　　　B. 血流加快

　C. 神经传导速度减慢　　　　D. 代谢减慢　　　　　　　　E. 需氧量减少

6. 炎症后期用热的目的主要是（　　　）。

　A. 解除疼痛　　　　　　　　B. 使血管扩张　　　　　　　C. 消除水肿

　D. 促进愈合　　　　　　　　E. 使炎症局限

7. 小儿、昏迷和感觉迟钝的患者用热水袋的水温应低于（　　　）。

　A. 40℃　　　　B. 45℃　　　　C. 50℃　　　　D. 55℃　　　　E. 60℃

8. 可以热敷的患者是（　　　）。

　A. 胃出血患者　　　　　　　B. 脑出血患者

　C. 术后尿潴留患者　　　　　D. 踝关节扭伤早期患者

　E. 牙疼患者

9. 红外线烤灯治疗灯距为（　　　）。

　A. 10 ～ 15cm　　　　　　　B. 15 ～ 20cm　　　　　　　C. 20 ～ 25cm

　D. 25 ～ 30cm　　　　　　　E. 30 ～ 50cm

10. 软组织损伤或扭伤多少小时内禁用热疗（　　　）。

　A. 5 ～ 10h　　　　　　　　B. 24 ～ 48h　　　　　　　　C. 12 ～ 24h

　D. 15 ～ 20h　　　　　　　　E. 20 ～ 30h

11. 诊断不明的急腹症禁用热疗的主要原因是（　　　）。

　A. 腹部忌热　　　　　　　　B. 热使肠蠕动减慢，而致便秘

　C. 用热可能会掩盖病情　　　D. 用热使体温升高

E. 热使炎症扩散

12. 热疗的目的不包括下列哪一项（　　）。

　　A. 促进炎症的消散和局限　　　　B. 减轻深部组织充血

　　C. 解除疼痛　　　　　　　　　　D. 制止炎症扩散和化脓

　　E. 保暖

13. 影响热疗效果的因素不包括（　　）。

　　A. 方式　　　　　B. 面积　　　　　C. 时间　　　　　D. 温度　　　　　E. 心理

14. 热水坐浴不适宜哪些情况（　　）。

　　A. 阴部充血　　　　　　　　B. 阴道出血　　　　　　　　C. 急性盆腔炎

　　D. 女性经期　　　　　　　　E. 妊娠后期

15. 炎症早期用热的目的不包括（　　）。

　　A. 扩张局部血管　　　　　　B. 改善血液循环

　　C. 增强白细胞吞噬功能　　　D. 使炎症局限

　　E. 促进炎症吸收和消散

16. 面部危险三角区感染时禁用热疗的原因是（　　）。

　　A. 加重患者疼痛　　　　　　B. 引起局部出血　　　　　　C. 掩盖患者病情

　　D. 造成面部烫伤　　　　　　E. 导致颅内感染

（二）A$_2$型题

1. 患者，男性，50岁，突然腹痛，面色苍白，大汗淋漓，护士不应采取的措施是（　　）。

　　A. 询问病史　　　　　　　　B. 通知医生

　　C. 给热水袋以缓解疼痛　　　D. 测生命体征

　　E. 安慰患者

2. 患者，男性，68岁，行胆囊手术后，回病房时感觉四肢冰凉，给予热水袋热敷水温应在（　　）。

　　A. 40℃　　　　　B. 50℃　　　　　C. 60℃　　　　　D. 70℃　　　　　E. 80℃

3. 患者，男性，中学生，打球致踝关节扭伤，48小时后的正确处理是（　　）。

　　A. 热敷　　　　　　　　　　B. 冷敷　　　　　　　　　　C. 用手搓揉

　　D. 小夹板固定　　　　　　　E. 红外线照射

4. 患者，男性，48岁，腿部有一伤口，护士为了促进其伤口愈合，为患者使用烤灯，下列哪项是错误的（　　）。

　　A. 治疗中注意观察病情和局部皮肤情况

　　B. 烤灯距离治疗部位约30～50cm

　　C. 每次照射时间20～30分钟

D. 治疗完毕后，嘱患者在室内休息 15 分钟后方可外出，以防感冒

E. 照射时间以患者感觉舒适为宜

5. 患者，男性，66 岁。因脑梗死入院，意识模糊 2 天，身体虚弱，生命体征尚平稳，四肢发凉。护士用热水袋为其进行保暖，正确的方法是（　　　）。

A. 袋内水温为 60℃　　　　　　　B. 热水袋外裹毛巾

C. 热水袋置于腹部　　　　　　　D. 热水袋水温与室温相同后撤走热水袋

E. 叮嘱家属随时更换袋内热水

6. 患者，男性，38 岁。因高热行乙醇拭浴，置冰袋于头部是为了（　　　）。

A. 防止脑水肿　　　　　　　　　B. 防止头部充血

C. 防止心律失常　　　　　　　　D. 提高脑组织对缺氧的耐受性

E. 利于脑组织的恢复

7. 患者，男性，40 岁。发热待查入院，高热 39.8℃，神志清醒。护士为其乙醇拭浴，错误的做法是（　　　）。

A. 冰袋置于头部，热水袋置于足底

B. 以拍拭方式进行，血管丰富处适当延长

C. 患者出现寒战，加速拭浴速度

D. 禁拭后项、胸前区、腹部、足底

E. 拭浴结束后取出热水袋

8. 患者，男性，中学生，打球致踝关节扭伤，1 小时后的正确处理是（　　　）。

A. 热敷　　　　　　　　B. 冷敷　　　　　　　　C. 用手搓揉

D. 小夹板固定　　　　　E. 红外线照射

9. 患者，女，27 岁，因产后高热，脸部潮红，呼吸急促，脉搏快速，医嘱用冰袋降温，当体温降至多少时，可取下冰袋（　　　）。

A. 35℃　　　　B. 36℃　　　　C. 37℃　　　　D. 38℃　　　　E. 39℃

（朱丽媛、冯玉如）

项目三

隔离患者住院的护理

子项目（一） 隔离患者入院的护理

一、学习目标

知识目标

1. 阐述入院的程序。
2. 阐述住院处的护理工作。
3. 掌握隔离患者入院护理工作的内容。

能力目标

1. 会办理隔离患者入院的手续。
2. 正确执行隔离原则，做好入院的护理工作。

二、学习重点和难点

重　点：指导患者顺利办理入院手续，做好隔离患者入院的护理工作。

难　点：正确执行隔离原则。

三、工作情境及任务

情　境：患者，女，60 岁，退休工人，经医生初步诊断为乙型肝炎需住院治疗。患者有家属陪伴。

任务一：请正确指导患者顺利办理入院手续。

任务二：请做好患者进入病区后的护理。

四、知识储备和理论学习

（一）入院程序

1. 评估

由门诊或急诊医师来完成。

2. 办理入院手续

患者经初步诊断，确定需住院治疗时，应由医师签发住院证。

患者或家属持住院证到住院处办理相应住院手续，并缴纳住院保证金及填写登记表格等。

住院处接收患者后，应立即通知相应病区的值班护士根据患者病情轻重做好接纳新患者的准备。如该病区无空余床位，对门诊患者可办理待床手续。

3.进行卫生处置

根据患者病情轻重及身体状况，在卫生处置室对其进行相应的卫生处理，如给患者理发、沐浴、更衣、修剪指甲等。

对危、重、急症的患者可酌情予以免浴。对有虱蚤者，应先行灭虱，再行以上卫生处置；对传染病患者或疑似传染病的患者，应送隔离室处置。

患者换下的衣物和暂不需用的衣物可交家属带回或办理相关手续暂存放于住院处。

4.护送入病区

住院处护理人员应携病历护送患者入病室。根据患者病情需要可选用步行、轮椅、平车或担架护送。

护送患者入病室后，应与所在病区值班护士就该患者的病情、已经采取或需继续的治疗及护理措施、个人卫生情况及物品进行交接。

（二）患者入病区后的初步护理

1.护理目标

（1）患者与家属应感受到受欢迎和被关心。

（2）患者能熟悉医院的环境，并适应患者的角色。

（3）患者能得到及时的治疗与护理。

2.护理措施

（1）一般患者入院后的初步护理：

①准备患者床单位：病区护士接住院处通知后，按需要安排床位。将备用床改为暂空床，备齐患者所需用物，如面盆、痰杯、热水瓶等。

②迎接新患者。

③测量体温、脉搏、呼吸、血压，对能站立的患者测身高、体重，并记录。

④填写住院病历和有关护理表格：用蓝色钢笔逐页填写住院病历眉栏及各种表格；用红色钢笔或红印章将入院时间竖写在当日体温单相应时间的40℃～42℃之间，记录首次体温、脉搏、呼吸、血压、身高及体重值；填写入院登记本、诊断卡（插入在患者一览表上）、床头卡（置于病床床头或床尾牌夹内）。

⑤通知主管医师诊视患者，必要时协助体检、治疗或抢救。

⑥介绍病室及病区环境、有关规章制度、床单位及其设备的使用方法，指导常规标本（如粪、尿、痰）的留取方法、时间及注意事项。

⑦通知营养室准备膳食，并执行各项治疗护理措施。

⑧进行入院护理评估：对患者的健康状况进行评估，了解其基本情况和身心需要，拟订初步护理计划。

（2）急诊患者入院后的初步护理：病区接收的急诊患者多从急诊室直接送入或由急

诊室经手术室手术后转入，护士接到住院处通知后立即做好以下工作：

①准备床单位：危重患者应置于重危患者监护病室或抢救室，并在床上加铺橡胶单和中单；对急诊手术患者，需铺好麻醉床。

②备好急救器材及药品，报告有关医生做好抢救准备。

③患者入病室后，应严密观察生命体征及病情变化，并积极配合医生进行抢救，做好危重患者护理记录。

④对意识不清的患者或婴幼儿，暂留陪送人员，以便询问病史等有关情况。

五、知识技能应用

以小组为单位展示课前小组学习情况，通过自评、互评、老师点评、引导、分析、解惑、总结等方法进行学习。也可采用头脑风暴法、案例分析法、项目引导法等灵活运用，完成本次学习任务，实现学习目标。

以小组为单位模拟情景：

案例一：患者，女，60岁，退休工人，经医生初步诊断为乙型肝炎炎需住院治疗。患者有家属陪伴。请正确指导患者顺利办理入院手续及入病区后的护理。

子项目（二） 隔离患者的护理技术

一、学习目标

知识目标

1.解释隔离、清洁区、半污染区、污染区的概念。

2.说出隔离的目的、工作区的划分、隔离单位的准备。

3.阐述隔离消毒的原则及各种污染物品的处理方法。

4.叙述传染源隔离的种类及措施。

5.描述隔离技术及注意事项。

6.了解供应室的工作内容和物品的准备、清洁、消毒和灭菌的方法。

7.了解医疗废物的处理过程及方法。

能力目标

1.能在护理工作中正确执行隔离原则，防止传染病的蔓延和扩散。

2.能熟练进行各种隔离技术的基本操作。

二、学习重点和难点

重　点：能在护理工作中正确执行隔离原则，防止传染病的蔓延和扩散。

难　点：能熟练进行各种隔离技术的基本操作。

三、工作情境及任务

情　境：患者李某，乙型肝炎住院治疗。

任务一：请正确执行隔离原则。

任务二：熟练掌握各种隔离技术操作，阻断传播途径。

四、知识储备和理论学习

（一）隔离病区的隔离单位

（1）以患者为隔离单位：每个患者有单独的环境与用具，与其他患者及不同病种患者间进行隔离。

（2）以病室为隔离单位：同一病种患者安排在同一病室内，但病原体不同者应分室收治。

（3）凡未确诊，或发生混合感染，或有强烈传染性及危重患者，应住单独隔离室。

（二）工作区域的划分及隔离要求

1. 清洁区

未被病原微生物污染的区域，如医护办公室、治疗室、配餐室、值班室等工作人员使用的场所。

2. 半污染区

有可能被病原微生物污染的区域，如病区的走廊、检验室等。

3. 污染区

患者直接或间接接触的区域，如病房、厕所、浴室等。

（三）隔离原则

（1）病室或病床前根据隔离种类悬挂隔离标志，门口放置用消毒液浸湿的脚垫、消毒泡手用具和毛巾、避污纸及隔离衣悬挂架等。

（2）应按规定戴口罩、帽子，穿隔离衣，且只能在规定范围内活动。护士进入隔离室做治疗护理前，须备齐用物并周密计划，集中护理，以减少穿、脱隔离衣及洗手次数。

（3）凡患者接触过的物品或落地的物品应视为污染，消毒后方可给他人使用；患者的衣物、信件、钱币等经消毒后方能交家属带回；患者的排泄物、分泌物、呕吐物须经消毒处理方可排放。

（4）病室每天进行空气消毒，可用紫外线照射或消毒液喷雾。

（5）在严格执行隔离要求的同时，要对患者热情、关心，减轻患者心理上产生的恐惧或因被隔离产生的孤独、自卑，向患者及家属解释隔离的重要性。

（6）传染性分泌物三次培养结果均为阴性或已度过隔离期，经医生开出医嘱后方可解除隔离。

（7）终末消毒，这是对出院、转科或死亡患者及其用物、所住病室和医疗器械进行的消毒处理。

（四）隔离的种类和措施

按传播途径的不同将隔离分为以下几类，并以切断传播途径作为制定措施的依据。

1. 严密隔离

凡传染性强、死亡率高的传染病均需采取严密隔离。适用于经飞沫、分泌物、排泄物直接或间接传播的烈性传染病，如霍乱、鼠疫、传染性非典型肺炎、禽流感等。

2. 呼吸道隔离

呼吸道隔离主要为了防止感染性疾病通过空气中飞沫传染而设计的隔离，如肺结核、流脑、百日咳、腮腺炎、麻疹等。

3. 肠道隔离

肠道隔离主要针对由患者的排泄物直接或间接污染了食物或水源而引起传播的疾病所进行的隔离，如伤寒、菌痢、甲肝等。

4. 接触隔离

凡传染性强、有重要流行病学意义、经接触传播但不必严密隔离的感染均需采取接触隔离。适用于接触隔离的疾病有破伤风、气性坏疽、新生儿带状疱疹、脓疱病等。

5. 血液—体液隔离

血液—体液隔离主要用于预防直接或间接接触血液或体液的传染性疾病，如乙型肝炎、艾滋病、梅毒、登革热、疟疾等。

6. 引流物—分泌物隔离

主要用于预防因直接或间接接触传染性脓液或分泌物而引起的传染，如轻型烧伤感染、结膜炎、轻型皮肤及伤口感染等。

7. 昆虫隔离

昆虫隔离适用于以昆虫为媒介而传播的疾病，如乙型脑炎、流行性出血热、疟疾、斑疹伤寒等。

8. 保护性隔离

保护性隔离是指以保护易感人群作为制定措施的主要依据而采取的隔离，也称反向隔离。适用于抵抗力低或极易感染的患者，如严重烧伤、早产儿、白血病、脏器移植及免疫缺陷患者等。

（五）隔离技术基本操作

1. 护理人员隔离措施

（1）口罩、帽子的使用。

（2）手的清洁与消毒。医务人员的手经常直接或间接地与污染物品或患者接触，极易引起医院感染。洗手是防止医院感染传播最重要的措施之一。

（3）使用避污纸。避污纸是备用的清洁纸片。做简单隔离操作时，可使用避污纸保持双手或物品不被污染，以省略消毒手续。取避污纸时从页面抓取，不可掀开撕取；避污纸用后随即丢入污物桶，集中焚烧处理。使用过程中注意保持避污纸清洁，以防交叉感染。

（4）使用隔离衣。

2. 评估

患者病情，目前采取的隔离种类等。

3. 准备

（1）护士准备：着装整洁、洗手，做好解释工作。

（2）用物准备：治疗盘内盛已消毒的手刷、10% 肥皂液、清洁干燥的小毛巾、黄色垃圾桶、黑色垃圾桶、执行单，笔，记录卡，夹子，挂衣服架，隔离衣一件（污染面向内、衣领对折、边缘对齐、挂放得当）。

（3）环境准备：环境安静、整洁，光线充足。

4. 实施

穿、脱隔离衣的实际操作及说明见表 3-2-1。

表 3-2-1　　　　　　　　穿脱隔离衣实践过程及要点说明

步骤	实践过程	要点说明
穿隔离衣	取衣：手持衣领取下隔离衣，将隔离衣清洁面朝向自己，污染面向外，衣领两端向外折，对齐肩峰，露出肩袖内口 穿衣袖：一手持衣领，另一手伸入一侧袖内，举起手臂，将衣袖穿好；换手持衣领，依上法穿好另一袖 系衣领：两手持衣领，由前向后理顺领边，扣上领口 扎袖口：扣好袖扣或系上袖带，需要时用橡皮圈束紧袖口 系腰带：自一侧衣缝腰带下约 5cm 处将隔离衣逐渐向前拉，见到衣边捏住，再依法将另一侧衣边捏住。两手在背后将衣边边缘对齐，向一侧折叠，按住折叠处，将腰带在背后交叉，回到前面打一活结系好	衣领及隔离衣内面为清洁面 勿触及清洁面、衣领 手不可触及隔离衣内面
脱隔离衣	解腰带：解开腰带，在前面打一活结 解袖口：解开袖口，在肘部将部分衣袖塞入工作衣袖内 消毒双手 解开领口 脱衣袖：一手伸入另一侧袖口内，拉下衣袖过手（遮住手），再用衣袖遮住的手在外面拉下另一衣袖，两手在袖内使袖子对齐，双臂逐渐退出 挂衣钩：双手持领，将隔离衣两边对齐，挂在衣钩上。不再穿的隔离衣，脱下后清洁面向外，卷好投入污物袋中	保持衣领清洁

注意事项：

（1）隔离衣的长短要合适，须全部遮盖工作服，如有破洞应补好后再穿。

（2）隔离衣每日更换，如有潮湿或污染应立即更换。

（3）穿脱隔离衣过程中避免污染衣领和清洁面，始终保持衣领清洁。

（4）穿好隔离衣后，双臂保持在腰部以上视线范围内；不得进入清洁区，避免接触清洁物品。

（5）消毒手时不能沾湿隔离衣，隔离衣也不可触及其他物品。

（6）脱下的隔离衣如挂在半污染区，清洁面向外；挂在污染区，则污染面向外。

5. 评价

见表 3-2-2。

表 3-2-2　　　　　　　　　　穿脱隔离衣操作评价

项目	分数	操作要点	考核要点	扣分要点	扣分
仪表	5	着装整齐（衣、帽、鞋），洗手，戴口罩	仪表端庄，服装整洁	一处不符合要求扣 2.5 分	
操作前准备	5	评估 核对医嘱 患者：了解患者诊断、临床表现、隔离种类 用物：洗手用具、夹子、挂衣服架、隔离衣（污染面向内、衣领对折、边缘对齐、挂放得当） 环境：宽敞、明亮，符合穿脱隔离衣的要求 护士准备：着装符合隔离要求，接触患者处的皮肤无伤口，已洗手、修剪指甲，戴口罩	了解病情，评估全面	①未评估扣 3 分 ②评估缺一项扣 1 分	
			洗手（六步洗手法，口述与示意，并说明时间要求，下同）、戴口罩	①未洗手扣 3 分 ②一处不符合要求扣 1 分	
			备齐用物、放置合理	少一件或一件不符合要求扣 1 分	
操作过程	35	穿隔离衣	取下手表，卷袖过肘 手持衣领，取下隔离衣，清洁面向自己，将衣领向外反折，对齐肩缝，露出袖笼 左手伸入袖内向上抖，右手将衣领向上拉露出全手，依法穿好另一袖。两手上举，将衣袖尽量抖。两手持衣领由领子中央顺边缘向后，系好领扣。系好袖扣。 用手将隔离衣的两边向前拉，直至看到两侧边缘，捏住两侧边缘外面对齐，向一侧方向按压折叠，系好腰带 双手置胸前	操作程序正确	①未戴口罩、未取下手表、未卷袖各扣 3 分 ②污染一处扣 4 分 ③衣后开口处未对齐扣 4 分 ④顺序颠倒扣 4 分	

（续表）

项目	分数	操作要点		考核要点	扣分要点	扣分
操作过程	30	脱隔离衣、刷手	解腰带，在前面打一活结 解开两袖扣，在肘部将部分袖子塞入工作服衣袖下，使两手露出 流动水洗手：用消毒液浸泡双手，用手刷蘸肥皂水自前臂向下经手背、手掌、手指、指缝到指尖顺序用旋转的方法刷洗，每只手刷洗30s后用水冲净，腕部应低于肘部，不使污水倒流 左手伸入右手袖口内拉下衣袖过手，再用衣袖遮住的右手在衣袖外面拉下左手衣袖过手，双手轮换握住袖子，手臂逐渐退出 一手自衣内握住肩缝，随即用另一手拉住衣领，使隔离衣外面向内两边对齐，挂在衣架上。不再穿的隔离衣，将清洁面向外卷好，投入污衣桶	操作程序正确	①顺序颠倒扣5分 ②一处不正确扣3分 ③甩带时触及污染一处扣3分	
操作后	5	清理用物 操作后评估：脱隔离衣时是否污染面部、颈部，洗手时隔离衣是否被溅湿、污染，手消毒是否符合规范		用后物品处置符合消毒技术规范	处理用物方法不正确扣2分	
				洗手	一处不符合要求扣1分	
质量评价	5	操作流畅、完整，动作有效		遵守隔离原则、美观、实用	一处不符合要求扣2分	
时间	5	从洗手到操作结束洗手7min		动作熟练、流畅	时间每超30秒扣1份	
总分	100	实得分合计（ ）			实扣分合计（ ）	

五、知识技能应用

小组情景模拟并成果展示：

根据课前所给案例模拟完成测量生命体征。其过程中注意洗手、戴口罩、穿脱隔离衣、避污纸的使用，操作完毕后回到护士办公室。

学生互评该护士的隔离观念、隔离技术的基本操作。老师点评、解惑、示范，学生矫正。

六、课后练习

1.传染病区区域划分的依据是（   ）。

　　A.隔离的种类　　　　　　　　B.病情轻重　　　　　　　　C.微生物种类

D. 医务人员接触的环境　　　　E. 患者所接触的环境

2. 传染病区的半污染区是（　　　）。

A. 治疗室、库房　　　　　　　B. 浴室、盥洗室

C. 病区内走廊及化验室　　　　D. 病室、厕所

E. 配餐室、更衣室

3. 传染病区的污染区是（　　　）。

A. 库房　　　B. 患者浴室　　　C. 走廊　　　D. 化验室　　　E. 更衣室

4. 以下隔离原则正确的是（　　　）。

A. 帽子、口罩及隔离衣穿戴齐全的工作人员可在任何场所活动

B. 患者用过的物品应分为已被污染和未被污染两类

C. 护理人员穿隔离衣后必须尽快备齐用物

D. 已经落在地上的物品均视为污染物品

E. 传染源离开后所进行的消毒属随时消毒

5. 终末消毒指（　　　）。

A. 病房每日一次清扫和消毒

B. 已消毒过的物品可疑污染后再重新消毒

C. 对传染患者每日物品的消毒处理

D. 对传染患者用过的器械进行消毒

E. 传染患者转院后对其接触过的物品等进行消毒处理

6. 以下为血液或体液隔离的措施，其中正确的是（　　　）。

A. 每名患者都应施行单间隔离

B. 废弃的血标本应及时倒入水池内冲刷掉

C. 注意洗手，若手被血污染，应用肥皂液洗手

D. 接触血液、体液时应戴手套

E. 血液若溅出，应立即用无菌纱布擦拭掉

7. 炭疽患者接触过的被单应（　　　）。

A. 先清洁、后消毒　　　　　　B. 先消毒、后清洗

C. 先灭菌、后清洗　　　　　　D. 先日光下曝晒、后清洗

E. 先清洗、后日光下曝晒 6h

8. 使用口罩的方法错误的是（　　　）。

A. 罩住口鼻　　　　　　　　　B. 两面不能混

C. 有潮湿的地方立即更换　　　D. 接触严密隔离者后立即更换

E. 一次性口罩每天更换

9. 以下取用避污纸的方法正确的是（　　　）。

A. 由别人代递   B. 掀页撕取

C. 须掀起页面再抓取下一页   D. 在页面抓取   E. 随意撕取

10. 使用隔离衣的正确方法是（   ）。

     A. 保持袖口内外清洁   B. 隔离衣潮湿后立即晾干

     C. 应完全盖住工作服   D. 挂在走廊应外面向外

     E. 每周更换一次

11. 穿隔离衣后禁止进入的区域是（   ）。

     A. 走廊   B. 严密隔离病室   C. 化验室

     D. 库房   E. 患者浴室

12. 穿脱隔离衣时要避免污染（   ）。

     A. 腰带以上   B. 腰带以下部分   C. 胸前

     D. 背后   E. 衣领

13. 脱隔离衣的正确顺序是（   ）。

     A. 解袖口—洗手—解领口—解腰带—脱衣

     B. 解领口—洗手—解腰带—解袖口—脱衣

     C. 解袖口—解腰带—洗手—解领口—脱衣

     D. 解腰带—解袖口—洗手—解领口—脱衣

     E. 解腰带—洗手—解领口—解袖口—脱衣

14. 一位痢疾患者刚出院，护士小王立即处理病床单位，其中错误的是（   ）。

     A. 拆下被服送洗衣房清洗   B. 棉胎枕芯在日光下曝晒

     C. 床及桌椅用消毒液擦拭   D. 便盆浸于消毒液中

     E. 房间用消毒液熏蒸

15. 某患者坐浴时，不慎衣服上沾上高锰酸钾溶液。去除此污渍宜用（   ）。

     A. 维生素 C   B. 乙醇   C. 草酸   D. 氨水   E. 过氧化氢

16. 某患者因急性肝炎收入传染病院，其用过的票证用下列何种消毒方法为宜（   ）。

     A. 喷雾法   B. 熏蒸法   C. 擦拭法

     D. 高压蒸汽灭菌法   E. 燃烧法

17. 某流感患者，其家人准备用食醋熏蒸消毒空气，其所住的房间为 $50m^3$，需用食醋为（   ）。

     A. 20 ～ 40ml   B. 100 ～ 200ml   C. 250 ～ 500ml

     D. 600 ～ 800ml E. 1000ml

（周杰）

项目四

危重患者住院的护理

子项目（一） 危重患者入院的护理

一、学习目标

知识目标

1. 掌握危重患者的概念和特点。
2. 掌握危重患者病情观察的内容和方法。
3. 熟悉危重患者意识障碍的分类及临床表现。
4. 了解危重患者和一般患者入院护理的不同点。

技能目标

1. 能正确观察危重患者的病情。
2. 能为危重患者实施入院护理。

二、学习重点和难点

重　点：危重患者病情观察的内容和方法。

难　点：危重患者意识障碍的分类及临床表现。

三、工作情境及任务

情　境：患者李某，男，70岁，退休工人，体重80kg，有高血压病史10余年。今天早晨起床时左边身体失去感觉，同时不能活动，来院就诊，经医生检查初步诊断为"脑血栓"，需住院治疗。

任务一：做好该患者的入院护理。

任务二：观察该患者病情。

四、知识储备和理论学习

（一）危重患者的概念

危重患者指病情严重、随时可能发生生命危险的患者。抢救的速度与质量直接决定患者的生死。因危重患者病情变化快，治疗方案复杂，要求护士严密观察病情，熟练掌握抢救技术，保证抢救工作及时、有效、准确地进行。

（二）病情观察的内容

1. 生命体征

观测体温、脉搏、呼吸和血压。

2. 意识状态

大脑功能失调时，可引起不同程度的意识失常，即意识障碍，可分为嗜睡、意识模糊、昏睡和昏迷。昏迷又分为浅昏迷和深昏迷。浅昏迷患者：意识大部分丧失，无自主活动；对光、声刺激无反应，对疼痛刺激可有痛苦表情；瞳孔、角膜、咳嗽反射存在，心跳、呼吸、血压无明显变化，可有大小便潴留或失禁。深昏迷患者：意识完全丧失，对各种刺激均无反应，全身肌肉松弛，深浅反射消失，偶尔有深反射亢进和病理反射；呼吸不规则，血压下降，大小便失禁或潴留，以兴奋性增高为主的高级神经中枢急性失调状态，即谵妄。

3. 瞳孔

观察瞳孔的大小、对称性、形状和对光反射。正常成人两侧瞳孔等大、等圆，自然光线下瞳孔直径为 2～5mm。瞳孔缩小即瞳孔小于 2mm，针尖样瞳孔指瞳孔直径小于 1mm。双侧瞳孔缩小常见于有机磷农药、氯丙嗪、吗啡等药物中毒。瞳孔散大指直径大于 5mm，双侧瞳孔散大见于颅内压升高、颠茄类药物中毒及濒死状态；一侧瞳孔散大且固定，见于同侧颅内病变或脑疝的发生。正常人瞳孔呈圆形，对光反射灵敏。瞳孔椭圆形见于青光眼，形状不规则见于虹膜粘连。病理状态下瞳孔对光反射迟钝或消失。

4. 一般性观察

观察表情与面容、皮肤与黏膜、姿势与体位、呕吐物与排泄物、饮食与营养。

5. 观察心理状态

观察患者对健康的理解、对疾病的认识、对住院的反应，人际关系、角色功能、处理问题的能力等。

6. 观察药物治疗

注意观察药物的疗效和不良反应，出现异常时及时与医生沟通。用洋地黄类药物注意数心率、脉搏，使用利尿剂时注意观察尿量，用降压药时注意监测血压，用胰岛素应注意有无心慌、出冷汗、神志不清等低血糖表现。

（三）危重患者的入院护理

病区护士接到患者入院通知后应立即做以下准备：

（1）选好床位，尽量安置在离护士站近的病房。如床位已满，及时和医生联系调整床位。根据患者情况将备用床改为暂空床或麻醉床。

（2）通知医生，备好抢救药品和抢救器材，如氧气、吸引器、输液用具、急救车等。

（3）和护送人员交接患者的病情、治疗情况及有关物品。对意识不清的患者或婴幼儿，需暂留家属或护送者，便于询问病史。

五、知识技能应用

以小组为单位进行理论知识回顾、讨论、评估、制定护理计划、实施、练习，教师对学生掌握的理论和技能情况进行考核和评价。

（一）讨论

（1）危重患者的概念和特点，与一般患者的不同。

（2）根据危重患者的特点制定相应的入院护理措施。

（二）技能实践

对患者的病情进行观察：测量患者生命体征，观察意识状态和瞳孔。

案例一：患者李某，男，70岁。突然意识丧失，口吐白沫，继而呼吸困难，来院就诊。请列出对该患者进行病情观察的内容。

六、课后练习

（一）A₁型题

1. 滞留在胃内时间较久的呕吐物有（   ）。

    A. 酸味　　　　　B. 苦味　　　　　C. 腐臭味　　　　D. 粪臭味　　　　E. 烂苹果味

2. 正常瞳孔在自然光线下直径是（   ）。

    A. 1.5～2mm　　　　　　B. 2～5mm　　　　　　C. 3.5～5mm

    D. 4.5～6mm　　　　　　E. 5.5～6mm

3. 下列哪种药物用于急性心力衰竭（   ）。

    A. 利多卡因　　B. 新福　　　C. 西地兰　　　D. 吗啡　　　　E. 苯巴比妥钠

4. 对危重患者首先观察（   ）。

    A. 有无脱水酸中毒　　　　　　B. T、P、R、BP

    C. 意识状态的改变　　　　　　D. 肢体活动情况　　　　　E. 大小便情况

5. 观察患者的一般情况不包括（   ）。

    A. 表情面容　　　　　B. 姿势体位　　　　　C. 营养发育

    D. 药物反应　　　　　E. 饮食睡眠

6. 意识正常者不应出现（   ）。

    A. 失眠　　　　　　B. 焦虑　　　　　　C. 恐惧

    D. 性格行为改变　　　　　E. 记忆力欠佳

7. 昏迷患者眼睑不能闭合应（   ）。

    A. 热敷眼部　　　　　B. 按摩眼睑　　　　　C. 滴眼药水

    D. 用消毒巾遮盖　　　　　E. 盖凡士林纱布

8. 患者李某，男，68岁。突然意识丧失，口吐白沫，继而呼吸困难，来院就诊。在医生未到之前护士给予的紧急处理中，不妥的是（　　　）。

A. 平卧床上，头偏向一侧　　　B. 询问并记录病史　　　　　C. 吸氧

D. 清理呼吸道　　　　　　　　E. 测量血压

9. 患者刘某，患心绞痛，突然发生心脏骤停，这时护士首先应做的是（　　　）。

A. 通知医生　　　　　　　　　B. 听诊心前区有无心跳

C. 胸外按压　　　　　　　　　D. 心内注射

E. 做心电图确诊

10. 不属于深昏迷的临床表现的是（　　　）。

A. 对外界各种刺激无反应

B. 全身肌肉松弛

C. 压迫眶上神经可出现痛苦表情

D. 各种反射消失

E. 呼吸不规则，血压下降

（二）A$_2$型题

1. 程先生，20岁，擦玻璃时不慎从楼上跌下，造成严重颅脑损伤，需随时观察、抢救。入院后对此患者的护理应是（　　　）。

A. 特别护理　　　B. 一级护理　　　C. 二级护理　　　D. 三级护理　　　E. 个案护理

2. 宋某，男，36岁，急救入院后呼吸由浅慢逐渐加深加快，又由深快逐渐变为浅慢，暂停30s后再度出现上述状态的呼吸。该患者的呼吸是（　　　）。

A. 间断呼吸　　　B. 潮式呼吸　　　C. 毕奥呼吸　　　D. 鼾声呼吸　　　E. 呼吸困难

3. 林某，男，35岁，CT示颅内肿物，近日神志恍惚、语无伦次、躁动不安、答非所问。此情况属（　　　）。

A. 精神错乱　　　B. 意识模糊　　　C. 谵妄　　　　　D. 狂躁　　　　　E. 浅昏迷

4. 住院处的护理人员处理需住院的心力衰竭患者首先应（　　　）。

A. 卫生处置　　　　　　　　　B. 介绍医院的规章制度

C. 立即护送患者入病区　　　　D. 通知医生做术前准备

E. 了解患者有何护理问题

5. 李某，女，74岁，独居，近日刚搬进一新公寓，因急性哮喘发作而急诊入院治疗。护士应协助其采取（　　　）。

A. 仰卧位　　　　　　　　　　B. 头高足低位　　　　　　　　C. 半坐卧位

D. 左侧卧位　　　　　　　　　E. 头低足高位

（闫婷婷）

子项目（二） 运送患者的护理

一、学习目标

知识目标

1. 掌握平车运送危重患者的方法和注意事项。
2. 熟悉各种搬运法的适用范围。
3. 了解运送患者的目的及要求。

技能目标

能正确搬运危重患者。

二、学习重点和难点

重　点：平车运送危重患者的方法和注意事项。

难　点：各种搬运法的适用范围。

三、工作情境及任务

情　境：患者李某，男，70 岁，退休工人，体重 80kg，有高血压病史 10 余年。今天早晨起床时左边身体失去感觉，同时不能活动，来院就诊，经医生检查初步诊断为"脑血栓"，需住院治疗。

任　务：请正确运送该患者入病区。

四、知识储备和理论学习

（一）目的

运送不能起床的患者入院、外出检查、治疗或手术。

（二）评估

（1）患者的一般情况、认知反应。

（2）平车的性能是否完好，地面是否平坦、干燥。

（三）计划

（1）目标：患者安全、舒适，运送顺利，无病情变化，连续性治疗不受影响。

（2）用物：平车（上置大单、橡胶单包好的垫子和枕头），骨折患者应备木板；颈椎、腰椎骨折或病情较重者应备帆布中单或布中单。

（四）实施

1. 挪动法

适用于病情许可、能在床上配合者。

（1）核对、解释，取得患者配合。

（2）移开床旁桌椅，平车紧靠床边，制动。护士松开盖被，用身体抵住平车，帮助患者按照上身、臀部、下肢的顺序移向平车，使患者躺好枕头，盖好盖被。

（3）整理床单位为暂空床。

（4）松闸，运送患者至目的地。

2. 一人搬运法

适用于儿科患者或体重较轻者。

（1）移开床旁椅至对侧床尾，推平车至床尾，使平车头端（大轮端）与床尾呈钝角。

（2）护士向患者解释以取得配合，松开盖被，一臂自患者腋下伸到肩部外侧，另一臂伸入患者大腿下，患者双手交叉于护士颈后。护士抱起患者移步转身，将其平放于平车上，使患者躺好枕头，盖好盖被。

（3）整理床单位为暂空床。

（4）松闸，运送患者至目的地。

3. 二人搬运法

适用于病情较轻、自己不能活动、体重较重的患者。

（1）移开床旁椅至对侧床尾，推平车至床尾，使平车头端（大轮端）与床尾呈钝角。

（2）护士向患者解释以取得配合，松开盖被。护士甲一手臂托住患者的头、颈、肩部，另一手臂托住腰部；护士乙一手臂托住臀部，另一手臂托住患者腘窝。合力抬起，使患者稍向护士倾斜，两人同时移步至平车，轻放于平车上。根据病情需要安置患者卧位，用盖被包裹患者，露出头部。

（3）整理床单位为暂空床。

（4）松闸，运送患者至目的地。

4. 三人搬运法

适用于病情较轻、自己不能活动、体重较重的患者。

（1）移开床旁椅至对侧床尾，推平车至床尾，使平车头端（大轮端）与床尾呈钝角。

（2）护士向患者解释以取得配合，松开盖被，护士甲、乙、丙三人站在床边，协助患者移至床沿。护士甲一手臂托住患者的头、颈、肩部，另一手臂托住患者背部；护士乙一手臂托住患者腰部，另一手臂托住患者臀部；护士丙一手臂托住患者腘窝部，另一手臂托住患者小腿部。合力抬起，使患者稍向护士倾斜，三人同时移步至平车，轻放于平车上。根据病情需要安置患者卧位，用盖被包裹患者，露出头部。

（3）整理床单位为暂空床。

（4）松闸，运送患者至目的地。

5. 四人搬运法

适用于颈椎、腰椎骨折患者或病情较重的患者。

（1）护士向患者解释以取得配合，移开床旁桌椅，松开盖被，在患者腰、臀下铺帆布中单或布中单。

（2）推平车紧靠床边，大轮靠床头，将车闸制动。护士甲站于床头，托住患者的头及颈肩部；护士乙站于床尾，托住患者的双腿；护士丙和丁分别站于病床和平车的两侧，抓牢中单四角。四人合力同时抬起患者至平车上。根据病情需要安置患者卧位，用盖被包裹患者，露出头部。

（3）整理床单位为暂空床。

（4）松闸，运送患者至目的地。

6. 注意事项

（1）搬运时护士动作轻稳、协调一致，确保患者的安全、舒适。

（2）搬运患者时应用节力原理，尽量让患者身体靠近搬运者，使重力线通过支撑面保持平衡，缩短重力臂，达到省力。

（3）推车时护士站在患者头侧，并注意观察患者病情。患者头部卧于大轮端，减少颠簸产生的不适。上下坡时，患者头部在高处一端。进出门时应先将门打开，不可用车撞门，避免震动患者或损坏建筑物。

（4）搬运骨折患者，平车上应垫木板，固定好骨折部位再搬运。对有静脉输液管及引流管的患者，要注意妥善固定管子并保持通畅。

（五）评价

（1）患者安全、舒适，无并发症，连续性治疗未被中断。

（2）护士动作正确、规范、节力，配合协调。

（3）患者配合有效，无疲劳感。

五、知识技能应用

以小组为单位进行理论知识回顾、讨论、评估、制定护理计划、实施、练习，教师对学生掌握的理论和技能情况进行考核和评价。

（一）讨论

（1）运送危重患者有几种方法？

（2）搬运危重患者过程中的注意事项是什么？

（二）技能实践

（1）练习搬运危重患者的几种方法。

（2）根据教师给出的不同案例选择不同的搬运方法。

案例一：患者叶某，男，30岁，因车祸致下肢多发性骨折住院治疗，神志清醒。请正确运送该患者去放射科拍片。

案例二：患者李某，男，55岁，因左侧肢体无力一天收住入院，并伴有大小便失禁。入院诊断为脑梗死，给予丹参静脉注射治疗并放置了导尿管。请正确协助患者去做检查。

六、课后练习

（一）A₁型题

1.扶助患者上下轮椅时，下列操作不正确的是（　　　）。
 A.轮椅的椅背与床尾平齐　　　B.护士站在轮椅后固定轮椅
 C.嘱患者身体向后靠　　　　　D.途中患者可以自行下车
 E.嘱患者手扶轮椅扶手

2.护士用平车运送患者时不正确的是（　　　）。
 A.若患者输液可暂停输液　　　B.对骨折患者注意固定骨折部位
 C.上坡时患者头在前　　　　　D.护士站在头端是为了观察病情
 E.推车进门时要先开门

3.用平车搬运腰椎骨折患者，下列措施不妥的是（　　　）。
 A.车上垫木板　　　　　　　　B.先做好骨折部位的固定
 C.宜用四人搬运法　　　　　　D.下坡时患者头在后
 E.让家属推车，护士在旁观察病情

4.护士协助患者向平车上挪动的顺序是（　　　）。
 A.上身、臀部、下肢　　　　　B.上身、下肢、臀部
 C.下肢、臀部、上肢　　　　　D.臀部、上身、下肢
 E.臀部、下肢、上身

5.两人搬运患者的正确方法是（　　　）。
 A.甲托背部，乙托臀、膝部
 B.甲托颈、背部，乙托臀部、膝部
 C.甲托头、颈、肩、腰部，乙托小腿和大腿
 D.甲托头、颈、肩、腰部，乙托大腿、小腿
 E.甲托头、颈、肩、腰部，乙托臀、膝部

6.推平车下坡时患者头部应在高处是因为（　　　）。
 A.防止血压下降　　　　　　　B.避免呼吸不畅
 C.减轻头部充血不适　　　　　D.预防坠车
 E.有利于患者交谈

7.骨盆骨折患者需用何种方法搬运（　　）。

　　A.一人法　　　　B.二人法　　　　C.三人法　　　　D.四人法　　　　E.挪动法

8.某患者因车祸致颅脑损伤，下肢骨折急诊入院，手术后送回病房。护士应采取何种方法搬运患者（　　）。

　　A.一人法　　　　B.二人法　　　　C.三人法　　　　D.四人法　　　　E.挪动法

9.搬运能在床上配合挪动的患者时平车与床的位置宜采用（　　）。

　　A.平车头端应与床头平齐　　　　　　B.平车尾端与床尾呈锐角

　　C.平车头端与床尾呈钝角　　　　　　D.平车头端与床头成锐角

　　E.平车尾端与床头成钝角

10.四人搬运法适用于下列哪种患者（　　）。

　　A.脑出血昏迷患者　　　　　　　B.病危婴幼儿

　　C.因车祸上肢骨折的患者　　　　D.不能行走的患者

　　E.带有输液管的患者

（二）A₂型题

1.一位60岁行动不便的患者需做心电图检查，护士协助患者坐轮椅前往，其错误的做法是（　　）。

　　A.检查轮椅是否完好　　　　　　B.椅背与床尾平齐，拉起车闸

　　C.推轮椅时嘱患者手扶轮椅扶手

　　D.身体尽量向前倾　　　　　　　E.下坡时要减慢速度

2.钟某，因重度有机磷中毒，烦躁不安，当前在吸氧、输液治疗，现需要去放射科检查。护士用平车运送途中应特别注意（　　）。

　　A.嘱患者躺好，防止坠车

　　B.嘱家属保证患者的安全

　　C.护士要维持治疗不中断，并保证患者安全

　　D.护士负责治疗，家属负责安全

　　E.以上均正确

3.患者张某，女，35岁，因车祸致颈椎骨折入院。护士在搬运患者时最佳方法是（　　）。

　　A.挪动法　　　　　　　　B.一人搬运法　　　　　　　　C.二人搬运法

　　D.三人搬运法　　　　　　E.四人搬运法

4.患者李某，男，38岁，因突发脑出血昏迷入院。在运送患者入病区的途中，为便于观察患者的反应，护士小李站在患者头端推车，当上坡时小李应推车的（　　）。

　　A.车头端，便于观察反应　　　B.车尾端，防止患者头部充血

　　C.车头端，防止患者头部充血　　D.车的旁侧，便于前后照顾

265

E. 车的旁侧，便于固定输液手臂

5. 患者，男性，50 岁，肺炎球菌肺炎。上午在护士陪送下前往放射科拍摄 X 线胸片，其病床应铺成（　　　　）。

A. 备用床　　　　　　　　　B. 暂空床　　　　　　　　　C. 麻醉床

D. 盖被扇形折叠置于床的一侧　　E. 盖被折叠成被筒，平铺于床上

（闫婷婷）

子项目（三）　危重患者的支持性护理

一、学习目标

知识目标

1. 掌握危重患者支持性护理的内容。

2. 熟悉危重患者支持性护理的注意事项。

3. 了解对危重患者进行心理疏导的方法。

技能目标

能对危重患者进行支持性护理。

二、学习重点和难点

重　点：危重患者支持性护理的内容。

难　点：危重患者支持性护理的注意事项。

三、工作情境及任务

情　境：患者李某，男，70 岁，退休工人，体重 80kg，有高血压病史 10 余年。今天早晨起床时左边身体失去感觉，同时不能活动，来院就诊，经医生检查初步诊断为"脑血栓"，需住院治疗。

任　务：请对该患者实施支持性护理。

四、知识储备和理论学习

（一）严密观察病情，随时做好抢救准备

根据需要每 15 ~ 30min 观察患者的生命体征、意识、瞳孔、尿量等情况，如有异常立即通知医生。对出现呼吸、心脏骤停的患者，立即采取人工呼吸或胸外心脏按压等

措施,以免贻误抢救时机。

（二）保持呼吸道通畅

鼓励患者进行有效的深呼吸和咳嗽,轻拍患者背部促进痰液咳出。对昏迷患者,应使其头偏向一侧,用负压吸引器吸出痰液,定时翻身拍背,雾化吸入,预防肺不张、坠积性肺炎等并发症的发生。

（三）保证患者的安全

对昏迷、谵妄的患者应特别注意安全,使用床挡防止患者坠床,必要时使用保护用具。对牙关紧闭的患者可用张口器、舌钳,保护舌不被咬伤。

（四）加强基础护理

对昏迷患者,为了防止角膜干燥、溃疡及结膜炎的发生,可涂抗生素眼膏或盖凡士林纱布。为避免口腔炎症、口腔溃疡、腮腺炎、中耳炎、口臭的发生,每天为患者进行2～3次口腔护理。为降低皮肤完整性受损的危险因素,应加强患者的皮肤护理,做到勤观察、勤翻身、勤擦洗、勤按摩、勤更换、勤整理。病情允许的情况下为患者做肢体被动运动,每日2～3次帮助患者做肢体屈、伸、旋、展的运动。

（五）补充营养及水分

危重患者容易出现营养失调和水、电解质失衡,因此应该设法增进患者的饮食,对不能进食者给予肠内营养或肠外营养。

（六）维持大小便通畅

机体的代谢废物主要靠二便排泄,因此应设法保证二便的通畅。如有尿潴留,则行无菌法导尿,防止患者的不适和泌尿系统感染;如有便秘,应设法解除。

（七）保持各种导管通畅

危重患者常因病情需要放置各种导管,导管必须保持通畅才能有效发挥作用,因此应妥善固定导管,防止出现扭曲、阻塞、受压、脱落等现象。导管不得反流,防止感染。

（八）维持患者的最佳心理状态

危重患者会出现各种各样的心理问题,如恐惧、焦虑、悲伤、消极、多疑、绝望等,因此必须采取有效护理措施,保证患者的最佳心理状态。

（1）主动与患者沟通交流,交流语气应具有温暖、宽容、和蔼的特点。

（2）用积极心理暗示,增强患者战胜疾病的信心。

（3）操作前认真解释操作目的,操作中手法轻重适宜、动作准确,给患者以希望。

（4）建立舒适优雅的环境,使光线柔和,晚间降低灯的亮度,防止出现睡眠时间紊乱。

五、知识技能应用

以小组为单位进行理论知识回顾、讨论、评估、制定护理计划、实施、练习,教师对学生掌握的理论和技能情况进行考核和评价。

（一）讨论

（1）护士需要对危重患者做哪些支持性护理？

（2）在对危重患者进行支持性护理的过程中应注意什么？

（二）技能实践

（1）对模拟危重患者实施进行完整的支持性护理过程。

（2）练习对危重患者进行心理沟通与疏导。

六、课后练习

（一）A_1 型题

1. 两人法为患者翻身应注意（　　　）。

    A. 一人托患者的颈部和背部，另一人托住患者的臀部和腘窝

    B. 一个托患者的颈肩部和腰部，另一人托住患者的臀部和腘窝

    C. 一人托患者的颈肩部，另一人托住患者的臀部和腘窝

    D. 一人托患者的颈肩部和腰部，另一人托住患者的臀部

    E. 一人托患者的肩部和背部，另一人托住患者的腰部和臀部

2. 因疾病长期俯卧位的卧床患者，压疮最易发生在（　　　）。

    A. 额部　　　　　　　　B. 大转子处　　　　　　C. 髂前上棘

    D. 髂后上棘　　　　　　E. 髋部

3. 在护理肝硬化严重腹水的患者时，其饮食应注意给予（　　　）。

    A. 无盐低钠饮食　　　　B. 低脂饮食　　　　　　C. 低蛋白饮食

    D. 高蛋白饮食　　　　　E. 高热量饮食

4. 适用一级护理的情况是（　　　）。

    A. 病情危重、需随时进行抢救的患者

    B. 重症患者，大手术后绝对卧床休息的患者

    C. 年老或婴幼儿患者

    D. 生活不能完全自理的患者

    E. 随时需要观察病情变化的患者

5. 下列哪种用物是为昏迷患者进行口腔护理时必须准备的（　　　）。

    A. 开口器　　　　　　　B. 食醋　　　　　　　　C. 石蜡油

    D. 溃疡散　　　　　　　E. 吸水管

6. 护理昏迷患者，正确的是（　　　）。

    A. 测口温时护士要扶托体温计　　　　B. 用干纱布盖眼以防角膜炎

    C. 保持病室安静，光线宜暗　　　　　D. 防止患者坠床用约束带

    E. 每隔 3h 给患者鼻饲流质

7. 为痰液黏稠患者辅助叩背吸痰的目的是（　　　　）。

　　A. 震荡胸壁促进胸肌血液循环　　　　　　　B. 气管震动促进 IgA 功能

　　C. 促进痰液松动，易于吸出　　　　　　　　D. 震荡胸壁提高呼吸肌功能

　　E. 震动胸壁对抗对气管刺激

8. 颅脑手术后患者头部翻转过剧可发生（　　　　）。

　　A. 颈椎损伤　　　　　　B. 脑出血　　　　　　C. 脑栓塞

　　D. 脑疝　　　　　　　　E. 蛛网膜下腔出血

9. 昏迷病员排出的尿液有酮味，提示（　　　　）。

　　A. 急性肾炎　　　　　　B. 膀胱炎　　　　　　C. 有机磷农药中毒

　　D. 糖尿病　　　　　　　E. 高血压

10. 为危重患者晨间护理时应特别注意的是（　　　　）。

　　A. 床单是否清洁干燥　　B. 体位是否合适　　　C. 面、手是否清洁

　　D. 局部皮肤受压情况　　E. 大便是否通畅

（二）A_2 型题

1. 马先生，45 岁，患伤寒病，住院治疗期间患者口唇干裂，口温 40℃，脉搏 120 次 /min。去除患者口腔异味的含漱液是（　　　　）。

　　A. 生理盐水　　　　　　　B. 朵贝儿氏液　　　　　C. 0.1% 醋酸

　　D. 1% ～ 2% 碳酸氢钠溶液　　　　　　　　　E. 2% ～ 3% 硼酸溶液

2. 孙女士，患急性白血病，牙龈和口腔黏膜有瘀点。为该患者做口腔护理时不妥的是（　　　　）。

　　A. 避免棉球过湿　　　B. 先取下活动义齿　　C. 每次夹紧一个棉球擦拭

　　D. 擦洗动作轻　　　　E. 用棉球轻轻擦去瘀点

3. 患者脑出血，入院时意识不清，左侧肢体偏瘫。测量血压、体温，下述正确的是（　　　　）。

　　A. 测口温，测左上肢血压　　　　　　　　　B. 测口温，测右上肢血压

　　C. 测腋下温，测右上肢血压　　　　　　　　D. 测腋下温，测左上肢血压

　　E. 测直肠温，测左上肢血压

4. 护士为一垂危患者测量呼吸，其呼吸微弱，不易观察。此时该护士应采取的观察方法是（　　　　）。

　　A. 耳头贴近患者口鼻处，听其呼吸声响

　　B. 手背置于患者鼻孔前，以感觉气流

　　C. 手按胸腹部，观察其起伏次数

　　D. 测脉率除以 4，为呼吸次数

　　E. 用少许棉花置患者鼻孔前，观察棉花飘动次数

5. 某患者因车祸脾破裂急诊入院，出现胸闷，气促出冷汗，脉细速，血压 9.1/6.7kPa。
护士应立即为其安置（　　）。

A. 平卧位　　　　　　　　B. 中凹卧位　　　　　　　C. 侧卧位

D. 头低足高位　　　　　　E. 头高足低位

（闫婷婷）

子项目（四）　危重患者的抢救护理

4.1　吸痰法

一、学习目标

知识目标

1. 掌握危重患者吸痰的方法和注意事项。

2. 熟悉危重患者吸痰的目的和适应证。

技能目标

能为危重患者正确地吸痰。

二、学习重点和难点

重　点：危重患者吸痰的方法。

难　点：危重患者吸痰的注意事项。

三、工作情境及任务

情　境：患者，男，63岁，退休工人，因呼吸衰竭住 ICU，上呼吸机辅助呼吸治疗。护士小张发现患者的血氧饱和度 86%，听诊肺部有明显的痰鸣音。

任务一：请为患者吸痰，保持呼吸道通畅。

任务二：吸痰过程中观察痰液的颜色、性状和量。

四、知识储备和理论学习

（一）目的

吸痰法是利用电动吸引器或中心负压吸引装置，用吸痰管经口、鼻或人工气道将呼吸道分泌物吸除，保持呼吸通畅。用于危重、年老、昏迷、麻醉后等咳嗽无力的患者。

（二）评估

评估患者的病情、意识状态和合作程度，患者呼吸的频率、节律和深浅度，痰量、口腔、鼻腔的情况及痰液的黏稠度。

（三）计划

（1）护理目标：患者痰鸣音消失，排痰通畅；配合吸痰操作，情绪稳定；呼吸道黏膜无损伤、无出血。

（2）用物准备：中心吸引装置或电动吸引器，一次性吸痰包，床头备装有消毒液的广口瓶。

（四）实施

1.操作步骤

见表 4-4-1。

表 4-4-1　　　　　　　　吸痰法实践过程及要点说明

实践过程		要点说明
核对、备物	护士洗手、戴口罩，备齐用物携至床旁，核对患者，解释，取得患者的配合	
调节负压	接通电动吸引器开关或使用中心负压装置，调节负压（成人 $40 \sim 53.3kPa$，儿童 $< 40.03kPa$） 检查患者口腔和鼻腔，如有义齿应取下，患者头偏向一侧，稍向后仰，面向护士	负压不能过大防止误吸
试吸	护士打开一次性无菌吸痰包，为患者铺上一次性治疗巾，戴无菌手套，取出吸痰管，连接负压吸引器，在生理盐水中试吸，确保通畅	
吸痰	护士一手松开吸痰管末端小孔，另一手将吸痰管从鼻或口腔插入咽部，然后按住吸痰管末端小孔，保持负压，另一手左右旋转、向上提拉，吸出痰液，在生理盐水中抽吸、冲洗吸痰管。更换吸痰管，同法吸取气管深部痰液	不能上下提插，动作轻柔
整理记录	护士吸痰后评估患者情况，安置其于舒适卧位，整理床单位，洗手，记录痰液和患者情况	记录痰液的性状、颜色、量

2.注意事项

（1）严格执行无菌操作，吸痰管用一次即更换，防止交叉感染。

（2）注意观察患者痰鸣音的部位和痰液的颜色、性状和量，每次吸痰持续时间不超过 15s。

（3）吸痰管应根据患者的情况选择合适的型号，尤其小儿吸痰管宜细。

（五）评价

患者呼吸道痰液及时吸出，未发生并发症。患者呼吸道黏膜无损伤，有安全感。护患沟通有效，护士动作熟练、轻柔。吸痰技术操作评价见表 4-4-2。

表 4-4-2 吸痰技术操作评价

项目	分数	操作要点		考核要点	扣分要点	扣分
仪表	5	按要求着护士装（主要包括护士服、帽子、鞋）		仪表端庄，服装整洁	一处不符合要求扣 2.5 分	
操作前准备	15	评估：患者年龄、病情、治疗及意识状态；患者呼吸情况，听诊是否有痰鸣音；患者对吸痰法的认知及合作情况；检查负压吸引器等装置 告知患者：操作目的及配合方法 操作护士：洗手、戴口罩 用物准备：中心吸引装置或电动吸引器，一次性吸痰包，床头备装有消毒液的广口瓶 环境：清洁、安全，温湿度适宜		了解病情，评估全面	①未评估扣 3 分 ②评估缺一项扣 1 分	
				告知内容准确	①插管前不告知配合方法扣 3 分 ②告知不全一项扣 1 分	
				洗手（六步洗手法、口述与示意，并说明时间要求，下同）、戴口罩	①未洗手扣 3 分 ②一处不符合要求扣 1 分	
				备齐用物、放置合理	①少一件或一件不符合要求扣 1 分 ②一处不符合要求扣 1 分	
操作过程	55	调节负压	检查吸引器、调节负压。连接吸痰管。试吸，检查是否通畅	负压调节准确	不符合要求扣 1 分	
				检查准确	不检查扣 2 分	
		插吸痰管	经口腔吸痰：阻断负压，嘱患者深吸气，平稳快速地由口腔颊部插至咽喉部约 15cm	阻断负压动作轻柔，迅速	不阻断扣 3 分	
			经鼻腔吸痰：阻断负压，嘱患者深吸气，平稳快速地沿鼻道插至咽喉部 20 ~ 25cm	阻断负压长度准确	①不阻断扣 3 分 ②长度不准确扣 3 分	
			经人工气道：使用湿化液湿化气道，阻断负压，气管插管者插入 30 ~ 35cm，气管套管者插入 10 ~ 15cm	阻断负压长度准确	①不阻断扣 3 分 ②长度不准确扣 3 分	
			放松吸痰管反折处 左右旋转并向上提管，每次吸引不超过 15s	不超过 15s	超过 15s 扣 2 分	
操作过程	55	插吸痰管	先吸口咽部分泌物，再吸气管内分泌物		顺序错误扣 2 分	
			抽吸生理盐水		未抽吸扣 2 分	
			观察患者及吸出液	观察痰液性状、颜色、量	未观察扣 3 分	

（续表）

项目	分数	操作要点	考核要点	扣分要点	扣分
操作后	15	妥善安置患者，整理床单位	患者舒适	患者体位不舒适扣3分	
		回答患者及家属问题，讲解注意事项	沟通解答问题正确、清楚	不正确或不清楚扣2分	
		合理处置用物	处理用物方法正确	处理用物方法不正确扣6分	
		洗手（六步洗手法）、记录、签字	洗手、记录规范，签名清楚	一处不符合要求扣1分	
时间	5	从洗手到操作结束15min	动作熟练、操作流畅	时间每超过30s扣1分	
质量评价	5	操作流畅、完整，患者安全	动作轻快、有效，患者安全，指导解释清楚	一项不符合要求扣2分	
总分	100	实得分合计（ ）		实扣分合计（ ）	

五、知识技能应用

以小组为单位进行理论知识回顾、讨论、评估、制定护理计划、实施、练习，教师对学生掌握的理论和技能情况进行考核和评价。

（一）讨论

（1）如何判断危重患者需要吸痰？

（2）吸痰过程中和吸痰后应注意观察危重患者的哪些指标？

（二）技能实践

对模拟危重患者模型进行吸痰操作练习。

六、课后练习

（一）A_1 型题

1.电动吸引器吸痰每次插入导管吸引时间不超过（   ）。

    A. 5s   B. 10s   C. 15s   D. 20s   E. 25s

2.患者因咳嗽无力而造成排痰不畅，不会引起（   ）。

    A. 心力衰竭   B. 面色苍白   C. 肺不张   D. 呼吸困难   E. 窒息

3.使用吸引器吸痰时，操作不妥的是（   ）。

    A. 检查电压、管道连接和吸引性能   B. 吸痰管要每日更换

    C. 为小儿吸痰时负压要小   D. 储液瓶内的吸出液要及时倾倒

    E. 每个部位吸痰不得超过15s

4. 吸痰过程中，发现患者心率、血压、呼吸、血氧饱和度有明显的变化，护士应
（　　　）。

    A. 立即停止吸痰   B. 继续吸痰以防气道堵塞

    C. 立即通知大夫   D. 向患者解释吸痰很痛苦

    E. 以上均正确

5. 吸痰管外径不得超过气管插管内径的（　　　）。

    A. 1/4   B. 1/3   C. 1/2   D. 2/3   E. 以上均不对

6. 电动吸痰法最主要的目的是（　　　）。

    A. 促进呼吸道纤毛运动   B. 促进 IgG 分泌

    C. 保持呼吸道清洁   D. 保持呼吸道湿润

    E. 保持呼吸道通畅

7. 吸痰管进行气管内吸痰的方法是（　　　）。

    A. 自上而下抽吸   B. 自上而下反复抽吸

    C. 上下移动导管进行抽吸   D. 左右旋转、由下向上提吸

    E. 固定一处抽吸

8. 用电动吸引器吸痰时，如一次不能吸尽，应隔多少时间再吸（　　　）。

    A. 1～2min   B. 3～5min   C. 6～8min   D. 10～12min   E. 15～20min

9. 对痰液黏稠致呼吸困难的患者，以下处理不妥的是（　　　）。

    A. 帮助患者多翻身   B. 湿化吸入空气

    C. 用力叩击胸壁，以利排痰   D. 必要时用吸引器吸痰

    E. 评估患者缺氧程度

10. 使用吸引器为患者进行吸痰时，正确的方法是（　　　）。

    A. 操作者站在患者头侧，协助患者抬颈，使头后仰

    B. 一手反折导管末端，一手持吸痰管头端插入患者口腔

    C. 尽早为昏迷患者行气管切开，便于呼吸道管理

    D. 气管切开者先吸口、鼻腔，再吸气管套管处分泌物

    E. 吸痰过程中随时观察患者的呼吸、心率和血氧饱和度

（二）A₂ 型题

1. 患者李某，男，35 岁，因车祸致颅骨骨折，昏迷，呼吸困难，行气管切开，呼吸机辅助呼吸。现患者呼吸道有痰致呼吸道压力升高需吸痰，下列吸痰方法正确的是（　　　）。

    A. 经口腔吸痰   B. 经鼻腔吸痰

    C. 经气管切开处吸痰   D. 气管插管吸痰   E. 以上均正确

2. 患者李某，85 岁，神志清醒，但体虚无力致呼吸道有痰无法排出，严重影响呼吸。

护士采取电动吸引器吸痰方法帮助患者保持呼吸道畅通,其方法错误的是( )。

A. 经口腔吸痰　　　　　　　B. 经鼻腔吸痰

C. 采取正压吸痰法　　　　　D. 负压掌握在 40 ~ 53.3kPa

E. 痰液黏稠时先行雾化吸入

3. 护士小王在给患者吸痰前,检查方法错误的是( )。

A. 吸痰管号码是否合适　　　B. 电源和吸引器电压是否相等

C. 吸引器各管道连接是否正确　D. 安全瓶内是否加入少量消毒剂

E. 吸引器的吸力是否正常

4. 实习护士在为患者吸痰时,被家属问到电动吸引器吸痰利用的原理,她的解释是( )。

A. 正压作用　　B. 负压作用　　C. 空吸作用　　D. 静压作用　　E. 虹吸作用

5. 儿科护士在给小儿吸痰时,负压一般不超过( )。

A. 13.3kPa　　B. 21.3kPa　　C. 40.0kPa　　D. 53.3kPa　　E. 60.0kPa

（闫婷婷）

4.2　氧气吸入法

一、学习目标

知识目标

1. 掌握危重患者吸氧的方法和注意事项。

2. 熟悉危重患者吸氧的目的和适应证。

3. 熟悉危重患者缺氧的症状。

4. 了解氧疗的副作用。

技能目标

能为危重患者正确吸氧。

二、学习重点和难点

重　点：危重患者吸氧的方法和注意事项。

难　点：判断危重患者缺氧的程度。

三、工作情境及任务

情　境：患者,女,60 岁,因支气管哮喘发作急诊入院。患者呼吸困难,面色紫绀,神志清醒。

任务一：判断该患者是何种程度的缺氧，应该给予何种氧浓度和氧流量。

任务二：请立即给患者吸氧，解除患者痛苦。

四、知识储备和理论学习

（一）目的

提高患者动脉血氧含量和动脉血氧饱和度。纠正各种原因造成的缺氧，维持机体生命活动。

（二）评估

（1）患者的缺氧程度：患者轻度缺氧时发绀轻，呼吸困难不明显，神志清楚；中度缺氧时发绀明显，呼吸困难明显，神志正常或烦躁；重度缺氧时发绀显著，呼吸困难严重，呈昏迷或半昏迷状态。

（2）患者的生命体征、意识、心理状态和配合程度。

（三）计划

（1）护理目标：患者或家属了解用氧的目的；患者呼吸平稳，血氧饱和度在正常范围内；患者能够配合操作，说出用氧期间的注意事项。

（2）用物准备：用氧装置一套、一次性吸氧管、纱布、棉签、弯盘、温开水、氧气记录单、笔等。

（四）实施

1.操作步骤

见表4-4-3。

表4-4-3　　　　　　　　　　　　氧气吸入实践过程及要点说明

	实践过程	要点说明
核对、备物	护士洗手、戴口罩，备齐用物携至床旁，核对患者，解释，取得患者的配合	先调好流量，再放入吸氧管
清洁鼻腔	用湿棉签清洁患者鼻腔。将一次性吸氧管连接至用氧装置上，测试是否通畅、有无漏气	
吸氧	根据缺氧的程度确定氧气流量，将吸氧管插入患者鼻腔，交代患者注意事项	
记录	护士洗手，记录用氧时间和流量	
停氧	吸氧结束后，先拔出吸氧管，再关掉氧气装置	
整理记录	整理用物，安置患者。洗手，记录停氧时间和用氧效果	

2.注意事项

（1）严守操作规程，注意用氧安全，做好"四防"，即防火、防油、防震、防热。

（2）使用氧气时，应先调流量再插氧气管；停用时先拔管，再关闭氧气开关。中途改变流量时，应将氧气管和用氧装置分离，调好流量再接上，避免损伤肺组织。

（3）用氧过程中观察患者的病情反应确定疗效，包括患者脉搏、血压、精神状态、皮肤颜色及湿度、呼吸方式。

（五）评价

患者缺氧症状得到改善，呼吸平稳。患者未发生呼吸道损伤，用氧安全。护患沟通良好，患者配合操作。氧气吸入技术操作评价见表4-4-4。

表 4-4-4 氧气吸入技术操作评价

项目	分数	操作要点		考核要点	扣分要点	扣分
仪表	5	按要求着护士装（主要包括护士服、帽子、鞋）		仪表端庄，服装整洁	一处不符合要求扣2.5分	
操作前准备	15	评估：患者年龄、病情、治疗及意识状态，患者缺氧程度及呼吸道情况，患者对氧气吸入法的认知及合作情况；检查氧气筒及氧气表等装置		了解病情，评估全面	①未评估扣3分 ②评估缺一项扣1分	
		告知患者：操作目的及配合方法		告知内容准确	①插管前不告知配合方法扣3分 ②一项告知不全扣1分	
		操作护士：洗手、戴口罩 用物准备：用氧装置一套、一次性吸氧管、纱布、棉签、弯盘、温开水、氧气记录单、笔等		洗手（六步洗手法，口述与示意，并说明时间要求，下同）、戴口罩	①未洗手扣3分 ②一处不符合要求扣1分	
		环境：清洁、安全，温湿度适宜		备齐用物、放置合理	①少一件或一件不符合要求扣1分 ②一处不符合要求扣1分	
操作过程	55	装表	取下氧气筒帽，吹尘 装表，拧紧，表身直立于氧气筒旁	吹尘正确，装表牢固	一处不符合要求扣1分	
			连接通气管和湿化瓶，瓶内装1/3～1/2蒸馏水或冷开水	蒸馏水用量合适	不符合要求扣1分	
			检查装置是否漏气	检查准确	不检查或漏气扣2分	
		插鼻氧管	备齐用物，推氧气瓶到患者床前，再次核对	注意核对	不核对扣1分	
			清洁双侧鼻腔，请患者选择一侧用于插管。连接鼻导管	清洁双侧鼻腔	不清洁扣1分	
			根据患者情况正确调节氧流量。将鼻导管放入冷开水中湿润，并再次检查是否通畅	氧流量与病情相符	氧流量不正确扣2分	

（续表）

项目	分数	操作要点		考核要点	扣分要点	扣分
操作过程	55	插鼻氧管	测量长度、插管，动作轻柔正确固定，保持患者舒适、美观	动作轻柔	动作粗暴扣2分	
			记录氧疗开始时间、流量	准确记录	记录不准确扣2分	
			向患者解释用氧的注意事项		未解释扣2分	
			观察患者用氧情况，有异常及时处理	准确观察	未观察扣2分	
		停氧	取下鼻导管，置于弯盘。记录停氧时间 关流量开关、关总开关、开流量开关、关流量开关 取下湿化瓶及连接管 卸表	顺序准确	顺序不准确扣2分	
操作后	15	妥善安置患者，整理床单位		患者舒适	患者体位不舒适扣3分	
		回答患者及家属问题，讲解注意事项		沟通解答问题正确、清楚	不正确或不清楚扣2分	
		合理处置用物		处理用物方法正确	处理用物方法不正确扣6分	
		洗手（六步洗手法）、记录、签字		洗手、记录规范，签名清楚	一处不符合要求扣1分	
时间	5	从洗手到操作结束15min		动作熟练、操作流畅	时间每超过30s扣1分	
质量评价	5	操作流畅、完整，患者安全		动作轻快、有效，患者安全，指导解释清楚	一处不符合要求扣2分	
总分	100	实得分合计（　　　　）			实扣分合计（　　　　）	

五、知识技能应用

以小组为单位进行理论知识回顾、讨论、评估、制定护理计划、实施、练习，教师对学生掌握的理论和技能情况进行考核和评价。

（一）讨论

（1）如何判断危重患者缺氧的程度？

（2）吸氧的方法和注意事项是什么？

（二）技能实践

对模拟危重患者模型进行吸氧操作练习。

六、课后练习

（一）A₁ 型题

1. 肺性脑病的正确给氧方法是（　　　）。

    A. 间歇用氧　　　　　　　　B. 低流量用氧

    C. 高浓度持续给氧　　　　　D. 低流量间歇给氧

    E. 高浓度间歇给氧

2. 中度缺氧的氧分压是（　　　）。

    A. 2.6 ～ 3.6kPa　　　　　　B. 2.6 ～ 4.6kPa　　　　　C. 3.6 ～ 4.6kPa

    D. 4.6 ～ 5.6kPa　　　　　　E. 4.6 ～ 6.6kPa

3. 氧浓度高于 70%，持续超过多长时间会发生氧中毒（　　　）。

    A. 1 ～ 2 天　　　B. 2 ～ 3 天　　　C. 5 天　　　　　D. 7 天　　　　　E. 半个月

4. 对缺氧和二氧化碳潴留同时存在者应（　　　）。

    A. 高浓度给氧为宜　　　　　B. 高流量给氧为宜

    C. 低浓度持续给氧为宜　　　D. 低流量间断给氧为宜

    E. 高浓度间断给氧为宜

5. 使用鼻导管给氧时，错误的是（　　　）。

    A. 插导管前用湿棉签清洁鼻孔　　B. 鼻导管轻轻插至鼻咽部

    C. 应用氧气时先调节流　　　　　D. 中途改变流量时，先分离鼻导管、后调流量

    E. 停用氧气时，先关流量开关

6. 鼻导管给氧，下列步骤不正确的是（　　　）。

    A. 氧气筒放置距暖气 1m　　　B. 导管用液状石蜡润滑

    C. 导管插入长度为鼻尖至耳垂长度的 2/3

    D. 导管每日更换 1 ～ 2 次　　　E. 停用时先取下鼻导管，再关氧气开关

7. 用氧时要注意安全，做好"四防"，"四防"不包括（　　　）。

    A. 防火　　　　B. 防震　　　　C. 防油　　　　D. 防热　　　　E. 防晒

8. 适用高浓度、高流量吸氧的疾病是（　　　）。

    A. 慢性支气管炎　　　　　　B. 肺心病　　　　　　　　C. 急性肺水肿

    D. 成人呼吸窘迫综合征　　　E. 心肌梗死

9. 提示用氧的动脉血氧指标是（　　　）。

    A. 低于 9.3kPa　　　　　　　B. 低于 8.6kPa　　　　　　C. 低于 7.6kPa

    D. 低于 6.6kPa　　　　　　　E. 低于 5.6kPa

10. 长期吸氧的肺心病患者最适宜的吸氧方式是（　　　）。

    A. 鼻导管　　　B. 口罩　　　C. 面罩　　　D. 鼻塞法　　　E. 高压氧仓

（二）A₂型题

1. 患者王某，65岁，因支气管哮喘急性发作而急诊入院。护士首先为其做的是
   （　　　）。

   A. 吸氧　　　　　　　　　B. 输液　　　　　　　　　C. 入院宣教

   D. 通知医生　　　　　　　E. 测量生命体征

2. 患者张某，患肺心病伴呼吸衰竭。临床表现：呼吸困难，并有精神、神经症状。
   给氧的方法是（　　　）。

   A. 低流量、低浓度持续给氧　　B. 乙醇湿化给氧　　　　C. 加压给氧

   D. 低流量间断给氧　　　　　　E. 高浓度、高流量持续给氧

3. 马女士，75岁，肺源性心脏病，出现呼吸困难、咳嗽、咯痰等症状，现采取鼻导
   管氧气吸入，病情好转。患者要进食时，应（　　　）。

   A. 先关流量开关，后拔管　　　B. 先关总开关，后拔管

   C. 分离氧气管道，鼻导管保留　D. 先拔管，再关流量开关

   E. 边进食边吸氧

4. 患者，女性，33岁，因风湿性心脏病二尖瓣狭窄6年，近半个月重体力劳动时出
   现呼吸困难而入院治疗。今日凌晨患者睡眠中突然憋醒，被迫坐起，伴大汗、咳嗽、
   咳粉红色泡沫痰，心率118/min，两肺布满湿性啰音和哮鸣音。责任护士给予患
   者吸氧的方法是（　　　）。

   A. 间断低流量吸氧　　　　　　B. 持续高流量吸氧

   C. 持续低流量吸氧　　　　　　D. 经20%～30%乙醇湿化高流量吸氧

   E. 经20%～30%乙醇湿化低流量吸氧

5. 患者张某，因一氧化碳中毒急诊入院，护士用平车护送病区，途中输氧和输液应
   （　　　）。

   A. 暂停输液，继续吸氧　　　　B. 暂停吸氧，继续输液

   C. 拔吸氧管，暂停输液　　　　D. 吸氧并维持输液

   E. 听医生安排

（闫婷婷）

4.3 洗胃法

一、学习目标

知识目标

1.掌握危重患者洗胃的方法和注意事项。

2.掌握常见药物中毒的灌洗溶液和禁忌药物。

3.熟悉危重患者洗胃目的和适应证。

技能目标

能为不同情况的危重患者进行洗胃。

二、学习重点和难点

重　点：危重患者洗胃的方法和注意事项。

难　点：常见药物中毒的灌洗溶液和禁忌药物。

三、工作情境及任务

情　境：患者，女，46岁，因与家人发生矛盾，服敌敌畏后2h被家人送入医院。患者神志不清，呼吸困难，入院后立即进行抢救。

任务一：请判断该患者使用何种洗胃液进行洗胃。

任务二：请正确实施洗胃法，尽快清除毒物。

四、知识储备和理论学习

（一）目的

清除胃内毒物或刺激物，减轻胃黏膜水肿，为手术或检查做准备。

（二）评估

（1）患者对洗胃的认识、心理状态、合作程度及耐受力。

（2）患者的年龄、病情、中毒情况，有无洗胃禁忌证。

（3）患者的意识状态、生命体征，有无义齿，呕吐物性质、气味。

（三）计划

（1）护理目标：患者了解洗胃的目的，情绪稳定，配合护理工作。经过洗胃后胃液澄清无味，无并发症出现。

（2）用物准备：自动洗胃机，治疗盘内备洗胃管、水温计、镊子或血管钳、液状石蜡、量杯、纱布、棉签、胶布、弯盘、橡胶单、盛水桶。按需准备洗胃液10000～20000ml，温度 25℃～38℃。

（四）实施

1.操作步骤

见表 4-4-5。

表 4-4-5   **洗胃法实践过程及要点说明**

	实践过程	要点说明
核对、备物	护士洗手、戴口罩，备齐用物携至床旁，核对患者，解释，取得患者的配合	
患者准备	患者取左侧卧位或者坐位。铺橡胶单与治疗巾，弯盘置于口角旁，床头下置污水桶	
插胃管	接通自动洗胃机电源，检查性能。量插入胃管长度，润滑胃管前端，由口腔插入 45～55cm，证实胃管在胃内后固定	确保胃管在胃内
连接洗胃机	将已配好的洗胃液倒入水桶内，三根橡胶管分别与机器的药管（进液管）、胃管、污水管（出液管）相连，药管的另一端放于洗胃液内，污水管的另一端放入空水桶内，胃管的另一端与已插好的患者胃管相连，调节药量流速	注意接管顺序
自动洗胃	按"手吸"键，吸出胃内容物，再按"自动"键，机器即开始对胃进行自动冲洗，直至洗出液澄清无味为止	密切观察患者情况及洗胃液性质
拔管	为患者拔管，清洁口腔和面部，安置患者于舒适卧位	
整理、记录	整理床单位，清理用物，洗手。记录患者的情况、洗出液的量和性质	

2.注意事项

（1）急性中毒患者应迅速催吐，必要时再洗胃。毒物不明时应留首次胃液送检，并用生理盐水或温开水洗胃。

（2）对吞服强酸碱者禁忌洗胃，防止穿孔。对消化道溃疡、食道堵塞、食管静脉曲张、胃癌等患者禁忌洗胃，对昏迷者慎用。

（3）洗胃过程中发现有血性液体流出或出现虚脱现象或腹痛，立即停止洗胃。

（4）每次灌注量不要太多，防止毒物推至十二指肠而促使毒物吸收或造成急性胃扩张。

（5）掌握洗胃时间，幽门梗阻患者在空腹或饭后 4～6h 洗胃，并记录潴留量。

（6）中毒较重者取左侧卧位；意识清楚、血压正常者取坐位；昏迷患者取平卧位，头偏向一侧。

（五）评价

患者胃内毒物被清除，中毒症状缓解，无不良反应，未发生并发症。患者合作配合，自尊与隐私得到保护。洗胃技术操作评价见表 4-4-6。

表 4-4-6   洗胃技术操作评价

项目	分数	操作要点	考核要点	扣分要点	扣分
仪表	5	按要求着护士装（主要包括护士服、帽子、鞋）	仪表端庄，服装整洁	一处不符合要求扣2.5分	
操作前准备	15	评估：了解患者生命体征、意识状态、瞳孔变化等；判断患者中毒情况及有无洗胃禁忌证；检查患者口鼻腔黏膜状况以及有无义齿等；解释操作目的及方法，了解患者心理反应与合作程度；检查洗胃仪器的工作性能 告知患者：操作目的及配合方法	了解病情，评估全面	①未评估扣3分 ②评估缺一项扣1分	
			告知内容准确	①插管前不告知配合方法扣3分 ②告知不全一项扣1分	
操作前准备	15	操作护士：洗手、戴口罩 用物准备：自动洗胃机，治疗盘内备洗胃管、水温计、镊子或血管钳、液状石蜡、量杯、纱布、棉签、胶布、弯盘、橡胶单、盛水桶。按需准备洗胃液10000～20000ml，温度25℃～38℃ 环境：清洁、安全，温湿度适宜。	洗手（六步洗手法，口述与示意，并说明时间要求，下同）、戴口罩	①未洗手扣3分 ②一处不符合要求扣1分	
			备齐用物、放置合理	①少一件或一件不符合要求扣1分 ②一处不符合要求扣1分	
操作过程	55	插胃管：连接管道，接通电源，检查洗胃机	管道连接正确	不符合要求扣1分	
		核对、解释。协助患者取合适卧位。选择、清洁鼻腔，备胶布。橡胶单及治疗巾铺于患者胸前	左侧卧位或坐位	不符合要求扣1分	
		测量、标记、润滑胃管	正确标记	未标记扣2分	
		插入胃管，深度适宜。验证胃管在胃内。固定胃管	三种方法验证	方法不正确扣2分	
		洗胃：连接胃管和洗胃机 打开洗胃机开关，吸尽胃内容物。按"自动"键，机器开始对胃进行自动冲洗灌洗	连接正确	连接不正确扣2分	
		观察患者、洗出液及进出液量。洗至洗出液澄清、无异味	观察并记录	未观察扣3分	
		拔管：拔胃管			
操作后	15	妥善安置患者，整理床单位	患者舒适	患者体位不舒适扣3分	
		回答患者及家属问题，讲解注意事项	沟通解答问题正确、清楚	不正确或不清楚扣2分	
		合理处置用物	处理用物方法正确	处理用物方法不正确扣6分	

（续表）

项目	分数	操作要点	考核要点	扣分要点	扣分
操作后	15	洗手（六步洗手法）、记录、签字	洗手、记录规范，签名清楚	一处不符合要求扣1分	
时间	5	从洗手到操作结束15min	动作熟练、操作流畅	时间每超过30s扣1分	
质量评价	5	操作流畅、完整，患者安全	动作轻快、有效，患者安全，指导解释清楚	一项不符合要求扣2分	
总分	100	实得分合计（ ）		实扣分合计（ ）	

五、知识技能应用

以小组为单位进行理论知识回顾、讨论、评估、制定护理计划、实施、练习，教师对学生掌握的理论和技能情况进行考核和评价。

（一）讨论

（1）如何根据患者的情况选择洗胃灌洗液？

（2）洗胃的方法和注意事项是什么？

（二）技能实践

对模拟危重患者模型进行洗胃操作练习。

六、课后练习

（一）A_1 型题

1. 敌百虫中毒忌用的洗胃溶液是（   ）。

　　A. 温开水　　　　B. 高锰酸钾　　　C. 清水　　　　　D. 碳酸氢钠　　　E. 盐水

2. 有机磷农药中毒时禁用的洗胃液是（   ）。

　　A. 生理盐水　　　B. 高锰酸钾　　　C. 碳酸氢钠　　　D. 温开水　　　　E. 清水

3. 为幽门梗阻患者洗胃时采用（   ）。

　　A. 口服催吐法　　　　　　　B. 漏斗胃管洗胃法　　　　　　C. 注洗器洗胃法

　　D. 电动吸引器洗胃法　　　　E. 自动洗胃机洗胃法

4. 急性中毒未确诊时，应选择的洗胃液是（   ）。

　　A. 1：15000 高锰酸钾液　　　B. 温开水或等渗盐水　　　　C. 牛奶

　　D. 2%～4% 碳酸氢钠液　　　 E. 硫酸镁

5. 下列药物中毒时禁忌洗胃的是（   ）。

　　A. 敌敌畏　　　　　　　　　B. 雷米封　　　　　　　　　C. 氢氧化钠

　　D. 苯巴比妥类　　　　　　　E. 敌敌畏

6. 敌敌畏中毒患者洗胃时首选（　　　）。

A. 硫酸钠　　　　　　　　　　B. 温开水或等渗盐水　　　　　C. 硫酸铜

D. 高锰酸钾　　　　　　　　　E. 2%～4% 碳酸氢钠液

7. 乐果中毒患者洗胃时禁用（　　　）。

A. 硫酸钠　　　　　　　　　　B. 温开水或等渗盐水　　　　　C. 硫酸铜

D. 高锰酸钾　　　　　　　　　E. 2%～4% 碳酸氢钠液

8. 吞服强酸、强碱类腐蚀性药物的患者，切忌（　　　）。

A. 含漱　　　　　B. 洗胃　　　　　C. 导泻　　　　　D. 灌肠　　　　　E. 输液

9. 安眠药中毒患者导泻可用（　　　）。

A. 硫酸钠　　　　　　　　　　B. 温开水或等渗盐水　　　　　C. 硫酸铜

D. 高锰酸钾　　　　　　　　　E. 2%～4% 碳酸氢钠液

10. 中毒较深的患者洗胃时应采取（　　　）。

A. 左侧卧位　　　B. 右侧卧位　　　C. 患侧卧位　　　D. 半卧位　　　E. 平卧位

（二）A₂ 型题

1. 李某，男性，29 岁，因误服盐酸急诊入院洗胃。护士切忌为其（　　　）。

A. 含漱　　　　　B. 洗胃　　　　　C. 导泻　　　　　D. 灌肠　　　　　E. 输液

2. 张某，男性，40 岁，因误食灭鼠药，被送入急诊室。此时护士为患者张某洗胃最好选用（　　　）。

A. 温开水　　　　　　　　　　B. 1∶15000～1∶20000 高锰酸钾

C. 生理盐水　　　　　　　　　D. 2% 碳酸氢钠液

E. 4% 碳酸氢钠液

3. 范某，女性，25 岁，服用大量毒药，药名不详。对其胃管洗胃时首先应（　　　）。

A. 立即灌入液体　　　　　　　B. 问患者服的是何种药物

C. 抽取毒物立即送检　　　　　D. 灌入牛奶　　　　　　　　E. 灌入蛋清水

4. 王某，男性，35 岁，因幽门梗阻需要洗胃，适宜的时间是（　　　）。

A. 饭后 1～2h　　　　　　　　B. 饭前 1～2h　　　　　　　C. 饭后 4～6h

D. 饱食后　　　　　　　　　　E. 饭前 1h

5. 护士为中毒患者张某洗胃时，先吸进胃内容物，再灌入洗胃液其，目的是（　　　）。

A. 防止胃管阻塞　　　　　　　B. 防止误入气管　　　　　　C. 减少毒素吸收

D. 防止胃过度饱胀　　　　　　E. 防止胃下垂

（闫婷婷）

子项目（五） 临终关怀及尸体护理

5.1 临终关怀

一、学习目标

知识目标

1. 掌握临终关怀的原则。
2. 掌握临终患者的护理措施。
3. 熟悉临终关怀的概念。
4. 了解临终关怀的发展和现状。

技能目标

能为临终患者实施护理。

二、学习重点和难点

重　点：临终患者的护理措施。

难　点：临终关怀的原则。

三、工作情境及任务

情　境：患者张某，女，34岁，子宫颈癌晚期，患者心情抑郁，不思饮食，明显消瘦。

任　务：请对该患者实施正确的护理措施。

四、知识储备和理论学习

（一）临终关怀的概念

临终关怀又称善终服务，向临终患者及家属提供一种全面的医疗与护理照料。它涵盖了所有患者及家属生理、心理、社会文化和精神的需要，使患者能够在临终时无痛苦、安宁、坦然地走完人生的最后旅程。

（二）临终关怀的原则

1. 照护为主的原则

临终关怀是以治愈为主的治疗向以对症为主的照护转变，通过以舒适为目的的治疗和护理过程，控制患者的症状，解除其疼痛，使其获得一种相对舒适安宁的状态。

2.适度治疗的原则

临终关怀不以延长患者的生存时间为目的，而以提高生命质量为目的，对临终患者要适度治疗，以解除疼痛、姑息治疗为主。

3.满足心理需要的原则

对临终患者应加强心理治疗和心理护理，做好心理疏导，使其心理获得平衡。

4.整体服务的原则

既对临终患者生理、心理和社会方面提供全面的照护和关心，又对患者家属进行心理疏导和干预；既为患者生前提供服务，又为其死亡后提供居丧服务等。

5.提高生命质量的原则

丰富患者有限的生命，提供临终患者一个安适、有意义、有尊严、有希望的生活。

6.人道主义原则

对临终患者充满爱心和同情心，理解临终患者，尊重患者选择死亡的权利，维护患者的尊严。

（三）临终患者的护理措施

1.做好临终患者的生活护理

为患者创造温暖、安静、整洁、舒适的环境，做好患者的清洁护理，提供良好的饮食护理，保证患者充足的睡眠，安排好患者的日常生活。

2.缓解临终患者的躯体症状

护士应密切观察患者的生命体征及其他病情变化，及时发现患者的不适，采取有效的护理措施缓解患者的躯体症状。

3.控制临终患者的疼痛

护士应注意评估患者疼痛的性质、部位、时间、程度及疼痛的影响因素，相信患者的主观叙述，同情安慰患者，转移其注意力，采用多种方法减轻患者的疼痛。

4.重视临终患者的心理护理

护士应着装整洁、素雅，态度和蔼亲切、温柔，目光柔和、镇静、专注，表情自然、真挚、和悦，言语亲切、清晰，操作轻巧、敏捷、稳重等，给临终患者增强安全感和信任感。

5.给予临终患者家属以心理支持

护士要主动和患者家属沟通，了解其心理感受，使家属解除疑虑、理解患者。指导家属对患者进行生活照顾和力所能及的护理。给予患者家属心理和精神上的支持，鼓励其宣泄情感，做好安慰和指导。

五、知识技能应用

以小组为单位进行理论知识回顾、讨论、评估、制定护理计划、实施、练习，教师对学生掌握的理论和技能情况进行考核和评价。

（一）讨论

（1）临终关怀的概念和原则是什么？

（2）临终患者生理和心理上有哪些变化？

（二）技能实践

对模拟临终患者实施护理措施。

六、课后练习

（一）A₁型题

1. 临终患者最早出现的心理反应期是（　　　）。

    A. 否认期　　　　　　　B. 愤怒期　　　　　　　C. 协议期

    D. 忧郁　　　　　　　　E. 接受期

2. 患者处于临终状态，护理的主要措施是（　　　）。

    A. 置肢体于功能位　　　B. 帮助患者刷牙　　　　C. 检验生化指标

    D. 帮助其行走　　　　　E. 减轻疼痛

3. 临终关怀措施中错误的一项是（　　　）。

    A. 满足临终患者的身心需要

    B. 使其舒适、安详、有尊严地度过人生最后时期

    C. 以治疗为主　　　D. 注重提高生命质量　　　E. 对家属提供生命支持

4. 临终患者循环衰竭的表现不包括（　　　）。

    A. 心音低而无力　　　　B. 脉搏细速、不规则　　C. 血压上升

    D. 皮肤苍白　　　　　　E. 口唇、指甲青紫

5. 临终患者心理反应否认期可有（　　　）。

    A. 患者忧郁、悲哀、关心亲人生活

    B. 极度疲劳、表情淡漠、嗜睡

    C. 患者心情不好，对工作人员发脾气

    D. 患者不承认自己的病情，认为"不可能"

    E. 患者配合治疗，想尽办法延长自己的寿命

6. 现代的临终关怀始于20世纪60年代，其创始人是（　　　）。

    A. 桑巴斯　　　　　　　B. 桑德斯　　　　　　　C. 路易斯

    D. 黄天中　　　　　　　E. 崔以泰

7. 中国第一个临终关怀研究中心成立于（　　　）。

    A. 上海　　　　　　　　B. 广州　　　　　　　　C. 天津

    D. 北京　　　　　　　　E. 四川

8. 临终患者最后消失的感觉是（ ）。

    A. 视觉 　　　　　　B. 听觉 　　　　　　C. 触觉

    D. 嗅觉 　　　　　　E. 味觉

9. 自杀想法容易产生在临终阶段的（ ）。

    A. 否认期 　　　　　　B. 愤怒期 　　　　　　C. 协议期

    D. 忧郁期 　　　　　　E. 接受期

10. 对于临终昏迷的患者，下列护理措施不妥的是（ ）。

    A. 使用床挡 　　　　　B. 躁动不安时可使用约束具

    C. 必要时使用牙垫 　　D. 为防止口腔并发症应定时漱口

    E. 做好皮肤清洁护理

（二）A₂型题

1. 患者李某，男性，45岁，肺癌晚期，胸部剧烈疼痛，患者烦躁不安，十分痛苦。为缓解患者痛苦，应采取的做法是（ ）。

    A. 安慰患者 　　　　　B. 转移患者注意力 　　C. 肌肉注射安痛定

    D. 肌肉注射杜冷丁 　　E. 肌肉注射镇静剂

2. 患者李某，女性，60岁，宫颈癌末期，常常自语："这不公平，为什么是我？"出现这种心理反应，提示患者处于（ ）。

    A. 接受期 　　　　　　B. 否认期 　　　　　　C. 愤怒期

    D. 协议期 　　　　　　E. 忧郁期

3. 患者王某，男性，63岁，骨癌晚期，近日病情逐渐加重，出现悲伤情绪，要求见亲朋好友，并急于交代后事。患者心理反应处于（ ）。

    A. 否认期 　　　　　　B. 愤怒期 　　　　　　C. 协议期

    D. 忧郁期 　　　　　　E. 接受期

4. 对临终患者抑郁期的护理，错误的是（ ）。

    A. 多给患者以同情和照顾 　　　　　　B. 允许家属陪伴

    C. 尽量不让患者流露出失望、悲哀的情绪

    D. 尽量满足患者的需要 　　　　　　E. 加强安全保护

5. 某癌症晚期患者，处于临终状态，感到恐惧和绝望。当其发怒时，护士应（ ）。

    A. 热情鼓励，帮助其树立信心 　　　　B. 指导用药，减轻患者痛苦

    C. 说服患者理智面对病情 　　　　　　D. 理解、陪伴、保护患者

    E. 同情照顾、满足患者要求

（闫婷婷）

289

5.2 尸体护理

一、学习目标

知识目标

1. 掌握尸体护理的方法及注意事项。

2. 熟悉死亡的概念、标准及分期。

技能目标

能为死亡患者实施尸体护理。

二、学习重点和难点

重　点：尸体护理的方法及注意事项。

难　点：死亡的分期。

三、工作情境及任务

情　境：患者张某，女，34岁，子宫颈癌患者，在院治疗一个多月，于10月28日晨8：00死亡。

任　务：请对其完成尸体护理。

四、知识储备和理论学习

（一）死亡的概念和标准

死亡的概念：死亡指个体生命活动和新陈代谢的永久停止。

死亡的标准：1968年，美国哈佛大学在世界第二十二次医学会提出的死亡标准是对刺激无感受性和反应性，无运动，无反射，脑电波平直。凡符合这4条脑死亡标准，并在24h内反复检查多次结果一致者，可宣告其死亡。但有两种情况例外：体温过低，低于32.2℃者，或刚刚服用过巴比妥类药物等中枢神经系统抑制剂者。

（二）死亡过程的分期

死亡过程一般分为三期。

1. 濒死期

濒死期又称临终状态，是死亡过程的开始阶段。此期机体各系统的功能发生严重障碍，中枢神经系统脑干以上部位的功能处于深度抑制状态，表现为意识模糊或丧失，各种反射减弱或迟钝，肌张力减退或消失，心跳减弱，血压下降，呼吸微弱或出现潮式呼吸及间断呼吸。此期生命处于可逆阶段，若得到及时有效的抢救治疗，生命可复苏；

反之，进入临床死亡期。

2. 临床死亡期

这是死亡过程的延续。此期延髓处于极度抑制状态，表现为心跳、呼吸完全停止，瞳孔散大，各种反射消失，但持续时间极短，此期一般持续 5 ~ 6min，超过这个时间，大脑将发生不可逆的变化。但在低温条件下，临床死亡期可延长。

3. 生物学死亡期

这是死亡的最后阶段。此期整个中枢神经系统和各器官的新陈代谢相继停止，并出现不可逆的变化，整个机体已不能复活，早期出现尸冷、尸斑和尸僵，晚期出现尸体腐败。

（三）尸体护理的程序

1. 目的

维持尸体的姿势，外观良好，易于辨认。给予死者家属安慰，减轻哀痛。

2. 评估

（1）了解死者的医疗诊断、死亡原因和时间。

（2）观察死者面容、五官、体表及体腔是否有伤口、渗液及导管。

（3）了解死者民族习惯、宗教信仰，家属的心理状态、合作程度。

3. 计划

（1）护理目标：尸体清洁、面容端庄、姿势良好。死者家属能控制情绪，主动配合。

（2）用物准备：治疗盘内备衣裤、尸单、尸体识别卡三张、血管钳、不脱脂棉花、剪刀、绷带，有伤口者备换药敷料，准备擦洗用物、隔离衣和手套等。

（3）环境：安静、肃穆，屏风遮挡。

4. 实施

（1）操作步骤：见表 4-5-1。

表 4-5-1 **尸体护理实践过程及要点说明**

	实践过程	要点说明
备物	填写尸体识别卡，备齐用物携至床旁，屏风遮挡	
通知家属	请家属暂离病房并劝其节哀。如果家属不在，应尽快通知家属前来	
去除导管	撤离患者气管插管，移去抢救设备，去除各种导管。如有伤口，更换干净敷料，拔出引流管并用胶布封闭管口	封闭伤口
清洁尸体	将床放平，使身体仰卧，头下放枕，用一大单遮盖尸体。清洁尸体，用棉花堵住孔道。将尸体识别卡系于尸体右手腕部，撤去大单	头下放枕
送太平间	将尸单放于平车上，移尸体到平车包于尸单内，妥善固定后将第二张尸体识别卡缚在尸单上。盖上大单，将尸体送往太平间，置于停尸屉内，将第三张尸体识别卡放于尸屉外面	
终末处理、记录	处理床单位，整理病历。两人清点患者遗物，交给家属	做好记录

（2）注意事项：尸体护理应在死亡后尽快进行，防止尸体僵硬。将尸体安置自然体位，不可暴露尸体。态度严肃认真，表示对死者的尊重，遗物交给家属。对传染病尸体按规定消毒处理，以控制院内感染。

5. 评价

尸体清洁、面容端庄、姿势良好。死者家属能控制情绪，主动配合，对护士工作满意。

五、知识技能应用

以小组为单位进行理论知识回顾、讨论、评估、制定护理计划、实施、练习，教师对学生掌握的理论和技能情况进行考核和评价。

（一）讨论

死亡的概念、标准及分期。

（二）技能实践

对模拟死亡患者实施尸体护理。

六、课后练习

（一）A_1 型题

1. 濒死患者的临床表现是（　　）。

    A. 呼吸停止　　　　　　　　B. 心跳停止

    C. 反射性反应消失　　　　D. 体温逐渐下降，接近室温　　　E. 呼吸衰竭

2. 生物学死亡期的特征是（　　）。

    A. 呼吸停止　　　　　　　　B. 心跳停止　　　　　　　　C. 尸斑出现

    D. 各种反射消失　　　　　E. 神志不清

3. 尸斑多出现在死亡后（　　）。

    A. 2～8h　　　　　　　　　B. 2～4h　　　　　　　　　C. 4～6h

    D. 6～8h　　　　　　　　　E. 6～10h

4. 尸体腐败主要是由于何种原因造成的（　　）。

    A. 腐败细菌的作用导致机体组织的分解

    B. 新陈代谢障碍，组织氧化还原作用

    C. 血液循环障碍导致组织缺血缺氧

    D. 脑细胞坏死

    E. 糖原氧化分解作用

5. 对濒死期循环衰竭临床表现的描述，错误的是（　　）。

    A. 皮肤苍白　　　　　　　　B. 心音低而无力　　　　　　C. 四肢冰冷

D.脉搏呈洪脉　　　　　　E.血压下降

6.目前医学界逐渐开始以哪项作为死亡的判断标准（　　　）。

A.呼吸停止　　　　　　B.心跳停止　　　　　　C.各种反射消失

D.脑死亡　　　　　　E.瞳孔散大，对光反射消失

7.尸斑一般出现在尸体的哪个部位（　　　）。

A.头部　　　　　　B.腹部　　　　　　C.胸部

D.足部　　　　　　E.最低部

8.临床上进行尸体护理的依据是（　　　）。

A.呼吸停止　　　　　　B.各种反射消失　　　　　　C.心跳停止

D.意识丧失　　　　　　E.医生做出死亡诊断后

9.尸体护理的操作方法中错误的是（　　　）。

A.填好尸体识别卡

B.撤去治疗用物

C.脱衣，擦净胶布与药液痕迹

D.放平尸体，去枕仰卧

E.用未脱脂棉花填塞身体孔道

10.对濒死期患者的主要护理措施是（　　　）。

A.结束一切处置　　　　　　B.通知住院处结账　　　　　　C.准备尸体料理

D.争分夺秒地抢救　　　　　　E.整理患者遗物

（二）A₂型题

1.张先生，66岁，车祸撞伤脑部，出血后出现深昏迷，脑干反射消失，脑电波消失，无自主呼吸。患者以上表现应属于（　　　）。

A.濒死期　　　　　　B.临床死亡期　　　　　　C.生物学死亡期

D.疾病晚期　　　　　　E.脑死亡期

2.在医院病故的传染病患者，护士用消毒液清洁尸体后，堵塞尸体孔道的棉球应浸有（　　　）。

A.1%氯胺溶液　　　　　　B.过氧化氢溶液

C.0.9%氯化钠溶液　　　　　　D.乙醇　　　　　　E.碘酊

3.患者女性，78岁，多器官功能衰竭，表现为意识模糊，肌张力消失，心音低钝，血压70/40mmHg，潮式呼吸。此时患者处于（　　　）。

A.濒死期　　　　　　B.临床死亡期　　　　　　C.生物学死亡期

D.疾病晚期　　　　　　E.脑死亡期

4.王护士在做尸体护理时，对死者家属的护理不包括（　　　）。

A.说明患者的病情及抢救过程

B. 对患者的遗物整理和移交

C. 态度真诚，表情同情、理解

D. 做好对死者家属的回访

E. 尸体护理时，请家属在旁以便安慰

5. 护士小李在做尸体护理时为其头部垫枕头的主要目的是（　　）。

A. 保持舒适 　　　　　B. 安慰家属 　　　　　C. 易于辨认

D. 防止面部淤血 　　　E. 保持正确的姿势

（闫婷婷）

项目五

出院患者的护理

一、学习目标

知识目标

1. 说出患者出院护理的重要性。

2. 叙述患者出院护理的内容。

3. 学会出院病历的排列及相关内容的填写。

4. 有针对性地做好出院指导，满足患者需要。

技能目标

1. 能完成出院患者的护理工作。

2. 正确完成相关医疗文件的处理。

3. 完成床单位的处理。

4. 出院指导正确，沟通有效。

二、学习重点和难点

重　点：完成出院患者的护理工作。

难　点：出院指导，满足患者需要。

三、工作情境及任务

情境一：患者刘某，女，65 岁，因高血压住院 15 天好转，医嘱今日出院。

任　务：请完成对此患者的出院护理。

情境二：患者钟某，男，35 岁，因乙型肝炎住院 20 天好转，医嘱今日出院。

任　务：请完成对此患者的出院护理。

四、知识储备和理论学习

（一）出院护理的目的

（1）对患者进行出院指导，协助其尽快适应原工作和生活。

（2）按医嘱按时接受治疗或定期复诊。

（3）指导患者办理出院手续。

（4）清洁整理床单位。

（二）出院的方式

1. 同意出院

指患者经过治疗、护理，疾病已痊愈或好转，可回家休养或继续门诊治疗。一般由医生通知患者，或由患者建议，经过医生同意并开出出院医嘱。

2. 自动出院

指患者的疾病仍需住院治疗，但因经济、家庭等各种因素，患者或家属向医生提出出院要求。在这种情况下，患者或家属填写"自动出院"字据，再由医生开出"自动出院"医嘱。

3. 转院

指根据患者的病情需转往其他医院继续诊治，由医生告知患者及家属，并开出出院医嘱。

4. 死亡

指患者由于病情或伤情过重经抢救无效而死亡。由医生开出"死亡"医嘱，患者家属办理出院手续。

（三）出院护理

1. 出院前的护理

（1）通知患者和家属做好出院准备。

（2）分析患者出院后的生理、心理、社会需要，根据病情进行相关知识的健康教育。

（3）征求患者对医院工作的意见和建议，以便不断提高护理工作的质量。

2. 出院时护理

（1）填写患者出院护理评估单。

（2）执行出院医嘱。

①停止一切医嘱，注销所有的治疗及护理执行单。

②患者出院后若需继续服药治疗，护士可凭医嘱处方到药房领取药物，交患者或家属带回，并讲授用药常识及注意事项。

③填写出院通知单，并通知患者或家属到住院处办理出院手续。

④在体温单40℃～42℃之间相应出院日期和时间栏内，用红钢笔竖写或红印章注明出院时间。完善护理病历，将病历按出院顺序排好。

（3）协助患者整理用物，归还寄存的物品，收回患者在住院期间所借的物品，必要时消毒处理。

（4）患者办完手续离院时，护士可根据病情需要用轮椅、平车或步行等方式送患者至病区外或医院门口。

3. 出院后的处理

（1）填写出院患者登记本。

（2）按要求整理病历，交病案室保存。

（3）处理床单位。

①撤去病床上的污被服，放入污衣袋，送洗衣房处理。

②床垫、床褥、棉胎放在日光下曝晒6h以上或用紫外线照射消毒处理后按要求折叠。

③病床及床旁桌椅要用消毒液擦拭，非一次性面盆、痰杯等要用消毒液浸泡。

④打开病室门窗通风。

⑤把备用床铺好，准备迎接新患者。

⑥传染性病床单位及病室，要严格按传染病终末消毒法处理。

五、知识技能应用

小组根据课前所给案例模拟完成。

（一）一般患者出院的护理

通过自评、互评、老师点评、示范，学生讨论、练习、矫正。

（二）隔离患者出院的护理

通过自评、互评、老师点评、示范，学生讨论、练习、矫正。

六、课后练习

（一）A_1 型题

1. 患者出院前的护理措施错误的是（　　）。

　A. 通知患者和家属　　　　　　　　　　B. 家属到出院处办理出院手续

　C. 指导患者用药　　　　　　　　　　　D. 征求患者意见

　E. 床垫、被褥等日光下曝晒 2h

2. 出院患者的床单位处理错误的是（　　）。

　A. 污被服送洗衣房处理　　　　　　　　B. 消毒液擦床及床旁桌椅

　C. 床上用物在日光下曝晒 2h　　　　　　D. 打开病室门窗通风

　E. 铺好备用床

3. 人体力学的运用原则错误的是（　　）。

　A. 减少支撑面积　　　　B. 降低重心　　　　C. 减少身体重力线的偏移程度

　D. 利用杠杆作用　　　　E. 尽量使用大肌肉或多肌肉群

4. 铺备用床的目的是（　　）。

　A. 保持病室整洁、美观，准备接受新患者　　B. 供暂时离床活动的患者使用

　C. 为了患者治疗、护理方便　　　　　　　　D. 防止压疮的发生

　E. 便于接收麻醉尚未清醒的患者

5. 铺备用床时，盖被的被头与床头（　　）。

　A. 相距 10cm　　　　B. 相距 15cm　　　　C. 相距 20cm

　D. 相距 25cm　　　　E. 相距 30cm

6. 铺备用床时，其操作规程错误的一项是（　　）。

　A. 移开床旁桌，离床约 20cm　　　　　　B. 椅移至床尾正中距床约 15cm

C. 铺大单顺序是先床头、后床尾   D. 盖被被筒两边与床沿平齐

E. 枕套开口向门放置

7. 不符合铺床时节力原则的是（　　）。

A. 两腿前后，左右分开   B. 铺床时身体靠近床边

C. 两膝要直，不能屈曲   D. 应用臀部肌肉力量

E. 有节律、连续进行

8. 铺暂空床的目的是（　　）。

A. 供新患者及暂时离床活动的患者使用   B. 有利于患者静脉回流

C. 便于接受麻醉后尚未清醒的患者   D. 减轻颅内压，预防脑水肿

E. 保护被褥不被血液、呕吐物、排泄物等污染，便于更换

9. 铺暂空床时，橡胶中单和中单上缘距床头（　　）。

A. 15～20cm   B. 20～25cm   C. 25～30cm

D. 30～45cm   E. 45～50cm

10. 铺麻醉床的目的不包括（　　）。

A. 便于接受和护理麻醉手术后的患者

B. 保护被褥不被血液或呕吐物污染   C. 使患者安全、舒适

D. 预防并发症   E. 防治术后患者的伤口疼痛

11. 麻醉护理盘内不需要准备的物品是（　　）。

A. 张口器   B. 吸痰导管   C. 输氧导管

D. 毛巾   E. 血压计

12. 为全身麻醉术后患者铺麻醉床的步骤错误的是（　　）。

A. 拆除原有枕套、被套、大单等

B. 床中部的中单及橡胶单上端距床头 45～50cm

C. 将盖被扇形三折叠于一侧床边，其开口背门

D. 枕横立于床头，开口背门

E. 椅子放于盖被折叠侧

13. 铺麻醉床盖被三折于一侧床边，其开口处向门的目的是（　　）。

A. 使病室整洁   B. 便于接收术后患者   C. 执行省力原则

D. 有利于手术病情观察   E. 防止患者坠床

14. 使用轮椅时，错误的做法是（　　）。

A. 检查轮椅各部件的性能   B. 椅背与床尾平齐，面向床头

C. 嘱患者扶着轮椅扶手，身体尽量向前倾

D. 病情允许时，护士可站在椅背后   E. 注意患者情况，下坡应减速

15. 一人搬运患者，平车头端与床尾可为（　　）。

A. 30°   B. 60°   C. 90°

D. 120°   E. 180°

16. 两人搬运患者时第二人应搬运患者的（　　）。

 A. 腰、臀   B. 背、臀   C. 臀、腘窝

 D. 臀、腿   E. 腿、腘窝

17. 腰椎骨折患者需用何种方式搬运（　　）。

 A. 挪动法   B. 一人法   C. 两人法

 D. 三人法   E. 四人法

18. 用平车推送患者时，错误的做法是（　　）。

 A. 护士应站于患者头侧   B. 患者头部卧于小轮端

 C. 注意保暖   D. 保持吸氧、输液

 E. 上下坡时患者的头部在高端

19. 护士协助患者向平车挪动时顺序为（　　）。

 A. 上身、臀部、下肢   B. 上身、下肢、臀部

 C. 下肢、臀部、上身   D. 臀部、上身、下肢

 E. 臀部、下肢、上身

（二）A₂型题

1. 患者陈某，因消化道出血急诊入院，患者烦躁不安，面色苍白，四肢厥冷，血压 10/6kPa，脉搏 110 次 /min。对其入院护理的首要步骤是（　　）。

 A. 询问病史，填写入院护理评估单

 B. 准备急救物品，等待医生到来

 C. 置休克卧位，测体温、脉搏、血压，建立静脉通道，通知医生，配合抢救

 D. 热情招待，给患者留下良好印象

 E. 填写各种卡片，做入院指导

2. 某肺炎患者出院后，病床单位处理不妥的是（　　）。

 A. 拆下被服送洗

 B. 垫褥、棉胎置于日光下曝晒 6h，每 2h 翻动一次

 C. 痰杯、便盆浸泡于 0.5% 漂白粉澄清液中 30min

 D. 床、桌、地面用 0.5% 的消毒灵溶液擦拭

 E. 立即铺暂空床

3. 某患者施行左下肢手术，护士为其准备麻醉床，铺橡胶单和中单的步骤正确的是（　　）。

 A. 先铺床头部，后铺床尾部   B. 先铺床中部，后铺床尾部

 C. 先铺床中部，后铺床头部   D. 先铺床尾部，后铺床中部

E. 先铺床尾部，后铺床头部

4. 患者王某，因糖尿病酮症酸中毒急诊给予输液吸氧。现准备用平车送病区住院，途中护士应注意（　　）。

A. 拔管，暂停输液吸氧　　　　　　　　B. 留管，暂停输液吸氧

C. 继续输液吸氧，避免中断　　　　　　D. 暂停输液，吸氧继续

E. 暂停吸氧，输液继续

（周杰）

综合实训

综合实训项目一　门诊患者的护理

案例简介一：患者，女，70岁，农民，因发热、头疼、咳嗽、疲乏无力3天来院就诊。患者有家属陪伴。来院后顺利就诊，得到及时诊治。

情境一：来到医院门诊后，导医引导患者就诊。

任务一：询问患者的需要，及时给予帮助。

任务二：引导患者分诊后护送到相应的门诊候诊室，交代给门诊护士。

情境二：患者到内科门诊就诊。

任务一：组织患者就诊。

任务二：卫生宣教。

任务三：及时完成诊疗工作。

实训要求

1. 能正确引导患者就医。

2. 能正确完成门诊的护理工作。

教学方法

1. 课前以自学为主，并以小组为单位进行讨论交流，学习相关的知识、技能，为课堂学习做好知识和技能准备，为完成任务奠定基础。

2. 课堂展示课前学习成果，师生点评，教师规范示教，再实训，回示。

教学评价

门诊患者护理

案例简介二：患者刘某，女，65岁，农民，2020年11月10日因和家人吵架喝农药4049后昏迷，于当日下午2点急诊来院。

情境一：患者来到急诊室后医生暂不在场。

任务一：正确及时地分诊。

任务二：医生不在场，护士立即进行病情分析及判断，并实施抢救。

情境二：患者来院后约20min，医生到场，护士配合医生抢救患者。

任务一：汇报病情及处理情况，配合医生抢救患者，正确执行医嘱。

任务二：指导患者办理住院手续。

实训要求

1. 能迅速正确地分诊。

2. 医生不在场时能及时实施抢救措施。

3. 能完成配合抢救工作。

教学方法

1. 课前以自学为主，并以小组为单位进行讨论交流，学习相关的知识、技能，为课堂学习做好知识和技能准备，为完成任务奠定基础。

2. 课堂展示课前学习成果，师生点评，教师规范示教，再实训，回示。

教学评价

医生不在场时如何处理急诊患者。

综合实训项目二　患者入院的护理

案例简介一：患者，女，70岁，农民，因发热、头疼、咳嗽、疲乏无力3天来院就诊。以肺炎收入院。

情境一：办理住院手续。

任务一：住院处的护理。

任务二：采取合适的方法护送患者入病区。

情境二：患者进入病区。

任　务：一般患者入病区的护理。

案例简介二：患者刘某，女，25岁，工人，怀孕9.5个月，今晨起床后突然感到腹痛并呈阵发性，疼痛难忍，同时阴道有羊水流出，急诊入院。

情境一：办理住院手续。

任务一：通知病区做好准备，然后补办住院手续。

任务二：护送患者入病区。

情境二：患者入病区。

任　务：急诊患者入病区后的护理。

实训要求

1. 正确迅速地办理入院手续。

2. 掌握一般患者入病区的护理。

3. 掌握急诊患者入病区后的护理。

4. 正确排列住院病历并填写相应内容。

教学方法

1. 课前以自学为主，并以小组为单位进行讨论交流，学习相关的知识、技能，为课堂学习做好知识和技能准备，为完成任务奠定基础。

2. 课堂展示课前学习成果，师生点评，教师规范示教，再实训，回示。

教学评价

1. 一般患者入病区后的护理。

2. 急诊患者入病区后的护理。

3. 住院病历的排列及相关医疗文件的记录。

综合实训项目三 一般患者住院的护理

案例简介：患者王某，男，73岁，农民，有慢性支气管炎病史，消瘦体弱。近来发现当一阵剧烈咳嗽后感腹股沟区有一囊性肿块，无疼痛感，躺卧时肿块消失。发生的次数日趋频繁，来院就诊，以腹外疝于2020年8月30日2pm收入院。住院期间手术治疗，经一段时间的治疗和护理，患者痊愈出院。

一、2020年8月30日

情境一：患者住院第一天，2020年8月30日，患者情绪较稳定，医嘱见医嘱单（见本项后附表，下同）。请正确执行医嘱。

任务一：正确留取尿、大便、血常规标本。

任务二：青霉素皮试。

任务三：静脉输液。

实训要求

1. 三大常规标本的留取方法。

2. 正确实施青霉素皮试。

3. 正确实施静脉输液法。

教学方法

1. 课前以自学为主，并以小组为单位进行讨论交流，学习相关的知识、技能，为课堂学习做好知识和技能准备，为完成任务奠定基础。

2. 课堂展示课前学习成果，师生点评，教师规范示教，再实训，回示。

教学评价

1. 血标本采集法。

2. 医嘱的处理方法。

3. 静脉输液法。

二、2020年8月31日

情境二：患者住院第二天，2020年8月31日。患者病情稳定，医嘱见医嘱单。请正确执行医嘱。

任务一：抽取肝肾功能、电解质、血糖、血型、凝血功能检查标本并送验。

任务二：今天约好时间，届时护送患者去做心电图和正位胸片的检查。

实训要求

1.掌握静脉血标本采集方法。

2.掌握临时医嘱的处理方法。

教学方法

1.课前以自学为主，并以小组为单位进行讨论交流，学习相关的知识、技能，为课堂学习做好知识和技能准备，为完成任务奠定基础。

2.课堂展示课前学习成果，师生点评，教师规范示教，再实训，回示。

教学评价

1.静脉血标本采集法。

2.医嘱的处理方法。

三、2020 年 9 月 1 日上午

情境三：患者住院第三天上午，医嘱：见医嘱单。请正确执行医嘱。

任务一：手术前的准备：心理护理，皮肤护理，肠道准备。

任务二：术前用药。

任务三：留置导尿。

任务四：麻醉药物过敏试验。

实训要求

1.能正确完成术前心理护理、皮肤护理、低压清洁灌肠。

2.能完成留置导尿术。

3.正确实施肌肉注射。

教学方法

1.课前以自学为主，并以小组为单位进行讨论交流，学习相关的知识、技能，为课堂学习做好知识和技能准备，为完成任务奠定基础。

2.课堂展示课前学习成果，师生点评，教师规范示教，再实训，回示。

教学评价

1.灌肠法。

2.留置导尿术。

3.肌肉注射。

四、2020 年 9 月 1 日下午术前

情境四：2020 年 9 月 1 日，患者于下午 1：30 去手术室。

任　务：铺麻醉床。

实训要求

正确铺麻醉床。

教学方法

1. 课前以自学为主，并以小组为单位进行讨论交流，学习相关的知识、技能，为课堂学习做好知识和技能准备，为完成任务奠定基础。

2. 课堂展示课前学习成果，师生点评，教师规范示教，再实训，回示。

教学评价

铺麻醉床。

五、2020 年 9 月 1 日下午术后

情境五：患者于当日下午 4：50 手术后回病房，精神差，嗜睡状态，患者情况较稳定。术后医嘱见医嘱单。正确执行医嘱。

任务一：按术后护理常规护理。

任务二：保持引流通畅，观察引流物的颜色、量。

实训要求

1. 掌握引流管护理。

2. 正确测量生命体征并记录。

教学方法

1. 课前以自学为主，并以小组为单位进行讨论交流，学习相关的知识、技能，为课堂学习做好知识和技能准备，为完成任务奠定基础。

2. 课堂展示课前学习成果，师生点评，教师规范示教，再实训，回示。

教学评价

生命体征测量和记录。

六、2020 年 9 月 2 日

情境六：患者术后第一天，神志清醒，体温 38.5℃，P 80 次 /min，R 18 次 /min，BP 145/90mmHg，精神较好，自述想吃东西，已排气。医生查房后，医嘱见医嘱单。正确执行医嘱。

任务一：卧位的安置。

任务二：术后健康教育。

实训要求

掌握卧位的安置方法。

教学方法

1. 课前以自学为主，并以小组为单位进行讨论交流，学习相关的知识、技能，为课

堂学习做好知识和技能准备，为完成任务奠定基础。

2.课堂展示课前学习成果，师生点评，教师规范示教，再实训，回示。

教学评价

卧位的安置方法。

七、2020 年 9 月 4 日

情境七：患者术后第三天，患者神志清醒，精神差，自述全身疲乏无力、头疼头晕，体温 39.5℃，P 96 次 /min，R 22 次 /min，BP 155/90mmHg。医嘱见医嘱单。

任　务：高热患者的护理。

实训要求

1.掌握物理降温酒精擦浴法。

2.帮助患者更换卧位。

教学方法

1.课前以自学为主，并以小组为单位进行讨论交流，学习相关的知识、技能，为课堂学习做好知识和技能准备，为完成任务奠定基础。

2.课堂展示课前学习成果，师生点评，教师规范示教，再实训，回示。

教学评价

1.酒精擦浴。

2.更换卧位。

八、2020 年 9 月 5 日

情境八：术后第四天，换药。

任务一：准备一无菌换药盘。

任务二：换药后更换床单。

实训要求

1.掌握无菌技术原则。

2.掌握无菌技术的基本操作。

3.掌握卧有患者床更换床单法。

教学方法

1.课前以自学为主，并以小组为单位进行讨论交流，学习相关的知识、技能，为课堂学习做好知识和技能准备，为完成任务奠定基础。

2.课堂展示课前学习成果，师生点评，教师规范示教，再实训，回示。

教学评价

1.铺无菌盘，戴无菌手套。

2. 卧有患者床更换床单。

九、2020 年 9 月 8 日

情境九：患者住院第十天，精神好，刀口无疼痛、无渗血，生命体征正常。医嘱：今日出院。

任　务：出院护理。

实训要求

掌握出院患者的护理。

教学方法

1. 课前以自学为主，并以小组为单位进行讨论交流，学习相关的知识、技能，为课堂学习做好知识和技能准备，为完成任务奠定基础。

2. 课堂展示课前学习成果，师生点评，教师规范示教，再实训，回示。

教学评价

出院患者护理。

长期医嘱单

姓名___王某___ 科别___外科___ 床号__2__ 住院号___135789___

开始					停止			
日期	时间	医嘱	医师签名	护士签名	日期	时间	医师签名	护士签名
8.30	3pm	外科护理常规	刘浩					
		一级护理						
		禁饮食						
		测血压 qd						
		0.9% 生理盐水 200ml 青霉素 800 万 U/iv drip bid	刘浩					
		术后医嘱						
9.1	5pm	硬膜外麻醉后护理常规	刘浩					
		一级护理						
		禁饮食						
		持续胃肠减压						
		测血压 q6h	刘浩					
9.2	6pm	外科护理常规	刘浩					
		二级护理						
		流质饮食						
		半坐卧位	刘浩					
		10% 葡萄糖 1000ml 0.9% 生理盐水 500ml Witc2g/iv drip qd	刘浩					
9.8	8am	今日出院	刘洋					

临时医嘱单

姓名__王某__ 科别__外科__ 床号__2__ 住院号__135789__

日期	时间	医嘱	医师签名	执行护士签名	执行时间
8.30	3pm	青霉素皮试	刘浩		
8.31	8am	肝功检查	刘浩		
		电解质			
		血型			
		血糖			
		凝血功能			
		心电图			
		正位胸片	刘浩		
9.1	8am	于今日下午2点在硬膜外麻醉下行腹股沟直疝修复术	刘浩		
		鲁米那钠 0.1g im 术前 30min			
		留置导尿术前 30min	刘浩		
9.1	5pm	10% 葡萄糖 1000ml 0.9% 生理盐水 500ml/iv drip	刘浩		
9.4	9am	物理降温	刘洋		
		血常规	刘洋		

综合实训项目四　隔离患者住院的护理

案例简介：患者刘某，33岁，男，公务员，近一个月来感全身疲乏无力，食欲差，体重逐渐下降，自认为工作繁忙劳累所致，偶然发现眼球微黄来院就诊。经医生诊断，以乙型肝炎收入院。

情境一：到住院处办理入院手续。

任务一：办理入院手续。

任务二：护送患者入病区。

情境二：患者已入病区，表现出对预后的担心。

任务一：隔离患者入病区后的护理。

任务二：心理护理。

情境三：经医生检查后制订治疗方案为：卧床休息，合理营养，适当补充B族和C族维生素，应用抗病毒药物和适量的免疫调节药物。

任务一：饮食指导。

任务二：用药指导。

任务三：健康教育。

实训要求

1. 掌握隔离患者的护理原则。

2. 在护理隔离患者时隔离技术的应用。

3. 能按不同的病种采取隔离措施。

教学方法

1. 课前以自学为主，并以小组为单位进行讨论交流，学习相关的知识、技能，为课堂学习做好知识和技能准备，为完成任务奠定基础。

2. 课堂展示课前学习成果，师生点评，教师规范示教，再实训，回示。

教学评价

1. 刷手。

2. 穿、脱隔离衣。

3. 隔离种类。

综合实训项目五　危重患者住院的护理

案例简介：患者刘某，女，65 岁，农民，2020 年 11 月 10 日因和家人吵架喝农药 4049 后于当日下午 2 点急诊来院。入院后经抢救，患者暂时脱离危险。治疗数日，终因病情恶化而去世。

一、2020 年 11 月 10 日急诊室

情境一：患者刘某喝农药 4049 后约 1h 急诊来院。护理查体：T 37.6℃，P 60 次 /min，R 23 次 /min，BP 145/90mmHg。患者神志不清，呼吸有大蒜味，瞳孔缩小如针尖大小，口、鼻冒沫，大小便失禁，四肢软瘫，反射消失。医嘱：洗胃 st。

任　务：请立即执行医嘱洗胃

实训要求

1. 说出洗胃的目的、用物、洗胃溶液的准备。

2. 迅速彻底洗胃。

教学方法

1. 课前以自学为主，并以小组为单位进行讨论交流，学习相关的知识、技能，为课堂学习做好知识和技能准备，为完成任务奠定基础。

2. 课堂展示课前学习成果，师生点评，教师规范示教，再实训，回示。

教学评价

洗胃法。

二、2020 年 11 月 10 日转病房

情境二：洗胃后患者病情较稳定，患者仍处于昏迷中，现需转入病房进一步诊治。

任务一：患者入院护理。

任务二：运送患者法。

任务拓展：轮椅运送患者法。

实训要求

1. 正确完成重症患者的入院护理。

2. 能根据患者的情况选择合适的运送工具。

3. 能运用平车安全转运患者。

教学方法

1.课前以自学为主，并以小组为单位进行讨论交流，学习相关的知识、技能，为课堂学习做好知识和技能准备，为完成任务奠定基础。

2.课堂展示课前学习成果，师生点评，教师规范示教，再实训，回示。

教学评价

1.平车运送法。

2.入院护理。

三、2020年11月10日病房

情境三： 该患者转入病房后，仍处于昏迷状态，呼吸困难，面色紫绀，心率减慢、心音弱，两肺布满哮鸣音及湿性啰音。医嘱：0.9% 氯化钠 500ml，解磷定 2g 维生素 C 2g iv gtt，st；氧气吸入 st。

任务一： 立即执行医嘱：吸氧。

任务二： 立即静脉输液：0.9% 氯化钠 500ml，解磷定 2g，维生素 C 2g。

实训要求

1.说出吸氧的目的，选择合适的吸氧方法。

2.正确给患者吸氧，并能观察和评价吸氧效果。

3.说出输液的目的。

4.正确完成静脉输液。

5.能及时发现输液的故障并排除。

6.能及时发现输液反应并能对症处理。

教学方法

1.课前以自学为主，并以小组为单位进行讨论交流，学习相关的知识、技能，为课堂学习做好知识和技能准备，为完成任务奠定基础。

2.课堂展示课前学习成果，师生点评，教师规范示教，再实训，回示。

教学评价

1.氧气吸入法。

2.静脉输液法。

四、2020年11月11日

情境四： 患者入院第二天，仍处于昏迷状态，呼吸困难，有痰鸣音。除以上治疗措施外，医嘱：吸痰、鼻饲。

任务一： 执行医嘱：吸痰。

任务二： 执行医嘱：鼻饲。

实训要求

1. 能说出吸痰的目的和适应证。

2. 能正确为昏迷患者进行鼻饲。

3. 正确进行口腔护理。

教学方法

1. 课前以自学为主，并以小组为单位进行讨论交流，学习相关的知识、技能，为课堂学习做好知识和技能准备，为完成任务奠定基础。

2. 课堂展示课前学习成果，师生点评，教师规范示教，再实训，回示。

教学评价

1. 氧气吸入法。

2. 吸痰法。

3. 口腔护理。

五、2020 年 11 月 12 日

情境五：患者入院第三天，病情稍好转，生命体征接近正常，大小便失禁，烦躁不安。为使治疗顺利进行和保证患者的安全，对患者进行适当约束。

任务一：约束带的使用（手腕、踝部）。

任务二：留置导尿术。

任务三：预防压疮的护理。

实训要求

1. 保持卧床患者床单位的平整、清洁、干燥。

2. 能提供预防压疮的护理措施。

3. 正确使用约束带，预防并发症。

4. 能进行留置导尿术，并预防逆行感染。

教学方法

1. 课前以自学为主，并以小组为单位进行讨论交流，学习相关的知识、技能，为课堂学习做好知识和技能准备，为完成任务奠定基础。

2. 课堂展示课前学习成果，师生点评，教师规范示教，再实训，回示。

教学评价

1. 卧有患者床更换床单法。

2. 约束带的使用。

3. 导尿术。

六、2020 年 11 月 16 日

情境六：患者入院第七天，病情急剧恶化，T 37.6℃，P 106 次 /min，R 26 次 /min，BP 80/60mmHg。患者处于昏迷状态，双肺湿性啰音。

任务一：正确执行医嘱，准备好急救物品和器械，随时配合医生抢救患者。

任务二：做好危重患者的支持性护理。

任务三：做好患者家属的心理护理。

实训要求

1. 说出临终患者的生理、心理变化。

2. 提供危重患者的支持性护理。

3. 能为患者家属做好心理护理。

教学方法

1. 课前以自学为主，并以小组为单位进行讨论交流，学习相关的知识、技能，为课堂学习做好知识和技能准备，为完成任务奠定基础。

2. 课堂角色扮演展示课前学习成果，师生点评。

教学评价

1. 危重患者的支持性护理。

2. 临终关怀。

七、2020 年 11 月 16 日

情境七：该患者于 2020 年 11 月 16 日晚 11 时 30 分死亡。

任　务：请为该患者做好尸体护理。

实训要求

能做好尸体护理。

教学方法

1. 课前以自学为主，并以小组为单位进行讨论交流，学习相关的知识、技能，为课堂学习做好知识和技能准备，为完成任务奠定基础。

2. 课堂角色扮演展示课前学习成果，师生点评。

教学评价

尸体护理。

综合实训项目六 患者出院的护理

案例简介一：患者，女，70 岁，农民，因发热、头疼、咳嗽、疲乏无力 3 天来院就诊。以肺炎收入院，住院 7 天，治愈出院。

情境一：患者及家属不想出院，想多住几天，目的是巩固疗效，以防复发。

任　务：出院指导，健康教育。

情境二：不知如何办理出院手续。

任　务：指导家属办理出院手续。

情境三：患者已出院。

任务一：医疗文件的处理。

任务二：床单位的处理。

案例简介二：患者刘某，患乙型肝炎住院 20 天好转出院。

情境一：患者今天出院。

任务一：出院指导及健康教育。

任务二：医疗文件的处理。

任务三：用物、房间、床单位的处理。

实训要求

1. 能进行出院指导。

2. 正确处理医疗文件。

3. 整理好床单位。

教学方法

1. 课前以自学为主，并以小组为单位进行讨论交流，学习相关的知识、技能，为课堂学习做好知识和技能准备，为完成任务奠定基础。

2. 课堂展示课前学习成果，师生点评，教师规范示教，再实训，回示。

教学评价

1. 出院后病历的排列。

2. 床单位的处理。

3. 隔离患者出院后用物、房间、床单位的处理。

综合模拟

综合模拟试题一

一、选择题（每题 2 分，共 40 分）

1. 刘先生因失血性休克被送入急诊，经抢救后给予留置导尿，观察 24h 内引流尿液 350ml，此状况属于（　　　）。

    A. 无尿　　　　　　　　B. 少尿　　　　　　　　C. 尿潴留

    D. 尿量正常　　　　　　E. 尿量偏少

2. 冯先生，42 岁，患慢性痢疾，医嘱给予 0.5% 新霉素溶液保留灌肠。下列操作不正确的是（　　　）。

    A. 于晚上睡前灌入　　　B. 药量 < 200ml　C. 患者取右侧卧位

    D. 插入肛管 15 ～ 20cm　E. 嘱患者保留 1 ～ 2h

3. 某肝昏迷患者，临床表现为意识错乱、睡眠障碍、行为失常。为控制症状，宜采用酸性溶液灌肠，禁用肥皂水灌肠，禁用的原因是（　　　）。

    A. 引起电解质平衡失调　B. 对肠黏膜刺激性大　　C. 导致腹泻

    D. 易发生腹胀　　　　　E. 减少氨的产生和吸收

4. 甄先生，69 岁，急性心肌梗死，经抢救病情稳定一周后，患者平时喜食荤菜，常有便秘，护士为其讲解预防便秘的常识，患者复述的内容哪项需给予纠正（　　　）。

    A. 每日定时排便一次　　　　　　　　B. 适当翻身或下床活动

    C. 多吃蔬菜、水果和粗粮　　　　　　D. 摄取适量油脂食物

    E. 每晚睡前用开塞露

5. 陈先生，66 岁，前列腺肥大多年，昨日起至现在已 10h 未排尿，下腹部胀痛，查体腹部叩诊实音。此时不应采取的护理方法是（　　　）。

    A. 口服利尿药　　　　　B. 轻轻按摩下腹部　　　C. 让患者听流水声

    D. 针刺中极、三阴交　　E. 导尿术

6. 汪女士，30 岁，于 23：00 顺利分娩一女婴，至次晨 7：00 未排尿，主诉下腹胀痛难忍，查体发现膀胱高度膨胀。对该产妇的护理，不妥的是（　　　）。

A. 立即实行导尿术　　　B. 协助其坐起排尿　　　C. 用温水冲会阴

D. 用手轻轻按摩下腹部　E. 让其听流水声

7. 患者，男，35岁，体温39.8℃，遵医嘱行灌肠降温时，下列操作错误的是（　　　）。

A. 选用等渗盐水　　　　　　　　　　　　B. 溶液温度为38℃～45℃

C. 灌入液量500～1000ml

D. 液面距肛门的距离为40～60cm　　　　E. 保留溶液30min再排便

8. 患者林某，肝昏迷前期表现为躁动、意识不清。此时为患者灌肠禁忌用（　　　）。

A. 0.1% 肥皂水　　　　B. 生理盐水　　　　C. 1.2.3 溶液

D. 油剂　　　　　　　　E. 液状石蜡

9. 患者王某，因伤寒，需做大量不保留灌肠。为此患者灌肠的液量及液面与肛门距离分别是（　　　）。

A. 1000ml，不超过50cm　　　　　　　B. 1000ml，不超过30cm

C. 500ml，不超过20cm　　　　　　　　D. 500ml以内，不超过30cm

E. 500ml以内，不超过40cm

10. 张某，女，29岁，白血病，化疗过程因口腔溃烂需做咽拭子培养，采集标本部位应选（　　　）。

A. 口腔溃疡面　　　　B. 两侧腭弓　　　　C. 舌根部

D. 扁桃体　　　　　　E. 咽部

11. 李先生，48岁，最近因肝区不适入院，拟诊肝炎，医嘱查肝功能。护士采血的时间最好在（　　　）。

A. 晨起空腹时　　　　B. 临睡前　　　　C. 发热时

D. 活动后　　　　　　E. 夜间熟睡时

12. 患者王某，准备做胃大部切除术。术前需采血做肝功能检查，标本容器用（　　　）。

A. 肝素抗凝管　　　　B. 清洁干燥试管　　　　C. 液状石蜡试管

D. 草酸钠试管　　　　E. 枸橼酸钠试管

13. 李先生，62岁。近3个月来，无明显原因体重下降7kg，出现刺激性咳嗽，持续痰中带血。既往有吸烟史30余年，怀疑支气管肺癌，需取痰找癌细胞确定诊断。用于固定痰内癌细胞的溶液应选用（　　　）。

A. 过氧乙酸　　　　B. 浓盐酸　　　　C. 10% 甲醛

D. 乙醇　　　　　　E. 含氯石灰

14. 患者出院后病案应保存于（　　　）。

A. 出院处　　　　B. 住院处　　　　C. 医务处

D. 护理部　　　　E. 病案室

15. 医疗护理文件的书写原则不包括（　　　）。

A. 客观、真实、准确、及时、完整　　　　B. 文字形象生动

C. 内容简明扼要　　　　　　　　　　　　D. 应用医学术语

E. 记录者签全名

16. 属于临时医嘱的是（　　　）。

A. 地西泮 5mg PO SOS　B. 测血压 bid　　　C. 流质饮食

D. 半坐卧位　　　　　　E. 出院

17. 重整医嘱时，应抄录（　　　）。

A. 已停止的长期医嘱及原始日期

B. 临时医嘱及抄写日期

C. 有效长期医嘱及其原始日期

D. 有效长期医嘱及其重新抄写日期

E. 所有的长期医嘱都需要重新抄写

18. 特别护理记录单不适用于（　　　）。

A. 危重、大手术患者　B. 大面积烧伤患者　　C. 瘫痪患者

D. 特殊治疗患者　　　E. 需严密观察病情者

19. 书写病室报告的顺序首先写的患者是（　　　）。

A. 当日手术者　　　　B. 转入的新患者　　　C. 危重患者

D. 新入院患者　　　　E. 出院的患者

20. 处理下列医嘱时应首先执行（　　　）。

A. 停止医嘱　　　　　B. 临时备有医嘱　　　C. 即刻医嘱

D. 定时执行的医嘱　　E. 新开出的长期医嘱

二、名词解释（每题 3 分，共 15 分）

1. 膀胱刺激征：

2. 长期备用医嘱：

3. 灌肠法：

4. 多尿：

5. 临时医嘱：

三、填空题（每空 1 分，共 15 分）

1. 无尿指 24h 尿量少于 _____ ml。

2. 膀胱刺激征指每次尿量少，伴有 _____ 、 _____ 、 _____ 。

3. 尿失禁临床分为 _____ 、 _____ 、 _____ 。

4. 保留灌肠通过肠道吸收达到 _____ 、 _____ 及治疗 _____ 的目的。

5. 肛管排气时，保留肛管时间一般不超过 _____ min。

6. 静脉血标本主要包括 _____ 、 _____ 、 _____ 三类。

7. 临时备用医嘱仅在医生开写后 _____ h 内有效。

四、问答题（每题 5 分，共 15 分）

1. 膀胱高度膨胀且极度虚弱的患者，第一次放尿不应超过多少？为什么？

2. 大量不保留灌肠的目的是什么？

3. 病案书写的基本原则是什么？

五、病例分析题（15 分）

患者，男，32 岁。日常喜食辛辣食物，主诉大便干结、排便困难并伴有腹胀，触诊腹部较硬且紧张。请问，此患者出现了什么问题？应对其采取哪些护理措施？

综合模拟试题二

一、选择题（每题 2 分，共 40 分）

1. 产妇张某是乙型肝炎携带者，她的孩子出生时就给注射了乙型肝炎疫苗，一个月以后再注射疫苗。患者怎样保管疫苗（　　）。

   A. 放入密封瓶内　　　　　　　　　　B. 用黑色的纸避光保存

   C. 放入冰箱的冷冻室内　　　　　　　D. 放入冰箱的冷藏室内

   E. 放入有色瓶内

2. 张某，因咽喉疼痛伴有咳嗽、咳痰去医院就医，医生开了抗生素、止咳糖浆等三种药，他服用药的方法正确的是（　　）。

   A. 饭前一起服用　　　B. 饭后一起服用保存　　C. 两餐之间一起服用

   D. 最后服用止咳糖浆，不立即饮水

   E. 先服用止咳糖浆，然后服用其他药

3. 方女士，为咳嗽发作患者。做超声雾化吸入，护士在操作中不妥的是（　　）。

   A. 解释、核对　　　　　　　　　　　B. 接通电源，调定时间 20min

   C. 将口含管放入患者口中，嘱紧闭口唇深呼吸

   D. 若水槽内水温超过 30℃立即换水

   E. 雾化完毕先关雾化开关，再关电源开关

4. 患者王某，患 II 型糖尿病，需长期注射胰岛素。出院时护士对其进行健康指导，不恰当的是（　　）。

   A. 不可在皮肤发炎、有瘢痕、硬结处注射　　B. 应在上臂三角肌下缘处注射

   C. 行皮下注射，进针角度为 30°～40°　　　D. 注射区皮肤要消毒

   E. 进针后有回血方可注射

5. 张某，因哮喘发作来院求医，给予药物静脉注射，护士的操作错误的是（　　）。

   A. 在穿刺部位的肢体下垫小枕

   B. 在穿刺部位上方约 6cm 处扎止血带

   C. 皮肤消毒范围直径在 5cm 以上

   D. 针头斜面向下

   E. 针头与皮肤成 20° 角

6. 陈某，男，1 岁。因上感入院，T 39.7℃，P 120 次 /min，呼吸 27 次 /min。青霉

素皮试阴性后，遵医嘱给予青霉素 40U im qid。为该患者肌内注射应选择的部位是（　　　）。

A. 臀大肌 B. 臀中、小肌 C. 三角肌

D. 股外侧肌 E. 三角肌下缘

7. 患儿小红，11 个月，因佝偻病用鱼肝油治疗，每次 6 滴，每日一次。护士每次配药前在药杯内加入少量温开水的目的是（　　　）。

A. 减轻药味刺激 B. 避免油腻 C. 防止药量损耗，保证剂量准确

D. 有利于药物吸收 E. 药杯易于清洗

8. 易风化、潮解的药物应放在（　　　）。

A. 有色瓶内 B. 阴凉干燥处 C. 避光纸盒内

D. 密封瓶中 E. 冰箱内

9. 属于易氧化、光解的药物是（　　　）。

A. 乙醇 B. 过氧乙酸 C. 过氧化氢

D. 酵母片 E. 维生素 C

10. 发口服药时，如遇患者外出不在，正确的做法是（　　　）。

A. 暂不发药并交班 B. 药放于床旁桌上 C. 交同病室患者保存

D. 放在抽屉内 E. 与下一次药同时发

11. 助消化药服用的时间是（　　　）。

A. ac B. pc C. pm

D. am E. dc

12. 下列哪类药物在服药前需测量脉率（　　　）。

A. 氟美松 B. 强心甙 C. 氨茶碱

D. 安定 E. 速尿

13. 下列外文缩写的中文译意，错误的是（　　　）。

A. qod——隔日 1 次 B. qd——每日 1 次 C. hs——每晚 1 次

D. qid——每日 4 次 E. bid——每天 2 次

14. 为避免损伤坐骨神经，2 岁以下婴幼儿不宜注射于（　　　）。

A. 臀小肌 B. 臀中肌 C. 臀大肌

D. 股外侧肌 E. 上臂三角肌

15. 皮内注射常用的皮肤消毒剂是（　　　）。

A. 70% 乙醇 B. 2% 碘酊 C. 0.1% 苯扎溴铵

D. 0.5% 碘伏 E. 1% 过氧乙酸

16. 注射时防止差错事故发生的关键是（　　　）。

A. 严格执行无菌操作原则 B. 选择合格的注射器和针头

C.坚持"三查""八对"　　　　　　　　D.选择合适的注射部位

E.注意药物配伍禁忌

17.上臂肌内注射的部位是（　　　）。

A.上臂三角肌下缘　　　　　　　　　　B.自肩峰下 2～3 横指

C.自肩峰上 2～3 横指　　　　　　　　D.上臂外侧均可

E.上臂三角肌下 2～3 横指

18.患者李先生，在进行静脉注射过程中，发现局部肿胀、疼痛，试抽有回血，可能的原因是（　　　）。

A.针头穿透血管壁，针头斜面完全在血管外

B.针刺入过深，药物注在组织间隙

C.针头斜面一半在血管外、一半在血管外

D.针头斜面紧贴血管壁

E.针头堵塞

患者张某，70 岁，有慢性支气管炎病史，最近咳嗽加剧，痰黏稠，伴呼吸困难。给予超声雾化吸入治疗。回答 19、20 题。

19.为患者治疗的首选药物是（　　　）。

A.庆大霉素　　　　　B.沙丁胺醇　　　　　C.地塞米松

D.α 糜蛋白酶　　　　E.氨茶碱

20.指导患者做超声雾化吸入治疗时，错误的是（　　　）。

A.先解释说明目的　　B.打开电源调雾量　　C.嘱患者闭口深吸气

D.吸入时间 15min　　E.治疗毕，先关电源开关，再关雾化开关

二、名词解释（每题 3 分，共 15 分）

1.注射法：

2.皮内注射：

3.皮下注射：

4.肌内注射：

5.静脉注射：

三、填空题（每空 1 分，共 15 分）

1. 常用的给药途径包括_____、_____、_____、_____、_____、_____。

2. 皮内、皮下、肌内、静脉注射时，针头与皮肤分别呈_____、_____、_____、_____度角进针。

3. 肌内注射时，最常用的部位是_____，其次是_____、_____、_____、_____。

四、问答题（每题 5 分，共 15 分）

1. 简述雾化吸入疗法的目的。

2. "三查、八对、一注意"内容是什么？

3. 臀大肌注射十字法定位的具体方法是什么？

五、病例分析题（15 分）

马彦，男，32 岁，发热，体温 39℃，咳嗽，有黄色脓痰。医生诊断上呼吸道感染，建议注射药物可加快治疗的效果。患者同意医生的建议，取药后来到门诊注射室。护士为患者注射药物应遵循哪些原则？如何缓解患者的疼痛？

综合模拟试题三

一、选择题（每题 2 分，共 40 分）

1. 朱女士，从未做过青霉素过敏试验，但医嘱需作青霉素静滴。护士在评估患者时首先应问（　　）。

    A. 患者吃过早餐没有　　　　　B. 昨晚是否睡得好　　　　　C. "三史"

    D. 现在的感觉如何　　　　　　E. 近期健康状况

2. 李先生，咽喉疼痛，疑为扁桃体发炎，吃雪梨后自行吃青霉素片，服药 10min 后出现胸闷、气短、心悸、面色苍白、四肢乏力、口吐白沫、全身软瘫、小便失禁。李先生最可能发生了（　　）。

    A. 咽喉炎　　　　　　　　　　B. 青霉素过敏反应　　　　　C. 低血压

    D. 急性胃肠炎　　　　　　　　E. 雪梨中毒

3. 吴某，男，24 岁。因上感选用抗生素治疗，青霉素皮试阴性后肌内注射青霉素，5min 后患者出现憋气、面色苍白、脉搏细弱、血压下降。首先应采取的急救措施是（　　）。

    A. 报告医生　　　　　　　　　B. 氧气吸入

    C. 皮下注射肾上腺素　　　　　D. 注射抗阻胺药物

    E. 建立静脉通道

4. 王先生在注射破伤风抗毒素 15min 后出现局部皮丘红肿，硬结直径为 1.6cm，有瘙痒感。其处理是（　　）。

    A. 禁用破伤风抗毒素　　　　　B. 将全量分 3 次肌内注射

    C. 将全量平均分成 4 次注射　　D. 将全量分 4 次注射，剂量递增

    E. 将全量分 4 次注射，剂量递减

5. 茂菲氏滴管液面自行下降的原因是（　　）。

    A. 滴管有裂缝　　　　　　　　B. 病员肢体位置不正　　　　C. 静脉痉挛

    D. 输液速度过快　　　　　　　E. 输液管管径粗

6. 输液中液体滴入不畅，局部肿胀，检查无回血，此时应（　　）。

    A. 更换针头，重新穿刺　　　　B. 改变肢体位置　　　　　　C. 抬高输液瓶

    D. 局部肿胀予以热敷　　　　　E. 用手挤压橡胶管

7. 置空气栓塞患者头低、脚高位，左侧卧位，目的是避免气栓阻塞（　　）。

A. 主动脉入口   B. 肺动脉入口   C. 肺静脉入口

D. 上腔静脉入口   E. 下腔静脉入口

8. 关于输液速度的调节，错误的是（   ）。

     A. 年老体弱者宜慢   B. 心肺功能不全者宜慢

     C. 升压药宜慢   D. 含钾药宜快

     E. 严重脱水者宜快

9. 溶血反应时出现头胀、四肢麻木、腰背部剧痛、血压下降等症状，是由于（   ）。

     A. 红细胞凝聚成团，阻塞部分小血管

     B. 红细胞溶解，大量血红蛋白释放到血浆中

     C. 血红蛋白变成结晶体，阻塞肾小管

     D. 肾小管内皮细胞缺血、缺氧而坏死脱落

     E. 红细胞破坏，释放凝血物质

10. 患者史某，需输血。有关输血前的准备工作错误的是（   ）。

     A. 做血型鉴定和交叉配血试验

     B. 须两人进行"三查""八对"

     C. 勿剧烈振荡血液

     D. 输血前，先静脉滴注生理盐水

     E. 库血温度低，可放置在热水中加温后再输入

11. 输库血 1000ml 以上时，应静脉注射（   ）。

     A. 10%葡萄糖   B. 5%碳酸氢钠   C. 5%葡萄糖氯化钠

     D. 10%葡萄糖酸钙   E. 11.2%乳酸钠

12. 预防溶血反应的措施不包括（   ）。

     A. 严格执行查对制度   B. 做好血液质量检查   C. 输血前肌注异丙嗪

     D. 血液中勿随意加入药物   E. 血液不能加温、震荡

13. 肝肾功能低下者，连续输入 1000ml 库血，最易发生的是（   ）。

     A. 过敏反应   B. 溶血反应   C. 急性肺水肿

     D. 枸橼酸钠毒性反应   E. 低血钾

14. 张先生，患消化道溃疡多年，今突然呕血约 800ml，入院后立即给予输血，输入 10ml 后患者主诉头痛、发热、四肢麻木、腰背部剧烈疼痛伴胸闷、气促。护士应首先考虑患者发生（   ）。

     A. 发热反应   B. 过敏反应   C. 溶血反应

     D. 空气栓塞   E. 急性肺水肿

15. 患者路某，输血后出现皮肤瘙痒，眼睑、口唇水肿，考虑是（   ）。

     A. 发热反应   B. 过敏反应   C. 溶血反应

D. 枸橼酸钠中毒反应　　　　　　　E. 疾病感染

16. 患者王某，输大量库血后心率缓慢，手足抽搐，血压下降，伤口出血。其原因
　　是（　　　）。

　　A. 血钾升高　　　　　　　　B. 血钾降低　　　　　　　C. 血钙升高

　　D. 血钙降低　　　　　　　　E. 血钠降低

17. 患者张某，为血液病，最应输入（　　　）。

　　A. 库血　　　　　　　　　　B. 新鲜血　　　　　　　　C. 血浆

　　D. 白蛋白　　　　　　　　　E. 水解蛋白

18. 在为患者输液时发现液体滴注不畅，寻其原因为静脉痉挛。护士应采取的措施
　　是（　　　）。

　　A. 减小滴液速度　　　　　　B. 加压输液　　　　　　　C. 局部热敷

　　D. 适当更换肢体位置　　　　E. 降低输液瓶位置

19. 发生溶血反应时，护士应首先采取的措施是（　　　）。

　　A. 停止输血　　　　　　　　　　　　　B. 通知医生

　　C. 0.1% 盐酸肾上腺素皮下注射　　　　D. 给患者安置平卧位

　　E. 热水袋热敷双侧腰部

20. 女性，21 岁，因再生障碍性贫血入院。根据医嘱，此患者须长时间静脉输入
　　抗胸腺细胞球蛋白治疗。依据合理使用静脉的原则，护士在选择血管时应注
　　意（　　　）。

　　A. 由近心端到远心端　　　　B. 由远心端到近心端　　C. 先粗大后细小

　　D. 先细直后弯曲　　　　　　E. 先上后下

二、名词解释（每题 3 分，共 15 分）

1. TAT 脱敏注射法：

2. 急性肺水肿：

3. 静脉输液：

4. 静脉输血：

5. 溶血反应：

三、填空题（每空1分，共15分）

1. 青霉素过敏试验时，应询问患者的三史，即＿＿＿＿＿＿、＿＿＿＿＿＿、＿＿＿＿＿＿。

2. 输液的速度是根据＿＿＿＿＿＿、＿＿＿＿＿＿、＿＿＿＿＿＿调节的，一般成人每分钟滴入＿＿＿＿＿＿滴，儿童每分钟滴入＿＿＿＿＿＿滴。

3. 常见的输血反应有＿＿＿＿＿＿、＿＿＿＿＿＿、＿＿＿＿＿＿、＿＿＿＿＿＿、＿＿＿＿＿＿、＿＿＿＿＿＿、＿＿＿＿＿＿。

四、问答题（每题5分，共15分）

1. 青霉素试敏阳性可能的表现有哪些？

2. 静脉输液发生空气栓塞的护理措施是什么？

3. 输血的目的是什么？

五、病例分析题（15分）

林女士，40岁，心脏病史10年。因"急性肾盂肾炎"入院，大量输液半小时后出现气促、咳嗽、咯白色泡沫痰，查体心率122次/min，两肺底湿性啰音。诊断为左心衰竭，心功能Ⅲ级。患者出现了什么状况？如何预防此现象的发生？对患者应采取哪些护理措施？

综合模拟试题四

一、选择题（每题 2 分，共 40 分）

1. 护理昏迷患者，正确的是（　　　）。

 A. 测口温时护士要扶托体温计   B. 用干纱布盖眼，以防角膜炎

 C. 保持病室安静，光线宜暗   D. 防止患者坠床用约束带

 E. 每隔 3h 给患者鼻饲流质

2. 可发生双侧瞳孔缩小的是（　　　）。

 A. 颅内压增高   B. 敌敌畏中毒   C. 阿托品中毒

 D. 硬脑膜外血肿   E. 颞叶钩回疝

3. 林某，男，35 岁，CT 示颅内肿物，近日神志恍惚、语无伦次、躁动不安、答非所问。此情况属（　　　）。

 A. 精神错乱   B. 意识模糊   C. 谵妄

 D. 狂躁   E. 浅昏迷

4. 当患者吸入氧气流量为 5L/min 时其氧浓度是（　　　）。

 A. 29%   B. 33%   C. 37%

 D. 41%   E. 45%

5. 一位呼吸困难患者经鼻导管吸氧后，病情已明显改善。遵医嘱停用氧气，护士首先应（　　　）。

 A. 取下鼻导管   B. 关流量开关   C. 关总开关分

 D. 分离鼻导管和氧气管   E. 取下湿化瓶

6. 王先生患慢性肺心病，出现缺氧同时伴二氧化碳潴留现象。以下给氧法适合的是（　　　）。

 A. 单侧鼻导管法   B. 面罩法   C. 氧气枕法

 D. 双腔鼻管法   E. 氧气帐法

7. 马女士，75 岁，肺源性心脏病，出现呼吸困难、咳嗽、咯痰等症状。现采取鼻导管氧气吸入，病情好转，患者要进食，此时的操作应（　　　）。

 A. 先关流量开关，后拔管   B. 先关总开关，后拔管

 C. 分离氧气管道，鼻导管保留   D. 先拔管，再关流量开关

 E. 边进食边吸氧

8. 王女士，67岁，入院时确诊为肺源性心脏病、心力衰竭合并肺性脑病。护士配合医生进行抢救，对该患者采用的吸氧方式应是（　　）。

    A. 低浓度间断吸氧   B. 高浓度持续吸氧

    C. 低流量、低浓度持续吸氧   D. 低流量、高浓度间断吸氧

    E. 高流量、高浓度持续吸氧

9. 女性，65岁，慢性支气管炎10年。昨晚出现呼吸急促、面色紫绀，急诊入院。诊断为肺源性心脏病，急测血氧分压6.0kPa（45mmHg），患者精神十分紧张。此时最有效的护理措施是（　　）。

    A. 有针对性地进行心理护理   B. 稳定患者情绪

    C. 调节室内温湿度   D. 进行体位引流

    E. 氧气吸入

张某，女，78岁，因肺癌晚期入院。昨晚突然出现昏迷，呼吸极度困难，三四征，明显紫绀。家属急来找护士。回答第10、11题。

10. 护士应立即（　　）。

    A. 通知医生   B. 采血标本   C. 吸氧

    D. 气管切开   E. 注射呼吸兴奋剂

11. 该患者可能是（　　）。

    A. 中度缺氧   B. 二氧化碳潴留   C. 轻度缺氧

    D. 氧中毒   E. 重度缺氧

12. 洗胃液的温度是（　　）。

    A. 20℃～25℃   B. 25℃～38℃   C. 38℃～41℃

    D. 41℃～45℃   E. 45℃～48℃

13. 磷化锌中毒患者在饮食上需很注意，牛奶、鸡蛋及其他油类食物都不能食用，这是因为这些食物（　　）。

    A. 分解成毒性更强的物质   B. 分解成更易吸收的物质

    C. 促进磷的溶解吸收   D. 促进锌的溶解吸收

    E. 与蛋白结合后不易排出

14. 尸体护理的操作方法中错误的是（　　）。

    A. 填写尸体卡，备齐用物携至床旁   B. 撤去治疗用物

    C. 放平尸体仰卧，肩下垫一枕

    D. 依次洗净身体各部位，穿上尸体衣裤

    E. 系一尸体卡在病员手腕部，包好尸单，再别一尸体卡在尸单上

15. 护士在尸体料理中，将尸体放平、仰卧、头下垫枕的目的是（　　）。

    A. 保持姿势良好   B. 易于鉴别   C. 便于尸体护理

D. 防止面部淤血变色　　　　　　　　　　E. 保持尸体整洁

16. 死亡后遗物的处理方法中错误的一项是（　　　　）。

　　A. 将遗物当面清点交给家属

　　B. 若家属不在，护士将遗物清点并列出清单存放好

　　C. 将贵重物品列出清单交护士长保存

　　D. 由护士长根据清单交给家属

　　E. 无家属者由护士长转交给死者工作单位

17. 机械呼吸机治疗阻塞性肺疾患成败的关键是（　　　　）。

　　A. 自主呼吸与呼吸机是否协调　　　　　B. 呼吸机的类型

　　C. 呼吸机的动力　　　　　　　　　　　D. 病情严重程度

　　E. 肺组织的弹性

18. 机械呼吸机的主要作用是（　　　　）。

　　A. 减低气道阻力　　　B. 维持有效通气量　　　C. 改善心脏循环功能

　　D. 保持呼吸道的充分湿化　　　　　　　E. 持续低浓度的氧疗

19. 李女士与家人争吵后服用大量灭鼠药物，急诊入院即给予洗胃。洗胃液应选择（　　　　）。

　　A. 4% 碳酸氢钠　　　B. 0.1% 硫酸铜钠　　　C. 50% 硫酸镁

　　D. 牛奶　　　　　　E. 1 : 15000 高锰酸钾

20. 某女，25 岁，服用大量毒药，药名不详。胃管洗胃时首先应（　　　　）。

　　A. 立即灌入液体　　　B. 问患者服的是何种药物

　　C. 抽取毒物立即送检　　　D. 灌入牛奶　　　　　E. 灌入蛋清水

二、名词解释（每题 3 分，共 15 分）

1. 危重患者：

2. 意识障碍：

3. 氧疗法：

4. 吸痰法：

5. 洗胃：

三、填空题（每空 1 分，共 15 分）

1.意识障碍可分为_____、_____、_____、_____。

2.临床上洗胃的方法有_____、_____、_____及

_____。

3.人工呼吸机常用于各种原因所致的_____、_____或

_____的呼吸管理。

4.观察病情应包括_____、_____、_____、

_____、心理状态的观察、药物治疗观察。

四、问答题（每题 5 分，共 15 分）

1.给患者吸氧时应注意哪些事项？

2.瞳孔的观察有哪些内容？

3.死亡过程分为几个时期？

五、病例分析题（15 分）

郑政，男性，70 岁，肝癌晚期全身转移，极度衰弱。该患者处于什么状态？该患者的生理会有哪些变化？在护理上应注意什么？

综合模拟试题五

一、选择题（每题 2 分，共 40 分）

1. 陈某，76 岁，在门诊候诊时，忽然感到腹痛难忍，出冷汗，四肢冰冷，呼吸急促。门诊护士应（　　）。

   A. 态度和蔼，劝其耐心等候　　　B. 让患者平卧候诊　　　C. 安排提前就诊

   D. 给予镇痛剂　　　　　　　　　E. 请医生加快诊疗

2. 刘某，男性，35 岁，因大面积烧伤住院治疗。病室温度为 22℃，相对湿度为 40%～45%。查房时患者自述咽喉干燥，干咳、烦躁等。护士应采取何种护理措施（　　）。

   A. 延长通风时间　　　　　　B. 提高病室温度　　　　　C. 提高病室湿度

   D. 降低病室温度　　　　　　E. 降低病室湿度

3. 某天中午，急诊来院一车祸伤者，护士小张接诊，发现伤者头部仍在出血，呼吸急促，说话声音无力，医生未在场。小张应选择的做法是（　　）。

   A. 安慰伤者等候医生到来　　　B. 赶快去找医生

   C. 人工呼吸　　　　　　　　　D. 止血、吸氧、建立静脉通路

   E. 输血

4. 患者王某，食道静脉破裂出血，血压 85/60mmHg，呼吸微弱。在抢救过程中医生口头医嘱：立即肌肉注射山梗菜碱 10mg。护士应如何执行该医嘱（　　）。

   A. 立即执行　　　　　　　　B. 不执行口头医嘱

   C. 护士口述一遍后立即执行　　D. 护士复诵一遍，双方确认无误后立即执行

   E. 以上均不对

5. 郑某因突然摔倒后昏迷急症入院，经抢救后送入病房继续治疗。现患者正在输液、吸氧，护送途中不妥的做法是（　　）。

   A. 固定输液肢体，保持输液通畅

   B. 可以暂时中断吸氧、输液

   C. 注意保暖

   D. 注意患者安全

   E. 注意观察患者的反应

6. 陈先生，中学教师，45 岁，诊断为"十二指肠球部溃疡出血"，经过治疗病情缓

解，明日出院。病房护士为此患者进行出院护理，正确的是（　　　）。

A. 按出院医嘱通知患者做好出院准备

B. 整理病历，将体温单放在最上

C. 注销各种卡片，但不包括饮食

D. 因为此患者是老师，不用进行卫生宣教，自己学习即可

E. 为巩固医患关系，应用轮椅护送患者至医院门口

7. 王先生，65岁，因脑外伤在全麻下行开颅探查术。病房护士应为患者准备（　　　）。

A. 暂空床，床中部铺橡胶单及中单

B. 麻醉床，床中部及床头铺橡胶单及中单

C. 备用床，床中部及床头铺橡胶单及中单

D. 麻醉床，床中部及床尾铺橡胶单及中单

E. 暂空床，床中部及床尾铺橡胶单及中单

8. 张某，女性，68岁，向护士反映病室人员嘈杂，影响休息。最适当的护理措施是（　　　）。

A. 提供安眠药　　　　　　　　　　B. 做好心理护理

C. 把治疗和护理全部集中在早晨进行　　D. 病室的桌椅钉上橡垫

E. 向其他患者及家属宣教保持病室安静的重要性，共同创造良好的休养环境

9. 护士小王帮患者办理完出院手续后送患者出院，使用的语言不妥的是（　　　）。

A. 请按时服药　　　B. 请多保重　　　C. 请定期检查

D. 慢走，注意安全　　　E. 欢迎再来

10. 王某到住院处办理入院手续，护士小李接待工作不妥的是（　　　）。

A. 办理入院手续　　　B. 根据病情进行卫生处置

C. 通知病区接收患者　　D. 介绍入院须知　　　E. 护送患者入病区

11. 患者王某，脑出血住院30天，好转出院。护士对其进行出院护理的含义是（　　　）。

A. 护理人员对患者住院期间所进行的一系列护理工作

B. 护理人员对患者出院时所进行的一系列护理工作

C. 护理人员对患者入院时所进行的一系列护理工作

D. 护理人员对患者入院时所进行的出院指导

E. 完成出院医嘱

12. 张某，68岁，下肢骨折，护士用轮椅送患者去检查。在帮助患者坐轮椅时，错误的是（　　　）。

A. 检查轮椅性能是否完好　　B. 将椅背与床尾平齐，翻起脚踏板

C. 拉起车闸固定车轮　　D. 患者坐稳后放下脚踏板

E. 尽量使患者身体靠前坐

13. 斯某，恶性肿瘤住院化疗。下列护理措施中不妥的是（　　　）。

    A. 病室安静舒适 　　　　　　　B. 室温保持在 16℃左右

    C. 定期消毒病室 　　　　　　　D. 严格控制探视

    E. 适当户外活动

14. 患者李某，阑尾炎术后第三天，安置于普通病房，病房的温度和相对湿度应分别保持在（　　　）。

    A. 12℃～14℃，20%～30% 　　B. 16℃～18℃，40%～50%

    C. 18℃～22℃，50%～60% 　　D. 20℃～22℃，60%～70%

    E. 18℃～22℃，60%～70%

15. 患者高某，在高空作业时不慎从十几米的高处摔到地面，致脊柱骨折。急救运送的方法，正确的是（　　　）。

    A. 用软担架搬运 　　　　　　　B. 三人平托放于硬板搬运

    C. 二人抱持搬运 　　　　　　　D. 一人抱持搬运

    E. 一人背负搬运

16. 患者张某，女，70 岁，股骨颈骨折住院，卧床休息不能下地，对于每天进行的床铺整理很不理解，也不配合。护士小李耐心解释，终于取得患者的配合。下列解释正确的是（　　　）。

    A. 准备接收新患者

    B. 供新入院患者或暂离床活动的患者使用

    C. 便于接受和护理麻醉手术后的患者

    D. 使患者睡卧舒适，防止压疮和其他合并症的发生

    E. 按分级护理的要求

17. 患者张某，7 岁，诊断为疝气，利用暑假入院治疗，在全身麻醉下施行手术，即将回病房，下列准备工作不正确的是（　　　）。

    A. 备氧气 　　　　　　B. 铺麻醉床 　　　　　　C. 备热水袋及毛毯

    D. 准备麻醉护理盘用物 　　　　E. 准备吸痰器

18. 刘某，因急性左心衰入院。护士为其进行的初步护理工作不应包括（　　　）。

    A. 安置在危重病室 　　　　B. 向患者介绍环境 　　　C. 立即氧气吸入

    D. 测量生命体征 　　　　　E. 心理护理

19. 患者张某，因病于 2015 年 12 月 25 日入院，护士书写入院时间于体温单上，正确的填写方法是（　　　）。

    A. 用红色钢笔竖写入院时间在当日体温单相应时间的 40℃以下

    B. 用红色铅笔竖写入院时间在当日体温单相应时间的 40℃以下

    C. 用红色钢笔竖写入院时间在当日体温单相应时间的 40℃～42℃之间

D. 用红色铅笔竖写入院时间在当日体温单相应时间的 40℃～ 42℃之间

E. 用蓝色钢笔竖写入院时间在当日体温单相应时间的 40℃以下

20. 患者赵某，大叶性肺炎住院治疗，护理人员认真对患者进行入院护理。入院护理的含义是（　　　）。

A. 护理人员对患者住院期间所进行的一系列护理工作

B. 护理人员对患者出院时所进行的一系列护理工作

C. 护理人员对患者入院时所进行的一系列护理工作

D. 护理人员对患者入院时所进行的卫生处置

E. 为住院期间的心理护理打下基础

二、填空题（每空 1 分，共 15 分）

1. 急救物品的保管应做到_____、_____、_____、_____、_____。

2. 铺备用床的目的是_____、_____。

3. 铺麻醉床的目的是_____、_____、_____。

三、名词解释（每题 3 分，共 15 分）

1. 入院护理：

2. 噪音：

3. 环境：

4. 患者床单位：

5. 运送患者法：

四、问答题（每题 5 分，共 15 分）

1. 患者，男，60 岁，因"发热待查"收治入院。病区护士应如何为其做入院护理工作？

2.张某因工伤急诊入院，被诊断为多发性骨折伴创伤性休克，需立即手术。现给予鼻导管吸氧，静脉输液。在用平车运往手术室途中，护士应注意哪些事项？

3.赵某因车祸急症入院。在抢救过程中，医生口头医嘱：0.1% 盐酸肾上腺素 0.5ml 皮下注射即可。护士应如何执行此医嘱？

五、论述题（15 分）

赵某因车祸急症入院，医生当时未在场。查体可见患者面色苍白、呼吸急促，心跳快，血压 85/70mmHg，神志清醒，下肢有多处伤口仍在出血。

1.值班护士接诊后应如何处理？

2.医生回来后护士应如何处理？

3.经抢救后病情稳定，初步诊断有腰椎骨折，需住院进一步治疗。应如何搬运患者？

综合模拟试题六

一、选择题（每题2分，共40分）

1. 患者张某，住院期间出现细菌性痢疾，应属于（　　　）。
   A. 自身感染　　　　　B. 交叉感染　　　　　C. 食物中毒
   D. 内源性感染　　　　E. 变态反应

2. 黄某感染破伤风，护士为其换药后的器械消毒灭菌，合适的消毒溶液是（　　　）。
   A. 2% 碱性戊二醛　　　B. 5% 碘伏　　　　　C. 0.1% 苯扎溴铵
   D. 0.2% 过氧乙酸　　　E. 环氧乙烷

3. 患者刘某尿潴留，护士准备无菌导尿盘为其导尿，下列哪项不是评价无菌盘的标准（　　　）。
   A. 无菌巾位置恰当，放入无菌物品，上下两层的边缘对齐
   B. 无菌巾上物品放置有序，便于使用
   C. 无菌巾外面没有被污染
   D. 无菌巾未被无菌液体打湿
   E. 无菌盘的有效期为 4h

4. 护士小张发现准备使用的无菌包已受潮，应（　　　）。
   A. 晾干后用　　　　　B. 重新灭菌　　　　　C. 烘干后用
   D. 4h 内用完　　　　E. 以上都不对

5. 小王护士为肝炎患者进行肌内注射后，双手刷洗方法是（　　　）。
   A. 由前臂至手刷洗 2 遍，共 2min
   B. 由手至肘上刷洗 2 遍，共 2min
   C. 由手至肘上 10cm，刷洗 2 遍，共 2min
   D. 由手至臂刷洗 3 遍，共 6min
   E. 以上都不对

6. 一位痢疾患者刚出院，护士小张立即处理病床单位，其中错误的一项是（　　　）。
   A. 拆下被服送洗衣房清洗　　　　　　B. 棉胎枕芯在日光下暴晒
   C. 床及桌椅用消毒液擦拭　　　　　　D. 便盆浸泡在消毒液中
   E. 房间用消毒液熏蒸

7. 手术室器械护士在手术中发现无菌手套中指被缝针刺破，正确的处理方法是（　　　）。

A.用无菌纱布将破裂处包好 　　　　　　B.用胶布粘贴破裂处

C.更换手套 　　　　　　　　　　　　　D.再加套一副手套

E.用酒精棉球擦拭手套破裂处

8.护士小李正在为患者铺无菌导尿盘，其无菌持物钳的使用方法正确的是（　　　）。

A.取放无菌持物钳时，将钳端闭合 　　　B.无菌持物钳可用于夹取油纱布

C.钳端向上，用后立即返回 　　　　　　D.门诊应每周更换一次

E.一个容器内最多能放两把

9.患者李某，炭疽病住院12天出院，护士对其接触过的被单衣服应采用（　　　）。

A.先消毒、再清洗 　　　　　　　　　　B.先清洗、后消毒

C.先灭菌、后清洗 　　　　　　　　　　D.先清洗、后放日光下曝晒

E.先放日光下曝晒、后清洗干净

10.护士小赵准备为2号床患者换药，她戴、脱无菌手套的操作错误的是（　　　）。

A.戴手套前先将手洗净、擦干

B.核对手套袋外注明的手套号码、灭菌日期

C.取出滑石粉，用后放回袋内

D.戴好手套后，两手置腰部水平以上

E.脱手套时，将手套口翻转脱下

11.张护士要进入传染患者的病室，在进入病室前穿隔离衣时，她要注意避免污染（　　　）。

A.腰带以下部分 　　　B.腰带 　　　　　C.袖子

D.领子 　　　　　　　E.后背

12.护士使用燃烧法灭菌时，错误的做法是（　　　）。

A.灭菌物品须耐高温 　　　　　　　　　B.热源是浓度为95%酒精

C.应远离易燃、易爆物品

D.燃烧火焰未熄灭时不应添加酒精

E.锐利刀、剪须放在搪瓷碗内燃烧

13.供应室在对物品进行高压蒸汽灭菌时，下列哪种物品不可用此方法（　　　）。

A.橡胶类 　　　　　B.塑料管 　　　　　C.硅胶类

D.布织品类 　　　　E.玻璃类

14.护士小王准备对病房进行紫外线消毒，错误的是（　　　）。

A.紫外线穿透性差，被消毒的物品不可有任何遮蔽

B.照射前，病室应先做好清洁工作

C.紫外线灯管要保持清洁透亮

D.灯管使用期限不能超过2000h

E. 为检查紫外线杀菌效果需定期进行空气细菌培养

15. 为防止传染病的发生与传播，医务人员应该（　　　）。

    A. 加强患者的生活护理   B. 严密观察病情

    C. 严格执行无菌操作   D. 认真做好隔离工作

    E. 提高各项操作技术水平

16. 护士小王接触传染患者后要刷洗双手，其正确的顺序是（　　　）。

    A. 前臂、腕部、手背、手掌、指甲、指缝   B. 手指、手背、手掌、腕部、前臂

    C. 前臂、手、手腕、指甲   D. 手掌、腕部、手指、前臂

    E. 腕部、前臂、手

17. 患者李某，男，37 岁，肝移植术后 2 天，护士对其执行保护性隔离，不正确的方法是（　　　）。

    A. 医护人员必须洗净双手，戴好口罩、帽子

    B. 穿隔离衣时，注意衣服内面是清洁面、外面为污染面

    C. 病室每日用紫外线消毒 2 次，每次 30min

    D. 保护性隔离适合脏器移植患者

    E. 每日用 0.1% 新洁尔灭液擦桌子、椅子和地面

18. 护士办公室属于（　　　）。

    A. 清洁区   B. 半污染区   C. 污染区

    D. 干净区   E. 半干净区

19. 患者王某，女，37 岁，因上呼吸道感染入院。护士小王准备为其进行静脉输液，她取无菌溶液时，最先应检查（　　　）。

    A. 有无裂缝   B. 瓶签   C. 有效期

    D. 瓶盖有无松动   E. 溶液的浓度

20. 下列哪些消毒剂对芽孢无杀灭作用（　　　）。

    A. 碘酊   B. 戊二醛   C. 碘伏

    D. 福尔马林   E. 过氧乙酸

二、名词解释（每题 3 分，共 15 分）

1. 消毒：

2. 灭菌：

3. 医院内感染：

4. 无菌技术：

5. 隔离：

三、填空题（第 4、5、6、8 题每空 0.5 分，其余每空 1 分，共 15 分）

1. 感染链是由_____、_____、传播途径组成的。

2. 医院感染的类型有_____、外源性感染。

3. 热力消毒灭菌法包括_____、_____。

4. 无菌包的有效期一般为_____天。

5. 紫外线灯可以连续照射_____h，而使用期不得超过_____h。

6. 无菌盘铺后有效期不超过_____h。

7. 保护性隔离适用于_____、_____、早产儿、白血病患者、脏器移植等。

8. 物理消毒灭菌法是利用_____或光照等物理作用，使微生物的蛋白质及酶变性或_____，以达到消毒灭菌的作用。

9. 光照消毒主要是利用_____，使菌体蛋白发生_____、_____，菌体内氨基酸、核酸和酶遭到破坏而致细菌死亡。

10. 用浸泡法消毒时，浸泡的时间长短，常根据物品和消毒液的_____和_____来决定。

四、问答题（每题 5 分，共 15 分）

1. 患者王某，男，42 岁，因肺炎入院治疗 2 周，持续使用抗生素。现患者出现口腔真菌感染。请问，该患者的口腔感染是否属于医院内感染？并说明医院内感染的类型和感染发生基本条件。

2. 患者李某，女，52 岁，将于今天下午两点行子宫切除手术。现护士为其进行术前准备插导尿管，该护士在插尿管时应遵循什么原则？其具体内容是什么？

3. 患者张某，女，30 岁，患甲型肝炎住院。现准备为其进行静脉输液，进入病室前护士要穿上隔离衣，穿脱隔离衣时应注意什么？

五、论述题（15 分）

患者李某，男，20 岁，因手被铁钉刺伤，发热、抽搐、牙关紧闭，入院诊断为破伤风。请问，应对该患者采取哪种类型的隔离？并且叙述具体的隔离措施是什么。

综合模拟试题七

一、选择题（每题 2 分，共 40 分）

1. 王某因车祸入院，被诊断为严重失血性休克。患者应采取的体位是（　　）。

　　A. 端坐位　　　　　　　B. 侧卧位　　　　　　　C. 半坐卧位

　　D. 仰卧中凹位　　　　　E. 仰卧屈膝位

2. 护士小丽要为肺脓肿患者进行分泌物引流，患者应采取的卧位是（　　）。

　　A. 头高足低位　　　　　B. 头低足高位　　　　　C. 侧卧位

　　D. 俯卧位　　　　　　　E. 膝胸卧位

3. 护生小王听带教老师说要为胃切除术后患者取半坐卧位，其目的是（　　）。

　　A. 减少局部出血　　　　B. 减轻伤口缝合处的张力

　　C. 使静脉回流量减少　　D. 减少炎症的扩散和毒素吸收

　　E. 减轻肺部淤血

4. 石某，男，45 岁，发热、咳嗽、左侧胸痛，喜左侧卧位，自诉此卧位时胸部疼痛减轻。此卧位性质属于（　　）。

　　A. 主动卧位　　　　　　B. 被动卧位　　　　　　C. 被迫卧位

　　D. 习惯卧位　　　　　　E. 特异卧位

5. 王先生，60 岁，因车祸入院。入院后，呼吸浅慢以后加，快达高潮后又变浅慢，暂停 30s 后再度出现上述状态的呼吸。该患者的呼吸是（　　）。

　　A. 间断呼吸　　　　　　B. 点头呼吸　　　　　　C. 毕奥呼吸

　　D. 鼾声呼吸　　　　　　E. 潮式呼吸

6. 刘某，男，68 岁，因头痛头晕来院就诊。既往有高血压，护士为其测血压，下述做法错误的是（　　）。

　　A. 注气不可过猛过高

　　B. 血压未听清时，立即重新注气，再仔细听

　　C. 为其测量血压时应尽量做到"四定"

　　D. 读数时视线与水银面保持一致

　　E. 听诊器的胸件不可放在袖带下面

7. 患者李某，女，48 岁，手术用的是椎管内麻醉，术后去枕平卧位的目的是（　　）。

　　A. 预防颅内压升高　　　B. 预防颅内压降低　　　C. 预防脑缺血

D. 预防脑部感染　　　　E. 有利于脑部血液循环

8. 患儿，1 岁半。为防止幼儿坠床，宜（　　　）。

　A. 由家属陪护　　　　B. 加床栏保护　　　　C. 约束肩部

　D. 约束手腕和踝部　　E. 注射镇静剂

9. 产妇李某，孕 36 周，胎膜早破，采取头低足高位目的是（　　　）。

　A. 防止脐带脱出　　　B. 减少局部缺血　　　C. 防止水流出

　D. 防止感染　　　　　E. 有利于引产

10. 某患者体温 39℃，对其护理措施不妥的是（　　　）。

　A. 卧床休息　　　　　　　　　　　　B. 口腔护理每日 2～3 次

　C. 测体温每隔 4h 一次　　　　　　　D. 冰袋放置于枕后部

　E. 给予高热量流质饮食

11. 护生小李为患者测量脉搏，以下方法不正确的是（　　　）。

　A. 患者安静　　　　　B. 不可用拇指诊脉　　C. 异常脉搏测 2min

　D. 脉搏短绌时由二人同时测量心率、脉率 1min

　E. 注意观察脉搏速率、节律、强弱的变化

12. 护生要为患者测量血压，取坐位测量血压应使肱动脉位置平（　　　）。

　A. 锁骨　　　　　　　B. 胸骨　　　　　　　C. 第二肋间隙

　D. 第四肋软骨　　　　E. 剑突下

13. 王某，男，35 岁，无痛性血尿 2 周，疑为膀胱癌，做膀胱镜检查。应协助其采用的体位为（　　　）。

　A. 仰卧位　　　　　　B. 侧卧位　　　　　　C. 半坐卧位

　D. 截石位　　　　　　E. 膝胸卧位

14. 李某，患肺炎，入院时体温 40℃。为观察体温的变化，常规测量体温的时间为（　　　）。

　A. q8h　　　　　　　B. q6h　　　　　　　C. q4h

　D. qd　　　　　　　　E. qh

15. 患者男，46 岁，近日来头痛、恶心，有时呕吐，无发热，血压 20/12kPa（150/97mmHg）。脉搏 46 次 /min。此脉搏称为（　　　）。

　A. 细脉　　　　　　　B. 洪脉　　　　　　　C. 水冲脉

　D. 缓脉　　　　　　　E. 奇脉

16. 护生小王，刚为患者测完血压，值为 125/80mmHg，患者问小王正常的血压值是（　　　）。

　A. 收缩压 < 18.6kPa（140mmHg），舒张压 < 12kPa（90mmHg）

　B. 收缩压 = 18.6kPa（140mmHg），舒张压 =12kPa（90mmHg）

C. 收缩压 < 21.3kPa（160mmHg），舒张压 < 12.6kPa（95mmHg）

D. 收缩压 = 21.3kPa（160mmHg），舒张压 = 12.6kPa（95mmHg）

E. 收缩压 < 12kPa（90mmHg），舒张压 < 8kPa（60mmHg）

17. 护生小梅为患者测口温时，指导患者将体温计放于（　　　）。

A. 舌上　　　　　　　　B. 舌与硬腭之间　　　　C. 舌颊之间

D. 颊部　　　　　　　　E. 舌下热窝处

18. 李某，女，60岁，心房纤颤入院。心率198次/min，心音强弱不等，脉搏细弱且不规则。护士应如何准确观察该患者的脉搏（　　　）。

A. 先测心率，然后测脉搏　　　　　　B. 先测脉搏，然后测心率

C. 两人同时分别测心率和脉搏　　　　D. 两人一起测脉搏

E. 一人先测心率，另一人再测脉搏

19. 患者王某，女，26岁，妊娠34周，胎位不正。护士应给予指导的卧位是（　　　）。

A. 头低足高位　　　　　B. 膝胸卧位　　　　　　C. 截石位

D. 头高足低位　　　　　E. 侧卧位

20. 患者李某，因肺水肿致呼吸困难，发绀，神志清醒。你认为该患者属于哪种呼吸困难（　　　）。

A. 喘息性　　　　　　　B. 吸气性　　　　　　　C. 浮浅性

D. 呼气性　　　　　　　E. 混合性

二、名词解释（每题3分，共15分）

1. 被动卧位：

2. 发热：

3. 稽留热：

4. 脉搏短绌：

5. 呼吸过速：

三、填空题（每空1分，共11分）

1. 临床上测量脉搏的常用部位为＿＿＿＿＿＿＿＿＿＿＿＿＿＿＿＿。

2. 密切观察血压者尽量做到四定，即＿＿＿＿＿、＿＿＿＿＿、＿＿＿＿＿、＿＿＿＿。

3. 发热的过程分为＿＿＿＿＿＿＿＿、＿＿＿＿＿＿＿＿、＿＿＿＿＿＿＿＿。

4. 正常成人在安静状态下呼吸频率为＿＿＿＿＿＿次/min，男性及儿童以＿＿＿＿＿＿呼吸为主，女性以＿＿＿＿＿＿为主。

四、简答题（每题6分，共18分）

1. 为保证所测量体温的准确，护士应定期对玻璃水银体温计进行检测，其具体方法是怎样的？

2. 列举出高血压和低血压的判断标准。李某，65岁，男性，近期血压值波动在19.8/13.0 ～ 22.5/13.9kPa 之间，初步考虑患者的诊断是什么？

3. 护生小王和小金在争论常用的卧位都有哪几种，你能为她们解答吗？

五、论述题（16分）

患者王某，因寒战、高热，伴刺激性咳嗽，咳黏液浓痰三天，于今天上午8点入院。入院体检：T 40℃，P 110次/min，R 28次/min，神志清醒，急性面容，口角疱疹，于8点半给退热药后，测体温为38.5℃，大量出汗、口干，下午3时体温又升至39.8℃。患者出现了什么问题？并提出护理措施。

综合模拟试题八

一、选择题（每题 2 分，共 40 分）

1. 吴老先生因脑出血已在家卧床 2 个月，大小便失禁，不能自行翻身。近日尾骶部皮肤呈紫红色，压之不褪色。吴先生尾骶部皮肤表现属哪一期褥疮（　　　）。
   - A. 淤血红润期
   - B. 淤血浸润期
   - C. 炎性浸润期
   - D. 浅层溃疡期
   - E. 坏死期

2. 张老太太，因髋骨骨折，在家卧床已 1 个月。主诉：臀部触痛麻木。检查：臀部皮肤局部红肿。下列指导中不妥的是（　　　）。
   - A. 避免局部长期受压
   - B. 适当增加营养
   - C. 避免潮湿摩擦
   - D. 局部可用棉垫包扎，避免直接与床铺接触
   - E. 红外线照射

3. 某学生早锻炼时不慎踝关节扭伤，2h 后来到医务室就诊，正确的处理方法是（　　　）。
   - A. 热敷
   - B. 冷敷
   - C. 冷热敷交替使用
   - D. 热水足浴
   - E. 夹板固定

4. 某截瘫患者，入院时尾骶部褥疮，面积 2.5cm × 2cm，深达肌层，表面有脓性分泌物，创面周围有黑色坏死组织。护理措施是（　　　）。
   - A. 用 50% 乙醇按摩创面及周围皮肤
   - B. 用生理盐水清洗并敷新鲜鸡蛋膜
   - C. 暴露创面，红外线每日照射 1 次
   - D. 剪去坏死组织，用过氧化氢溶液洗净，置引流纱条
   - E. 涂厚层滑石粉包扎

5. 患者，男性，25 岁，患肺结核半年，入院后为配合治疗，应给予（　　　）。
   - A. 高蛋白、高热量饮食
   - B. 高脂肪、高热量饮食
   - C. 高热量、低脂肪饮食
   - D. 低盐、高蛋白饮食
   - E. 高热量、低蛋白饮食

6. 方女士，42 岁，急性肠梗阻术后第三天，患者已排气，医嘱"停胃肠减压"。护士为其拔管时不正确的操作是（　　　）。
   - A. 向患者解释以取得合作
   - B. 夹紧胃管末端并置于弯盘内
   - C. 拔管前轻轻前后移动胃管
   - D. 待患者慢慢吸气时拔管

E. 胃管拔到咽喉处要快速

7. 刘某，70 岁，因脑血管意外偏瘫，长期卧床。对此患者预防压疮，下列做法不对的是（　　）。

　　A. 鼓励或协助患者常更换卧位　　　　　　　B. 每 4～6h 翻身一次

　　C. 翻身时避免推、拖、拉等动作　　　　　　D. 骨隆突处可垫气垫、棉垫等

　　E. 适当调节夹板或矫形器械的松紧度

8. 张女士，因急性肺炎高热入院。为其做口腔护理时发现口腔内有溃疡，应选择的药物是（　　）。

　　A. 抗生素粉剂　　　　B. 冰硼散　　　　　　C. 制霉菌素甘油

　　D. 液状石蜡　　　　　E. 碳酸氢钠粉

9. 患者方某，二度烧伤面积 50%，宜采用（　　）。

　　A. 少渣饮食　　　　　B. 高纤维素饮食　　　C. 高热量饮食

　　D. 高脂肪饮食　　　　E. 低胆固醇饮食

10. 患者，男性，58 岁，患慢性胃溃疡多年。近日感到胃部疼痛，大便颜色发黑，来医院检查，需做潜血试验，三天内应禁吃（　　）。

　　A. 大米稀饭　　　　　B. 面包　　　　　　　C. 鸡蛋

　　D. 瘦肉　　　　　　　E. 豆腐

11. 张某，50 岁，腹痛腹泻 3 天，住院治疗。对此患者应给予（　　）。

　　A. 低盐饮食　　　　　B. 低脂饮食　　　　　C. 高热量饮食

　　D. 高蛋白饮食　　　　E. 高纤维饮食

12. 为患者鼻饲灌食后，应再注入少量温开水，其目的是（　　）。

　　A. 使患者温暖、舒适　　　　　　　　　　　B. 便于测量，记录准确

　　C. 防止患者呕吐　　　　　　　　　　　　　D. 便于冲净胃管，避免食物存积

　　E. 便于防止液体反流

13. 刘某因外伤昏迷，近阶段需鼻饲补充营养。在护理过程中，以下做法错误的是（　　）。

　　A. 每日所有鼻饲用物应消毒一次　　　　　　B. 患者需每日做口腔护理

　　C. 每次灌食前检查胃管是否在胃内　　　　　D. 鼻饲间隔时间不少于 2h

　　E. 胃管应每日更换消毒

14. 王某，女，26 岁，诊断为再生障碍性贫血，检查发现口唇及口腔黏膜有散在瘀点，轻触牙龈出血。护士为其口腔护理应特别注意（　　）。

　　A. 取下义齿　　　　　B. 夹紧棉球　　　　　C. 动作轻柔

　　D. 禁忌漱口　　　　　E. 患处涂冰硼散

15. 患者赵某，男，60 岁，因脑中风右侧肢体瘫痪。护士为其更换上衣的步骤是（　　）。

A. 先脱右侧，后穿右侧   B. 先脱左侧，先穿右侧

C. 先脱左侧，后穿左侧   D. 先脱左侧，后穿右侧

E. 先脱右侧，后穿左侧

16. 患者，男，62岁，患败血症，高热昏迷已7天，给予大量抗生素治疗。近日发现患者左侧颊部口腔黏膜破溃，创面附着白色膜状物，用棉签拭去附着物，可见创面轻微出血。该患者口腔病变的原因可能是（   ）。

A. 绿脓杆菌感染   B. 病毒感染   C. 维生素缺乏

D. 真菌感染   E. 凝血功能障碍

17. 某患者，生活不能自理，长期卧床。护士护理时发现其骶尾部皮肤红、肿、硬化，起大水疱及上皮剥落，有渗液，患者主诉有痛感。你认为该患者病变属于（   ）。

A. 压疮淤血红润期   B. 压疮炎性浸润期   C. 压疮浅溃疡期

D. 压疮深度溃疡期   E. 局部皮肤感染

18. 小刘护士在为患者梳头时，发现头发纠结成团，可用何种溶液湿润后破结梳通（   ）。

A. 70%的乙醇   B. 清水   C. 生理盐水

D. 30%的乙醇   E. 油剂

19. 患者刘某，长期应用抗生素，护士在为其口腔护理时，应注意观察（   ）。

A. 口腔有无出血   B. 口腔有无炎症   C. 口腔有无糜烂

D. 口腔有无真菌感染   E. 口唇有无干裂

20. 刘某，80岁，因外伤至昏迷。为患者鼻饲增加营养，每次注食总量不可超过（   ）。

A. 100ml   B. 150ml   C. 200ml

D. 250ml   E. 300ml

二、填空题（每空1分，共10分）

1. 预防压疮应做到五勤，即_____、_____、_____、_____、_____。

2. 为昏迷患者口腔护理时，禁止_____，需用张口器时，应从_____放入。擦洗时需用血管钳夹紧棉球，每次只夹_____个，防止棉球遗留在口腔内。棉球不宜_____，以防患者将溶液吸入_____。

三、名词解释（每题3分，共15分）

1. 治疗饮食：

2. 试验饮食：

3. 压疮：

4. 鼻饲法：

5. 要素饮食：

四、简答题（每题 7 分，共 21 分）

1. 张某，60 岁，因脑外伤入院，神智昏迷。护士小刘在为患者鼻饲，插上鼻导管需证实胃管是否在胃内，有哪三种方法？

2. 刘某，因脑出血入院，神智昏迷状态。护士为患者鼻饲时，如何提高插管成功率？

3. 王某，因大叶性肺炎住院，体温 39℃，不思饮食。护士如何协助患者进食？

五、论述题（14 分）

患者刘某，男，70 岁，两周前因突发脑出血入院。入院后神志清醒，说话口齿不清，体质瘦弱。近日发现其骶尾部呈紫红色，有水疱，皮下可摸及硬结节。该患者骶尾部发生了什么问题？应如何护理？

课后练习及综合模拟试题参考答案

项目一　门诊患者的护理

A_1 型题：1.C　2.C　3.E　4.C　5.A　6.E　7.A　8.C　9.E　10.B

A_2 型题：1.E　2.C　3.D　4.D

项目二　一般住院患者的护理

子项目一　一般患者入院护理

A_1 型题：1.A　2.D　3.B　4.C　5.A　6.A　7.E　8.A　9.B　10.D

A_2 型题：1.A　2.B　3.D　4.E　5.C

子项目二　生命体征测量及异常的护理

A_1 型题：1.E　2.D　3.C　4.C　5.D　6.C　7.A　8.A　9.C　10.A

A_2 型题：1.D　2.B　3.D　4.B　5.A　6.C

子项目三　医疗护理文件的管理

A_1 型题：1.C　2.C　3.E　4.A　5.D　6.E　7.E　8.C　9.E　10.B

A_2 型题：1.D　2.E

子项目四　清洁卫生的护理

A_1 型题：1.A　2.D　3.B　4.E　5.D　6.D　7.B　8.B　9.B　10.B　11.C

　　　　　12.A　13.A　14.D

A_2 型题：1.E　2.E　3.D　4.E　5.A　6.E

子项目五　卧位的护理

A_1 型题：1.B　2.A　3.A　4.D　5.C　6.B　7.A　8.C　9.E　10.B　11.B

A_2 型题：1.C　2.D　3.D　4.C　5.D　6.B

子项目六　饮食的护理

A_1 型题：1.A　2.C　3.E　4.A　5.B　6.C　7.C　8.A　9.A　10.D　11.C　12.D

A_2 型题：1.D　2.A　3.A　4.B　5.E　6.C　7.C　8.D　9.A　10.C

子项目七　预防医院内感染

A_1 型题：1.C　2.C　3.E　4.B　5.E　6.D　7.D　8.B　9.B　10.D　11.B　12.B

　　　　　13.D　14.B　15.A　16.C　17.D　18.E　19.E　20.A　21.C　22.C

　　　　　23.B　24.C　25.B　26.B　27.C

A_2 型题：1.C　2.A　3.E　4.C　5.C　6.E

子项目八　给药的护理

8.1 药物的使用与保管

A_1 型题：1.D　2.B　3.B　4.C　5.A　6.C　7.D　8.A　9.E

A_2 型题：1.A　2.A　3.E　4.D

8.2 口服给药的护理

A_1 型题：1.B　2.C　3.D

A_2 型题：1.D　2.C

8.3 雾化给药的护理

A_1 型题：1.C　2.E　3.E　4.C　5.C　6.D　7.C　8.D　9.E　10.A　11.A

　　　　　12.B　13.C

A_2 型题：1.C　2.C　3.D　4.D　5.C　6.D　7.E

8.4 注射给药的护理

A_1 型题：1.E　2.E　3.C　4.D　5.E　6.E　7.B　8.C　9.A　10.D　11.C

　　　　　12.A　13.C　14.C　15.A　16.C　17.A

A_2 型题：1.C　2.C　3.A　4.B　5.B　6.C　7.C　8.B　9.E　10.D　11.D

8.5 预防药物过敏反应的护理

A_1 型题：1.C　2.C　3.D　4.A　5.C　6.E　7.C　8.A　9.C

A_2 型题：1.D　2.C　3.B　4.A　5.B

8.6 静脉输液的护理

A_1 型题：1.C　2.A　3.C　4.E　5.C　6.A　7.A　8.E　9.A　10.C　11.D

　　　　　12.D　13.C　14.C　15.B

A_1 型题：1.C　2.D　3.B　4.E　5.B

8.7 静脉输血的护理

A_1 型题：1.B　2.E　3.C　4.C　5.C　6.E　7.B　8.A　9.D　10.A

A_2 型题：1.A　2.D　3.B　4.C　5.A

子项目九　排泄的护理

9.1 排尿的护理

A_1 型题：1.C　2.D　3.A　4.A　5.D　6.D　7.E　8.E　9.D　10.D　11.C

　　　　　12.C　13.D　14.D　15.A　16.E　17.B

A_2 型题：1.A　2.D　3.A　4.B　5.B　6.D　7.C　8.B　9.A　10.B

9.2 排便的护理

A_1 型题：1.E　2.B　3.E　4.D　5.B　6.B　7.D　8.E　9.C　10.A　11.D

　　　　　12.C　13.C　14.E　15.B　16.E　17.D　18.E　19.E　20.B

A_1 型题：1.E　2.B　3.C　4.E　5.D　6.A　7.D　8.E

子项目十　标本采集

A_1 型题：1.D　2.B　3.E　4.A　5.A　6.B　7.B　8.C　9.C　10.D

A_2型题：1.C　2.C

子项目十一　冷热疗法

A_1型题：1.E　2.B　3.B　4.C　5.B　6.D　7.C　8.C　9.E　10.B　11.C　12.D
　　　　　13.E　14.A　15.D　16.E

A_2型题：1.C　2.B　3.A　4.E　5.B　6.B　7.C　8.B　9.E

项目三　隔离患者住院的护理

1.C　2.C　3.B　4.D　5.E　6.D　7.C　8.E　9.D　10.C　11.D　12.E　13.D
14.A　15.E　16.B　17.C

项目四　危重患者住院的护理

子项目一　危重患者入院的护理

A_1型题：1.C　2.B　3.C　4.C　5.D　6.D　7.E　8.B　9.C　10.C

A_2型题：1.A　2.B　3.C　4.C　5.C

子项目二　运送患者的护理

A_1型题：1.D　2.A　3.E　4.A　5.E　6.C　7.D　8.D　9.C　10.A

A_2型题：1.D　2.C　3.E　4.B　5.B

子项目三　危重患者的支持性护理

A_1型题：1.B　2.A　3.A　4.B　5.A　6.E　7.C　8.D　9.D　10.D

A_2型题：1.C　2.E　3.C　4.E　5.B

子项目四　危重患者的抢救护理

4.1 吸痰法

　　A_1型题：1.C　2.B　3.B　4.A　5.C　6.E　7.D　8.C　9.C　10.E

　　A_2型题：1.C　2.C　3.D　4.B　5.C

4.2 氧气吸入法

　　A_1型题：1.B　2.E　3.A　4.C　5.E　6.A　7.E　8.D　9.D　10.D

　　A_2型题：1.A　2.A　3.D　4.D　5.D

4.3 洗胃法

　　A_1型题：1.D　2.B　3.C　4.B　5.C　6.E　7.D　8.B　9.A　10.A

　　A_2型题：1.C　2.C　3.C　4.C　5.C

子项目五　临终关怀及尸体护理

5.1 临终关怀

　　A_1型题：1.A　2.E　3.C　4.C　5.D　6.B　7.C　8.B　9.D　10.D

　　A_2型题：1.D　2.C　3.D　4.C　5.D

5.2 尸体护理

　　A_1型题：1.E　2.C　3.B　4.A　5.D　6.D　7.E　8.E　9.D　10.D

A_2 型题：1.D 2.A 3.A 4.E 5.D

项目五 出院患者的护理

A_1 型题：1.E 2.C 3.A 4.A 5.B 6.E 7.C 8.A 9.E 10.E 11.D 12.C
13.B 14.C 15.D 16.C 17.E 18.B 19.A

A_2 型题：1.C 2.E 3.B 4.C

综合模拟试题一

一、选择题（每题2分，共40分）

1～10	B	C	E	E	A	A	B	A	D	A
11～20	A	A	C	E	B	E	C	C	E	C

二、名词解释（每题3分，共15分）

1. 膀胱刺激征：指每次尿量少，伴有尿频、尿急、尿痛。

2. 长期备用医嘱：有效日期在24h以上，必要时使用。

3. 灌肠法：将一定量的液体由肛门经直肠灌入结肠，以帮助患者清洁肠道排便、排气，或由肠道供给药物及营养的过程，达到诊断治疗的目的。

4. 多尿：24h尿量经常超过2500ml。

5. 临时医嘱：有效时间在24h以内，应在短时间内执行，一般只执行一次。

三、填空题（每空1分，共15分）

1. 100

2. 尿频 尿急 尿痛

3. 完全性尿失禁 反射性尿失禁 压力性尿失禁

4. 镇静 催眠 肠道感染

5. 20

6. 全血标本 血清标本 血培养标本

7. 12

四、问答题（每题5分，共15分）

1. 放尿量一次性不超过1000ml。（2分）

①大量放尿，使腹腔内压力突然降低，血液大量滞留于腹腔血管内，导致血压下降而虚脱；（2分） ②膀胱突然减压，可引起膀胱黏膜急剧充血而发生血尿。（1分）

2. ①解除便秘、肠胀气；（2分）

②清洁肠道；（1分）

③稀释并清除肠道内有害物质；（1分）

④降温。（1分）

3.及时（1分）、准确（1分）、完整（1分）、简明扼要1（1分）、字迹清晰。
（1分）

五、病例分析题（15分）

（1）便秘。（5分）

（2）护理：

①心理护理；（1分）

②提供合适的排便环境；（1分）

③安置适当的体位；（1分）

④腹部按摩；（1分）

⑤口服缓泻剂（番泻叶、果导等）；（1分）

⑥使用简易通便器（开塞露的开口端应修剪圆滑，将药液轻轻地全部挤入后退出，嘱患者忍耐5～10min后再排便）；（2分）

⑦上述方法无效时，按医嘱给予灌肠；（2分）

⑧健康教育。（1分）

综合模拟试题二

一、选择题（每题2分，共40分）

1～10	D	D	D	E	D	D	C	D	E	A
11～20	B	B	C	C	A	C	B	C	D	B

二、名词解释（每题3分，共15分）

1.注射法：将无菌的药液注入体内，达到预防、诊断、治疗疾病的目的。

2.皮内注射：将小量药液注入表皮与真皮之间的方法。

3.皮下注射：将小量药液注入皮下组织的方法。

4.肌内注射：将药液注入肌肉组织的方法。

5.静脉注射：自静脉注入药物的方法。

三、填空题（每空1分，共15分）

1.口服　舌下含服　吸入　注射　直肠给药　外敷

2.5　30～40　90　15～30

3.臀大肌　臀中肌　臀小肌　股外侧肌　上臂三角肌

四、问答题（每题5分，共15分）

1.①治疗呼吸道感染；（1分）

②改善通气功能；（1分）

③湿化呼吸道；（1分）

④预防呼吸道感染；（1分）

⑤治疗肺癌。（1分）

2. ①"三查"：操作前、操作中、操作后查（"八对"的内容）。（2分）

②"八对"：对床号、姓名、药名、浓度、剂量、批号、用法、时间。（2分）

③"一注意"：注意患者用药后的反应，包括药物的疗效和不良反应，并做好记录。（1分）

3. 十字法：从臀裂顶点向左或向右画一水平线（1分），然后从髂嵴最高点作一垂线（1分），将一侧臀部分为四个象限（1分），其外上1/4象限（1分）并避开内下角（1分）（髂后上棘与股骨大转子连线）为注射部位。

五、病例分析题（15分）

1. 严格遵守无菌操作原则；（2分）

2. 严格执行查对制度；（2分）

3. 严格执行消毒隔离制度；（1分）

4. 选择合格的注射器和针头；（1分）

5. 选择合适的注射部位；（1分）

6. 准备注射药液；（1分）

7. 排尽气体；（1分）

8. 检查回血；（1分）

9. 应用无痛注射技术：①分散注意力（1分），②使放松肌肉（1分），③进针快、拔针快、推药慢（1分），④合理安排注射顺序（1分），⑤注意药物配伍禁忌（1分）。

综合模拟试题三

一、选择题（每题2分，共40分）

1～10	C	B	C	D	A	A	B	D	A	E
11～20	D	C	D	C	B	D	B	C	A	B

二、名词解释（每题3分，共15分）

1. TAT脱敏注射法：给TAT过敏者多次、小剂量注射药物的方法。

2. 急性肺水肿：由于输液速度过快，短时间内输入过多液体，使循环血量急剧增加，心脏负荷过重，引起一系列临床表现。特别是原有心肺功能不良，尤其是急性左心功能不全者更易发生。

3. 静脉输液：利用液体静压的物理原理，将大量无菌溶液和药液直接滴入静脉的一种治疗方法。

4. 静脉输血：将全血或血液成分通过静脉输入体内的方法。

5.溶血反应：输入的红细胞或受血者的红细胞发生异常破坏而引起的一系列临床反应，是最严重的输血反应。

三、填空题（每空1分，共15分）

1.用药史　过敏史　家族史

2.病情　年龄　药物性质　40～60　20～40

3.发热反应　过敏反应　溶血反应　肺水肿　出血倾向　枸橼酸钠中毒　空气栓塞

四、问答题（每题5分，共15分）

1.局部皮丘隆起增大（1分），并出现红晕硬块，直径大于1cm（1分），或红晕周围有伪足（1分）、痒感（1分），严重时可有头晕、心慌、恶心，甚至发生过敏性休克（1分）。

2.①立即停止输液（1分）；②通知医生，配合抢救（1分）；③取左侧头低足高卧位（1分）；④高流量氧气吸入（1分）；⑤体贴安慰患者（1分）。

3.①补充血容量，改善血液循环（1分）。

②补充红细胞，增加血红蛋白，促进携氧功能（1分）。

③补充各种凝血因子、血小板，改善凝血功能（1分）。

④增加白蛋白，维持胶体渗透压（1分）。

⑤补充抗体及白细胞，增加机体抵抗力（1分）。

五、病例分析题（15分）

（1）急性肺水肿（3分）。

（2）①根据患者病情及年龄特点，严格控制输液速度和输液量，对心肺疾病患者以及老年人、婴幼儿尤为重要（2分）；②加强巡视（2分）。

（3）①立即停止输液，安慰患者，通知医生紧急处理（2分）；②若病情许可可采用端坐位，两腿下垂，必要时四肢轮扎，注意观察（2分）；③高流量乙醇湿化氧气吸入（2分）；④按医嘱给予镇静、平喘、强心、利尿、扩血管药物治疗（2分）。

综合模拟试题四

一、选择题（每题2分，共40分）

1～10	E	B	C	D	A	B	D	C	E	C
11～20	E	B	C	C	D	B	A	B	E	C

二、名词解释（每题3分，共15分）

1.危重患者：凡属病情严重、随时可能发生生命危险的患者。

2.意识障碍：是指个体对内外环境刺激缺乏正常反应的一种精神状态。按其程度可分为嗜睡、意识模糊、昏睡和昏迷。

3. 氧疗法是通过增加吸入气体中氧的浓度，预防和纠正各种原因造成的组织缺氧的方法。

4. 吸痰法是利用负压吸引的原理，用导管经口、鼻或人工气道，将呼吸道内的分泌物清除的方法。

5. 洗胃是将大量溶液饮入或通过胃管灌入胃内，以冲洗并排出胃内容物的方法。

三、填空题（每空1分，共15分）

1. 嗜睡　意识模糊　昏睡　昏迷

2. 口服催吐法　胃管洗胃（漏斗灌注）法　电动吸引器洗胃　全自动洗胃机洗胃

3. 呼吸停止　呼吸衰竭的抢救　麻醉期间

4. 生命体征的变化　意识状态、瞳孔的观察　一般性观察　心理状态的观察　药物治疗观察

四、问答题（每题5分，共15分）

1. ①严格遵守操作规程（1分）；②带气插拔吸氧导管（0.5分）；③保持湿化瓶内 1/3 ～ 1/2 的蒸馏水（0.5分）；④注意观察患者，及时判断氧疗效（0.5分）；⑤持续吸氧的患者，应当保持管道通畅，必要时进行更换（0.5分）；⑥氧气筒内氧气不可用尽，压力表上指针降至 0.5mPa（5kg/cm^2）时应停止使用（1分）；⑦对未用或已用空的氧气筒，应分别悬挂"满"或"空"的标志（1分）。

2. ①大小和对称性（2分），②形状（1分），③对光反应（2分）。

3. 濒死期（2分）、临床死亡期（2分）、生物学死亡期（1分）。

五、病例分析题（15分）

1. 临终。（3分）

2. 临终患者的生理变化：

（1）感知觉、意识改变，听觉是最后消失的一个感觉。（1分）

（2）呼吸功能减退。（1分）

（3）循环功能减退。（1分）

（4）胃肠道蠕动逐渐减弱。（1分）

（5）肌张力丧失。（1分）

（6）疼痛。（1分）

3. 护理措施：

（1）促进患者舒适。（1分）

（2）减轻感、知觉改变的影响，提供合适的环境。（1分）

（3）改善呼吸功能，保持室内空气新鲜，定时通风换气。（1分）

（4）改善循环功能。（1分）

（5）增进食欲，改善营养。（1分）

（6）控制疼痛。（1分）

综合模拟试题五

一、选择题（每题2分，共40分）

1～10	C	C	D	D	B	A	B	E	E	D
11～20	B	E	B	C	B	D	C	B	C	C

二、填空题（每空1分，共15分）

1. 定数量品种　定点安置　定人保管　定期消毒、灭菌　定期检查、维修
2. 保持病室整洁　美观　准备接收新患者
3. 便于接受和护理麻醉手术后的患者　使患者安全舒适、预防并发症　保护床
   上用物不被污染，便于更换

三、名词解释（每题3分，共15分）

1. 入院护理：经门诊或急诊医生初步诊断，建议并签发住院证后，由护理人员
   为患者提供一系列护理工作。
2. 噪音：凡与环境不协调的、患者感觉不愉快的声音均为噪音。
3. 环境：是指围绕着人群的空间及其中直接、间接影响人类生活和发展的各种
   自然因素、社会因素的总体。
4. 患者床单位：指医疗机构为住院期间的患者提供使用的家具和设备。
   运送患者法：在患者入院、接受检查或治疗、出院时，凡不能自行移动者
5. 均需护理人员根据患者病情需要选用不同的运送工具运送患者。

四、问答题（每题5分，共15分）

1.（1）准备病床单位及用物：接住院处通知后，值班护士应立即根据病情需要
　　安排床位。备齐患者所需用物，如热水瓶、痰杯、面盆等。
　（2）迎接新病员：值班护士应诚挚热情地接待患者。
　（3）填写住院病历和有关护理表格。
　（4）初步评估患者：常规测量生命体征及体重，记录于体温单上。
　（5）报告医生，必要时协助查体，及时执行医嘱。通知营养室准备膳食，按
　　　"分级护理"要求护理患者。
　（6）入院护理评估，24h内完成护理入院记录。
　（7）介绍病区环境、住院规则及有关制度；指导患者尽快适应患者角色，了
　　　解自己的经治医生、护士；指导其留取常规检验标本的方法。

2.（1）搬运时动作要轻稳，协调一致，推车速度适宜，确保患者的安全、舒适。
　（2）搬运时尽量让患者身体靠近搬运者，使重力线通过支撑面保持平衡，缩
　　　短重力臂，达到省力。

（3）推车时护士应站在患者头侧，以便于观察病情。患者的头应卧于大轮一端，可减少颠簸引起的不适。推患者上下坡时，患者的头应在高端，以免引起患者不适。推车出门时应先将门打开，不可用车撞门，避免震动患者或损坏建筑物。

（4）搬运骨折患者，在平车上应垫木板，注意固定好骨折部位再搬运。

（5）对有静脉输液管及引流管患者，须注意保持输液和引流管道通畅。

3. 护士在执行口头医嘱时必须复述一遍，医护双方确认无误后立即执行。抢救结束后请医生及时补写医嘱和处方。药品的空安瓿需经两人核对后方可弃去。

五、论述题（15分）

1. 护士接诊后应争分夺秒地实施抢救，严格按操作规程给予紧急处理：给氧、止血、配血、建立静脉输液通道等。同时尽快通知医生。

2. 医生来后向医生汇报处理情况，并积极配合抢救，正确执行医嘱，密切观察病情变化，为医疗护理提供有关资料。

3. 需四人搬运，其方法：

（1）移开床旁桌、椅，平车紧靠床边，上垫硬板。在患者腰、臀下铺大单或中单（布质应牢固）。

（2）护士甲站于床头，托住患者的头与肩部；护士乙立于床尾，托住患者的两腿；护士丙和护士丁分别站在病床及平车的两侧，抓紧大单或中单四角。四人合力同时抬起患者，轻轻将患者放在平车中央，盖好盖被。

（3）推平车时速度不宜太快。

（4）若有输液管和引流管，应妥善固定并保持通畅。

综合模拟试题六

一、选择题（每小题2分，共40分）

1～10	B	A	C	B	A	A	C	A	C	C
11～20	D	E	B	D	D	A	B	B	B	C

二、名词解释（每题3分，共15分）

1. 消毒：清除物品上的一切污秽，如血迹、分泌物、油脂、污垢等。

2. 灭菌：清除或杀灭传播媒介上的所有微生物（包括芽孢），使之达到无菌程度。

3. 医院内感染：住院患者在医院内获得的感染，包括在住院期间发生的感染和在医院内获得而出院后发生的感染，但不包括入院前已开始或入院时已存在的感染。

4. 无菌技术：是指在执行医疗、护理技术过程中，防止一切微生物侵入机体和保持无菌物品及无菌区域不被污染的操作技术和管理方法。

5. 隔离：将处于传染病期的传染患者、可疑患者安置在指定的地点，暂时避免与周围人群接触，便于治疗和护理。

三、填空题（第4、5、6、8题每空0.5分，其余每空1分，共15分）

1. 传染源　易感人群　传播途径

2. 内源性感染

3. 湿热灭菌法　干热灭菌法

4. 7

5. 4　1000

6. 4

7. 大面积烧伤　免疫缺陷患者

8. 热力　酶　凝固

9. 紫外线　光解　变性

10. 性质　浓度

四、问答题（每题5分，共15分）

1. 该患者的口腔感染是在医院内发生的，因此该患者的口腔感染属于医院内的感染。

　医院内感染根据感染来源的不同，可以分为内源性感染和外源性感染。

　感染的发生必须具备感染源、传播途径、易感宿主三个基本条件。

2. 因为导尿是无菌操作，所以需要遵循无菌原则。内容有：

（1）环境清洁：进行无菌技术操作前半小时，须停止清扫地面等工作，避免不必要的人群流动，防止尘埃飞扬。治疗室每日用紫外线照射消毒一次。

（2）工作人员准备：进行无菌操作时，衣帽穿戴要整洁。帽子要把全部头发遮盖，口罩须遮住口鼻，并修剪指甲，洗手。

（3）取用无菌物品方法正确：操作者身体应距无菌区20cm，取无菌物品时，必须用无菌钳（镊）。未经消毒的物品不可触及无菌物或跨越无菌区。无菌物品不可暴露在空气中，必须存放于无菌包或无菌容器内。无菌物品一经使用，必须再经无菌处理后方可使用。从无菌容器中取出的物品，虽未使用，也不可放回无菌容器内。进行无菌操作时，若器械、用物疑有污染或已被污染，即不可使用，应更换或重新灭菌。

（4）有效保存无菌物品：无菌包应注明无菌名称、消毒灭菌日期，并按日期先后顺序排放，放在固定的地方，以便取用。无菌包在未被污染的情况下，可保存1周，过期应重新灭菌。无菌物品与非无菌物品应分别放置。

（5）一套无菌物品只供一个患者使用，以防发生交叉感染。

3. （1）保持隔离衣里面及领部清洁，系领带（或领口）时勿使衣袖及袖带触及面部、衣领及工作帽等。隔离衣需全部覆盖工作衣，有破洞或潮湿时应即更换。

（2）穿隔离衣时要避免接触清洁物；穿隔离衣后，只限在规定区域内进行活动，不得进入清洁区及走廊。

（3）清洁隔离衣只使用一次时，穿隔离衣方法与一般方法相同，无特殊要求。脱隔离衣时应使清洁面朝外，衣领及衣边卷至中央，弃衣后消毒双手。

（4）隔离衣应每天更换一次。接触不同病种患者时应更换隔离衣。

五、论述题（15分）

对该患者应采取接触隔离，具体措施：

（1）不同种患者分室收住，不得接触他人。

（2）进行治疗护理时必须穿戴口罩、手套、隔离衣；接触患者或可能污染物品，或护理另一位患者前要洗手。

（3）已被污染的用具和敷料应严格消毒或焚烧。

综合模拟试题七

一、选择题（每题2分，共40分）

1～10	D	B	B	C	E	B	B	B	A	D
11～20	C	D	D	C	D	A	E	C	B	D

二、名词解释（每题3分，共15分）

1. 被动卧位：患者自身没有能力变换体位，躺在被安置的卧位，如昏迷患者。

2. 发热：致热原作用于体温调节中枢或体温中枢功能障碍等原因导致体温超出正常范围。

3. 稽留热：体温持续在39.0℃～40.0℃左右达数天或数周，24h内波动不超过1℃。临床上常见于急性传染病，如肺炎、伤寒等。

4. 脉搏短绌：在同一单位时间内，脉率少于心率。脉搏细速，极不规则，听诊时心律完全不规则，心率快慢不一，心音强弱不等。

5. 呼吸过速：呼吸频率超过24次/min，也称气促。

三、填空题（每空1分，共11分）

1. 桡动脉

2. 时间　部位　体位　血压计

3. 体温上升期　高热持续期　退热期

4. 16～20　腹式　胸式呼吸

四、问答题（每题6分，共18分）

1.（1）将全部体温计的水银柱甩至35℃以下。

（2）在同一时间放入已经测量好温度的水中（水温在40℃以下），3min后取出读数。

（3）若体温计之间的温差在0.2℃以上，或水银柱有裂痕，视为不合格，应该弃去不用。

（4）将合格的体温计擦干，放入容器中备用。

2. 世界卫生组织规定，收缩压大于18.7kPa（140mmHg）和（或）舒张压达到12.0kPa（90mmHg）者，列为高血压；血压低于12.0/8.0kPa（90/60mmHg），称为低血压。

此患者的舒张压最低值大于12.0kPa（90mmHg），而且收缩压大于18.7kPa（140mmHg），所以初步判断为高血压。

3. 十种。仰卧位、去枕仰卧位、仰卧中凹位、屈膝仰卧位、侧卧位、俯卧位、半卧位、坐伏卧位、膝胸卧位、截石位。

五、论述题（16分）

1. 患者出现了发热。

2.（1）观察：每隔4h测体温一次，待体温恢复正常3天后改为每日2次。同时密切观察患者的面色、脉搏、呼吸、血压等。

（2）保暖：患者若出现寒战，应调节室温、卧具、衣着等。

（3）降温：可据患者情况采用物理降温法。

（4）及时补充营养和水分：每日水摄入量2500～3000ml。

（5）促进患者舒适：保持皮肤清洁，加强口腔护理等。

（6）安全护理：使用保护具。

（7）心理护理：安慰患者，耐心解答问题。

（8）健康教育：教会患者测量体温的方法。

综合模拟试题八

一、选择题（每题2分，共40分）

1～10	A	D	B	D	A	D	B	B	C	D
11～20	C	D	E	C	B	D	B	D	D	C

二、填空题（每空1分，共10分）

1. 勤翻身　勤擦洗　勤按摩　勤整理　勤更换

2. 漱口　白齿　一　过湿　呼吸道

三、名词解释（每题3分，共15分）

1. 治疗饮食：针对营养失调及疾病的状况而调整某一种或几种营养素的摄入量，以达到治疗的要求，称治疗饮食。

2. 试验饮食：也称诊断饮食，指在特定的时间内，通过调整饮食而协助疾病的诊断和提高试验检查结果正确性的一种饮食。

3. 压疮：是指局部组织长时间受压，血液循环障碍，局部持续缺血、缺氧、营养不良而致软组织溃烂和坏死。

4. 鼻饲法：将鼻导管经一侧鼻孔插入胃内，从管内灌注流质饮食、水和药物的方法。

5. 要素饮食：是一种化学精制食物，含有全部人体所需的易于消化吸收的营养成分，包含游离氨基酸、单糖、主要脂肪酸、维生素、无机盐类和微量元素。主要特点是无需消化过程可直接被肠道吸收。可提高危重患者或胃肠道患者的营养供给水平，促进伤口愈合，改善营养状态，纠正负氮平衡，达到辅助治疗的目的。

四、简答题（每题7分，共21分）

1.（1）接注射器于胃管末端回抽，能抽出胃液。

（2）将听诊器放置胃部，用注射器快速注入10ml空气，能听到气过水声，再将打入的空气抽出。

（3）将胃管末端放入水中，无气体逸出。若有大量气体逸出，表示误入气管。

2. 对昏迷患者插管前应去枕平卧，头向后仰；当胃管插入15cm时，左手托起患者的头部，使下颌紧贴胸骨柄，缓缓插入胃管至预定长度。

3. 协助患者在最佳身心状态下愉快进食是护士重要责任之一。护士应尽可能创造和提供一个整洁、安静、舒适的环境，去除不良气味、不良的视觉印象，去除干扰性因素，如疼痛、焦虑等。护士应暂停非紧急的治疗和检查，一般情况下患者都在床旁用餐，有条件时可安排在病室餐厅就餐，以便在轻松愉快的气氛中相互交谈，使患者充分享受进食时的生理与心理乐趣。在进食中护士随时观察了解患者进食的情况，以便及时调整饮食。

五、论述题（14分）

1. 出现了压疮，属于炎性浸润期。

2. 护理措施：保护皮肤，预防感染。继续加强预防措施，避免损伤继续发展。对未破的小水疱，减少摩擦，用无菌敷料包户，防止破裂，促进水泡自行吸收；对大水泡，用无菌注射器抽出泡内的液体后，消毒局部的皮肤，再用无菌敷料包扎。继续用红外线或紫外线照射。

参考文献

［1］李小寒.基础护理学［M］.北京：人民卫生出版社,2017.

［2］冯忠贤.护理学基础［M］.北京：人民卫生出版社,2020.

［3］邢爱红等.基础护理技术［M］.北京：科学出版社,2020.

［4］窦丽丽,张玲.基础护理技术［M］.上海：同济大学出版社,2019.

［5］章晓幸.基础护理技术［M］.北京：高等教育出版社,2018.

［6］全国护士执业资格考试用书编写专家委员会.全国护士执业资格考试指导［M］.
北京：人民卫生出版社,2021.

［7］吴橙香,秦淑英.基础护理技术［M］.北京：中国中医药出版社,2018.

［8］田芬霞.基础护理学［M］.北京：化学工业出版社,2019.

［9］张功劢.基础护理学学习指导［M］.北京：北京出版社,2019.

［10］邸淑珍.临终关怀护理学［M］.北京：中国中医药出版社,2017.